河南中医药大学传承特色教材

仲景经方案例导读

（供中医学、针灸推拿学、中西医临床医学等专业用）

主编　王振亮

中国中医药出版社
·北京·

图书在版编目（CIP）数据

仲景经方案例导读 / 王振亮主编 . —北京：中国
中医药出版社，2020.7（2025.2 重印）
河南中医药大学传承特色教材
ISBN 978-7-5132-6054-1

Ⅰ.①仲… Ⅱ.①王… Ⅲ.①《伤寒论》—经方—中
医学院—教材②《金匮要略方论》—经方—中医学院—教
材 Ⅳ.① R222.26 ② R222.3

中国版本图书馆 CIP 数据核字（2019）第 299086 号

中国中医药出版社出版

北京经济技术开发区科创十三街 31 号院二区 8 号楼
邮政编码 100176
传真 010-64405721
北京盛通印刷股份有限公司印刷
各地新华书店经销

开本 787×1092 1/16 印张 14.75 字数 323 千字
2020 年 7 月第 1 版 2025 年 2 月第 2 次印刷
书号 ISBN 978-7-5132-6054-1

定价 56.00 元
网址 www.cptcm.com

服 务 热 线 010-64405510
购 书 热 线 010-89535836
维 权 打 假 010-64405753

微信服务号 zgzyycbs
微商城网址 https://kdt.im/LIdUGr
官 方 微 博 http://e.weibo.com/cptcm
天猫旗舰店网址 https://zgzyycbs.tmall.com

河南中医药大学传承特色教材

编审委员会

河南中医药大学传承特色教材

《仲景经方案例导读》编委会

主　编　王振亮

副主编（以姓氏笔画为序）

　　　　王　勇　杨宏宝　张秋云　谢忠礼

编　委（以姓氏笔画为序）

　　　　王植帅　代民涛　刘　飒　刘延鑫

　　　　苏　玲　张　楠

前　言

　　教育部和国家中医药管理局《关于医教协同深化中医药教育改革与发展的指导意见》（教高〔2017〕5号）中指出："改革中医药课程体系：推进中医药课程内容整合与优化，构建以中医药传统文化与经典课程为根基，以提升中医药健康服务能力为导向的课程体系。"2019年10月发布的《中共中央国务院关于促进中医药传承创新发展的意见》中指出，要改革中医药人才培养模式，强化中医思维培养，改革中医药院校教育。在此背景下，河南中医药大学总结近十年来仲景学术传承班和中药传承班的办学经验，进一步优化培养方案和课程体系，同时进行相关学术传承特色教材建设，组织编写传承特色系列创新教材。

　　本套教材共计16种，分别为《中医训诂学》《中医文化学》《国学经典导读》《仲景方药学》《仲景辨治学》《仲景经方案例导读》《仲景学术历代医家研究与传承》《本草名著选读》《中药理论专论》《经典中成药》《中药药剂学》《中药炮制学》《中药资源与栽培》《中药鉴定学》《中医方药学》《中医理论基础》。该系列教材主要配套仲景学术传承班和中药学术传承班教学使用，同时适合中医、中药类相关专业研究生及医学爱好者学习，也可作为中医药教学、医疗研究人员的参考用书。

　　在编写过程中，我们参考了其他高等中医药院校相关教材及资料。限于编者的能力与水平，本套教材难免有不足之处，还要在教学实践中不断总结与改进。敬请同行专家提出宝贵意见，以便再版时修订提高。

河南中医药大学传承特色教材编审委员会

2020年4月

编写说明

中医界有句名言："熟读王叔和，不如临证多。"强调临床实践的重要性。毋庸置疑，中医临床固然重要，但对初涉中医学的学生来讲，显然并不现实。如何在理论学习阶段，就能进行临床实践，或者说能更加真实地进行临床实践的学习，是中医教育者应该思考的一个课题，而研习医案就是一个很好的途径。国学大师章太炎曾说："中医之成绩，医案最著。欲求前人之经验心得，医案最有线索可寻。循此钻研，事半功倍。"中医药学是一个伟大宝库，"医案"是其中璀璨的明珠。医案始于汉代淳于意的《诊籍》，历代医家也有"医案"传世。通过研讨医案，能更好地学习前人经验，对于培养中医学思维方式，形成良好的诊疗疾病的思维习惯，增强对中医理论的深入理解，领会其精神实质，提高临床辨治水平，具有重要的现实意义。由于经方具有简洁、价廉、严谨、高效的特点，故学习医案，可从经方医案开始。

关于经方，有两种不同的解释。一是指汉代以前临床医方著作及方剂的泛称。如《汉书·艺文志·方技略》曰："经方十一家，二百七十四卷。经方者，本草石之寒温，量疾病之浅深，假药味之滋，因气感之宜，辨五苦六辛，致水火之齐，以通闭结，反之于平。"这里所谓的"经方"，就是十一部古籍中所记载的方剂。二是专指张仲景《伤寒杂病论》(《伤寒论》及《金匮要略》)所载方剂，是相对于宋、元之后的时方而言。现在学界普遍认为的经方，就是后者——张仲景著作的方剂，本教材也认同这个观点。

从经方的组成而言，《伤寒论》载方凡115首。《金匮要略》载方包括三个方面：一是正方，即仲景的原方剂；二是附方，来自于后世的《备急千金要方》《外台秘要》等书的方剂；三是《杂疗方第二十三》《禽兽鱼虫禁忌并治第二十四》《果实菜谷禁忌并治第二十五》三篇所载方，因三篇附录方剂疑非仲景所著，不列入统计范围。不算后三篇，《金匮要略》载方共208首，其中正方185首，附方23首。《伤寒论》和《金匮要略》除去重复的43首方剂，共计载方280首。这些方剂迄今仍在临床广泛使用，古今中外的中医学家也常以经方作为基础方，随机化裁出一系列的方剂。本书根据经方的组成和作用，按照类方原则分别编列了29章（第一章桂枝汤类方、第二章麻黄汤类方、第三章葛根汤类方、第四章下瘀血汤类方、第五章栀子汤类方、第六章陷胸汤类方、第七章泻心汤类方、第八章白虎汤类方、第九章承气汤类方、第十章栀子大黄汤类方、第十一章柴胡汤类方、第十二章茯苓桂枝白术甘草汤类方、第十三章干姜附子汤类方、第十四章甘草干姜汤类方、第十五章附子汤类方、第十六章大黄附子汤类方、第十七章芍药归芎地黄阿胶类方、第十八章赤石脂汤类方、第十九章黄芩黄连汤类方、第二十章瓜蒂散类方、第二十一章甘草桔梗汤类方、第二十二章半夏汤类方、第二十三章橘皮枳实生姜汤类方、第二十四章栝楼薤白汤类方、第二十五章防己汤类方、第二十六章薏苡散类方、第二十七章百合汤类方、第二十八章杂方类、第二十九章外用方）。其中，选择历代有代表性医案的方剂250首，每首方下列【医案】和【辨证思路】，并在【辨证思路】中分别从"辨主症"和"辨病机"两个角度，剖析医案的临床诊疗思路，力求揭示该医案的临床思维方式和遣方用药方法，旨在使学生更好地掌握经方临床使用思路，领会经方运用奥妙，从而最大限度地弘扬仲景学术，发挥仲景学术的实际功用，更好地为患者解除疾苦。这也是本教材编写的目的所在。

由于是医案编纂，必须采历代临床之精粹，撷贤哲心得之英华，是各位经方名家为我们提供了宝贵的撰写资料，谨此致以深深的谢意！

教材编写过程中，河南中医药大学教务处彭新处长给予了大力的支持和无私的帮助；河南中医药大学基础医学院院长李根林教授、副院长曹珊教授给予了具体的指导。谨此致以衷心的感谢！

本书供中医学专业仲景学术传承班使用，供中医学、针灸推拿学、中西医临床医学等专业选修使用。由于对中医经典理解所限，本教材舛误在所难免，挂一漏万之处，恳请广大读者提出宝贵意见！

《仲景经方案例导读》编委会
2020年4月

目 录

第一章 桂枝汤类方

桂枝汤为《伤寒论》开篇第一方，也是《伤寒论》与《金匮要略》中使用频次最多的方剂。柯韵伯在《古今名医方论》中指出："此方（桂枝汤）为仲景群方之冠，乃滋阴和阳、解肌发汗、调和营卫之第一方也。"而原书中桂枝汤的加减方更是多达 28 首，为名副其实的"群方之冠"。仲景通过桂枝汤及其加减方示人，辨证论治，遣方用药，需灵活变化，不必拘于一方一药。

桂枝汤以桂枝为君，芍药为臣，生姜、甘草、大枣为佐使。然加减方中，桂枝可去（桂枝去桂加茯苓白术汤），芍药可去（桂枝去芍药汤），大枣可去（桂枝芍药知母汤），甘草可去（黄芪桂枝五物汤），生姜亦可去（当归四逆汤），只需对证，无不可去之药。加减方的主治更是包罗万象：解表（桂枝汤）；温里（桂枝加附子汤）；补虚（桂枝新加汤）；泻实（桂枝加大黄汤）；散寒（当归四逆加吴茱萸生姜汤）；清热（芪芍桂酒汤）。不一而足，总之，通过对桂枝汤类方的学习，可以学习到张仲景随证灵活遣方用药的诊治思路。

一、桂枝汤

【医案一】

患者，女，60 岁，因"发热伴头痛两天"于 2013 年 9 月 13 日就诊。患者两天前因受风寒，后出现发热，最高体温 37.8℃，恶寒，伴头痛，关节痛，鼻塞流涕，有汗，纳眠差，二便调。舌红苔白，脉浮缓。处方：桂枝汤加减。药物组成：桂枝 15g，白芍 25g，大枣 15g，甘草 15g，辛夷 15g（打碎包煎），生姜 3 片。3 剂，水煎服，每日 1 剂。嘱患者服药后服热粥一碗，覆被取微汗，勿大汗。2013 年 9 月 16 日二诊：患者诉服药两剂后热退，头痛、身痛减轻，目前仍疲倦，少许头晕，纳差，眠可。处方：小柴胡汤加减。药物组成：柴胡 25g，姜半夏 25g，黄芩 15g，甘草 15g，党参 30g，大枣 15g，仙鹤草 30g，3 剂。水煎服，每日 1 剂。〔孙燕，潘林平，黄剑卫. 黄仕沛运用桂枝汤类方经验浅谈. 中国民间疗法，2018，26（4）：105-106〕

【辨证思路】

辨主症：本案主症为恶寒发热、汗出、脉浮缓，兼有头痛、鼻塞等，为外感热病的常见症状。《伤寒论》第 12 条云："太阳中风，阳浮而阴弱，阳浮者，热自发；阴弱者，汗自出。啬啬恶寒，淅淅恶风，翕翕发热，鼻鸣干呕者，桂枝汤主之。"第 13 条云："太阳病，头痛发热，汗出，恶风，桂枝汤主之。"患者症状与桂枝汤证"发热，汗出，恶风寒，头痛，鼻鸣（鼻塞）"等主症相符。

辨病机：本案主症见恶寒发热，汗出，脉浮缓。因受风寒而起，可以判断出太阳表证；兼见汗出，可知太阳中风表虚证。表虚则腠理不固，卫强营弱，故汗出恶风。病机为营卫不和，故以桂枝汤调和营卫。

【医案二】

刘某，男，18 岁，农民。早婚，平素体弱气怯，婚后半年出现腰酸腿软，头晕耳鸣，小便频数而短，淅淅恶寒，双下肢有冷麻感，夏伏天裹棉衣仍感肢冷，动则汗出，纳差腹胀，口中甜腻，夜寐多梦，思色欲动，体质日衰。为此，其妻暂住娘家，患者在家静心疗养，用人参、鹿茸培补也无效，慕刘老之名而前来诊治。刻见形瘦气怯，面萎神衰，语声低微，切两脉沉细而弱，验舌质红嫩，苔少。处方：桂枝 15g，白芍 15g，炙甘草 6g，生姜 6g，大枣 10 枚。连服 5 剂。二诊：药后诸症大减，病属虚损，自难速效，继服上方加怀山药 15g，炒白术 12g。连服 7 剂，病证去之七八，仅胃纳欠佳，食后脘胀不适，舌淡红，苔薄白，原方减生姜，加鸡内金 10g，同时加服附桂八味丸，以补肾气。半月后喜来告白，药后精力充沛，饮食倍增，诸病皆除。〔李育龙．刘渡舟妙用桂枝汤治虚劳验案．湖北中医杂志，1992，14（5）：6〕

【辨证思路】

辨主症：该患者症状繁杂，但恶寒、汗出症状突出。《伤寒论》第 12 条云："太阳中风，阳浮而阴弱，阳浮者，热自发；阴弱者，汗自出。啬啬恶寒，淅淅恶风，翕翕发热，鼻鸣干呕者，桂枝汤主之。"第 13 条云："太阳病，头痛发热，汗出，恶风，桂枝汤主之。"症状与以上条文颇合。

辨病机：本案主症为恶寒，动则汗出，因禀赋不足，房劳过度，耗损肾精，内脏亏损，肌腠不密而致。病机为阴阳俱虚，营卫不和。尤在泾云："桂枝汤，外证得之，解肌和营卫；内证得之，化气调阴阳。"故以桂枝汤外调和营卫，内调和气血，使阴平阳秘，精神内守。

二、桂枝加葛根汤

【医案】

史某，男，37 岁。北京市某局汽车驾驶员。1977 年秋开始，患者出现头痛、眩晕、眼胀、后项强直胀痛及背，牵连双肩酸楚，难以俯仰转侧。驾驶车辆时，头项活动受限，严重影响工作。夜间卧床，必须垫上三个高枕；病重时闭眼则觉眩晕，甚而被迫睁目不眠。西医查无明显指征，仅血压稍偏高。经常服用镇痛、安眠剂，无明显效果。刻下症见：头痛、项背强痛。常自汗出，头项部特别恶风。躺下则头晕，夜卧不宁。1年来逐渐加重，驾驶汽车日感困难。舌质淡红，苔白滑润，脉浮濡。此系风湿外伤筋脉之"项背强几几"，属太阳病"柔痉"。法宜解肌祛风，濡润经脉。以桂枝加葛根汤主之。处方：葛根12g，桂枝9g，白芍9g，炙甘草9g，生姜15g，大枣20g。两剂。上方服两剂，诸症悉减。损益再进数剂，嘱其注意冷暖。半月左右病遂告愈。1979年5月17日随访，患者说，经范老治愈后，一直未再犯病。去年11月，驱车千里，远至东北，至今头项再无不适之感。（范中林医案整理小组.范中林六经辨证医案选.沈阳：辽宁科学技术出版社，1984）

【辨证思路】

辨主症：本案主症为头痛项强，其表现头项活动受限，牵连双肩，汗出，恶风，舌淡红润，苔薄白滑，脉浮，头项受限的症状多见于颈椎病，但该案中患者西医为检查无明显异常，按中医辨证显系太阳病。与《伤寒论》第14条"太阳病，项背强几几，反汗出恶风者，桂枝加葛根汤主之"相符，故用桂枝加葛根汤。

辨病机：本案主症为头痛项强，因驾驶工作，劳累复受风寒所致。风寒之邪壅阻脉络，气血运行不畅，以致筋脉失养。又见汗出而恶风，脉浮濡，此为太阳中风表虚之证。本病病机为太阳中风表虚，筋脉失养。故投桂枝加葛根汤，解肌发表，升津舒筋。

三、桂枝去芍药汤

【医案一】

胸闷：李某，女，46岁。因患心肌炎而住院治疗，每当入夜则胸中憋闷难忍，气短不足以息，必须靠吸氧气才能得以缓解。舌质淡苔白，脉弦而缓。辨为胸阳不振，阴气内阻证。方用：桂枝10g，生姜10g，大枣12g，炙甘草6g。服药两剂后症状减轻，原方加附子6g，再服3剂后除。（陈明，刘燕华，李方.刘渡舟临证验案精选.北京：学苑出版社，1996）

【医案二】

胸满痛：王某，男，36岁。自诉胸中发满，有时憋闷难忍，甚或疼痛。每逢冬季则发作更甚，兼见咳嗽，气短，四肢不温，畏恶风寒等症。脉来弦缓，舌苔色白。参上述脉证，辨为胸阳不振，阴寒上踞，心肺气血不利之证，治当通阳消阴。方用：桂枝9g，生姜9g，炙甘草6g，大枣7枚，附子9g。服5剂，胸满、气短诸症皆愈。（陈明，刘燕华，李方.刘渡舟临证验案精选.北京：学苑出版社，1996）

【辨证思路】

辨主症：两患主症胸闷或胸痛，胸闷虽剧，但均舌淡苔白，脉来弦缓，苔白，可知阴寒上踞；舌淡脉缓，可知阳气不足，为本虚标实之证，正与《伤寒论》第21条"太阳病，下之后，脉促胸满者，桂枝去芍药汤主之"误下伤胸阳之证相符。

辨病机：本案主症胸满胸闷，甚则胸痛。其多于入夜或入冬病甚，此为阳气不足，阴寒内盛。此即《金匮要略》"阳微阴弦，即胸痹而痛"。又两患或因心肌炎而起，或伴恶风寒等，此与外感关系颇密，可能因误下后损伤心阳，或素体心阳虚损所致。病机主要是表邪未尽，阴气内盛，胸阳不振。故当解肌祛风，去阴通阳，用桂枝去芍药汤取效。

四、桂枝加附子汤

【医案】

李某，男，3岁，1972年4月10日就诊。患麻疹已7日，咳嗽、喷嚏、流眼泪，疹出不畅。前医曾用宣肺透疹之品，而疗效不佳。查患儿面色不华，精神萎靡，嗜睡，耳前可见淡白色疹子，而分布不均，四肢不温，舌质淡，苔薄白。此属卫阳不足，鼓动无力，试投桂枝加附子汤加味：桂枝、白芍、附子、党参、生姜各3g，炙甘草2g，大枣2枚。日进1剂，水煎服。翌日四肢温，疹出稍畅。3日后疹出透，后以温阳益气之品而获痊愈。〔李长厚.桂枝加附子汤治验三则.新中医，1985，16（4）：41〕

【辨证思路】

辨主症：本案主症麻疹，兼咳嗽、喷嚏，精神萎靡，嗜睡，四肢不温。患儿精神萎靡，疹淡白，一派阳虚之象，可知卫阳不足，鼓动无力。《伤寒论》第20条云："太阳病，发汗，遂漏不止，其人恶风，小便难，四肢微急，难以屈伸者，桂枝加附子汤主之。"原文中卫气不足，固摄无力，故汗漏不止。而本案为卫气不足，无力祛邪外出，故麻疹不透，两者病机一致。

辨病机：本案主症为麻疹不透，兼咳嗽、喷嚏，精神萎靡，嗜睡，四肢不温。因阳气不足，鼓动无力，使麻毒难以透达。阳气不足，易伴有面色不华，精神萎靡，嗜睡，四肢不温等症，虽为表证，亦属阴证。病机为阳虚外感。《伤寒论》云："病有发热恶寒者，发于阳也；无热恶寒者，发于阴也。"既属阴证，自当用阳药振奋之，《皇汉医学》论述属阴证曰"病势沉伏，难以显发"，即是表证，宜在解表药中"配以热性发扬之附子、细辛，如桂枝加附子汤、麻黄附子细辛汤等"。待阳气来复，则阴霾自散，而疹毒亦随之而透。因此，本案用桂枝加附子汤温经复阳，固表祛风获效。

五、桂枝去芍药加附子汤

【医案】

刘某，男，30岁，患伤寒阴结。因冬月伤寒，误服寒泻药而成。症见恶寒，腹胀满痛，不大便二日，脉浮大而缓……幸尚在中年，体质强健，尚为易治。用桂枝汤去芍药加附子以温行之，则所服芒硝、大黄，得阳药运行，而反为我用也。桂枝3g，黑附子3g，炙甘草1.5g，生姜3g，大枣2个（去核）。服药后，未及10分钟，即大泻两次，恶寒腹胀痛均除而愈。（何廉臣.重印全国名医验案类编.上海：上海科学技术出版社，1959）

【辨证思路】

辨主症：本案主症便秘，具体表现为恶寒腹胀满痛，不大便二日，脉浮大而缓。因误用大黄、芒硝等药下之所致。与《伤寒论》第21条"太阳病，下之后，脉促胸满者，桂枝去芍药汤主之"和第22条"若微恶寒者，桂枝去芍药加附子汤主之"有诸多相符之处。本案患者亦因误用下法，阳虚受损，寒气凝结而成，且患者恶寒，脉浮大而缓，与原文"微恶寒者"相符（本条微恶寒为脉微且恶寒之意，非略微恶寒），均为表邪未解，里阳已伤之证。"腹胀满痛"虽与"胸满"不完全相符，是其见证不同而病机相类耳。可见，本案显系伤风中寒，误下伤阳证，与原文之主症病机相符。

辨病机：主症见恶寒，腹胀满痛，不大便二日，脉浮大而缓。显系伤风寒中证，医家不察，误为阳明腑实证，误用大黄、芒硝等药下之。殊不知有一分恶寒，即表证未罢，虽兼有里证，亦当先解其表，仲景之遗法俱在。今因误用寒泻药，以致寒气凝结，阳气受损，中阳不足，上下不通，故不能大便，腹胀大而痛更甚矣。病机为阳气不通，治当桂枝汤去芍药加附子以温行之。

六、桂枝麻黄各半汤

【医案】

王某，男，41岁，农民。现病史：全身皮疹瘙痒数日。进入春耕之后，一直从事农田耕作，体力疲倦。前几天淋雨受寒，自行喝生姜汤，身体亦无明显不适，继续工作。昨因洗冷水澡后，全身起疙瘩，瘙痒渐次加重，破后皮肤出现一条条红色痕迹，自觉皮下灼热不舒，微汗不多，烦躁不安。查体：脉浮数有力，舌苔薄白而润。拟用桂麻各半汤加味。桂枝6g，麻黄6g，杏仁10g，赤芍、白芍各5g，防风10g，僵蚕10g，路路通15g，甘草5g，生姜3片，大枣3枚，桑白皮1g，每日1剂，水煎分两次服。方用桂麻各半汤小剂透达，加防风、僵蚕疏风透表，路路通为透风引药。服两剂，瘙痒明显好转，搔破后皮肤痕迹减轻，皮下灼热感亦显著减轻，二便通畅，饮食正常，脉缓有力，舌苔白润，嘱再服两剂，以资巩固。半月后偶遇，询及身痒是否痊愈时，病者告谓，服4剂药后，一切正常，未复发病。（陈瑞春.伤寒实践论.北京：人民卫生出版社，2003）

【辨证思路】

辨主症：本案主症全身皮疹瘙痒数日，因感寒而起，自觉皮下灼热不舒，微汗不多，烦躁不安，与《伤寒论》"太阳病，得之八九日，如疟状，发热恶寒，热多寒少，其人不呕，清便欲自可，一日二三度发……面色反有热色，身痒者，宜桂枝麻黄各半汤"之热郁在里，不能外达的主症颇合。

辨病机：本案主症见皮疹瘙痒，缘于风寒之邪郁遏，先有淋雨涉水之因，加之劳累紧张，可谓表虚于外。又复洗冷水澡，乘肌腠之虚，湿邪犯表，正气抗邪，未酿成表寒郁遏之发热恶寒身重之表证，而形成寒邪郁表之身痒证。因而本案病机为寒郁不宣，故以宣透表邪、疏风祛寒立法，桂枝麻黄各半汤为主方。

七、桂枝二麻黄一汤

【医案】

刘某，女，12岁。现病史：阵发寒热1天。初春感受风寒邪气，头痛发热，家人自购"平热散"，服药后汗出较多，随后发热消退。但第2天发热恶寒如疟疾之发作，上午一次，下午两次。查体：脉浮略数，舌苔薄白而润。属于发汗太过，在表之邪气反而稽留不解，当用桂枝二麻黄一汤小汗之法治疗。桂枝5g，白芍5g，生姜5g，大枣3枚，麻黄3g，杏仁3g，炙甘草3g，1剂。方取桂枝汤调和营卫为主，而以小剂麻黄汤辛温开泄为辅。辛温散邪，通达营卫，如此则外邪可去而正气得护，诸症微汗而解。治疗效果：药后得微汗出而解。（刘渡舟，姜元安.经方临证指南.天津：天津科学技术出版社，1993）

【辨证思路】

辨主症：《伤寒论》第25条云："服桂枝汤，大汗出，脉洪大者，与桂枝汤，如前法。若形似疟，一日再发者，汗出必解，宜桂枝二麻黄一汤。"本案主症寒热如疟，上午一次，下午两次，正合原文"若形似疟，一日再发者，汗出必解，宜桂枝二麻黄一汤"的主症。

辨病机：本案主诉寒热阵发，且家人自购"平热散"，服药后汗出较多，随后发热消退，但第二天发热恶寒如疟疾之发作，上午一次，下午两次。发汗当令"遍身漐漐微似有汗者益佳，不可令如水流漓，病必不除"。今汗出虽多，发热退而复作，寒热并见而一日二三度发，脉浮略数而苔薄白润，当属汗后邪气未能彻解。本案病机为肌表营卫郁闭，正邪相争，故以辛温散邪、通达营卫立法，桂枝二麻黄一汤取效。

八、桂枝二越婢一汤

【医案】

刘某，女，10岁。现病史：阵发寒热数月。深秋感受寒凉之气，发热恶寒，每日发作好几次，拖延数月未愈，饮食及大小便基本正常。查体：脉浮无力，舌质红，苔薄白。乃风寒郁表，日久不解，寒将化热之轻证，治用桂枝二越婢一汤。麻黄 3g，桂枝 5g，白芍 5g，生姜 3g，大枣 4 枚，生石膏 6g，炙甘草 3g，玉竹 3g。方取桂枝二越婢一汤，小发汗而解表闭，兼清郁热。另加玉竹，顾护津液，以防其变。共服两剂，得微汗出而解。（刘渡舟.新编伤寒论类方.太原：山西人民出版社，1984）

【辨证思路】

辨主症： 本案以寒热阵发为主症，具体表现为发热恶寒，每日发作好几次，拖延数月未愈。又脉浮无力，舌质红，苔薄白。与《伤寒论》第 27 条"太阳病，发热恶寒，热多寒少。脉微弱者，此无阳也，不可发汗。宜桂枝二越婢一汤"有诸多相合之处。

辨病机： 本案主症见寒热阵发日久，因深秋感受寒凉之气而起，正邪交争，风寒郁于肌表。又其脉浮无力，舌质红，苔薄白，为病位在表，而正气不足之候。本病病机为邪郁于表，势欲化热。故以小发汗而解表闭，兼清郁热立法，桂枝二越婢一汤取效。

九、桂枝去桂加茯苓白术汤

【医案一】

刘某，女，53 岁。患者低热（37.5℃左右）持续 2 个多月不退。伴见胃脘胀满，项部拘急不舒，询知小便短涩不利，有排而不尽之感。舌体肥大，苔水滑，脉弦。辨为水郁阳抑之发热，用桂枝去桂加茯苓白术汤治疗。处方：茯苓 30g，白术 10g，白芍 15g，生姜 10g，大枣 7 枚，炙甘草 6g。此方连服 5 剂后，小便畅利，发热等症皆愈。（刘渡舟，姜元安.经方临证指南.天津：天津科学技术出版社，1993）

【辨证思路】

辨主症： 该患者以低热 2 个多月不退为主症，伴有胃脘胀满，项部拘急不舒，小便不利，舌体肥大，苔水滑，脉弦等。其症状较为典型，与《伤寒论》第 28 条"服桂枝汤，或下之，仍头项强痛，翕翕发热，无汗，心下微痛，小便不利者，桂枝去桂加茯苓白术汤主之"相合。

辨病机： 该患低热，持续 2 个多月不退，或为阳气不振，或为水饮内停阳不外达。又其胃脘胀满，项部拘急不舒，小便不利，舌体肥大，苔水滑，脉弦，此为水气内结。本案病机为水气内结，表证未解，故治法应当开结利水，宣通表里，方用桂枝去桂加茯苓白术汤。

【医案二】

王某，女，约 50 岁。患者经常跌倒抽搐，昏不知人，重时每月发作数次，经西医诊断为"癫痫"，多方治疗无效，后来学院找我诊治。望其舌上，一层白砂苔，干而且厚。触诊胃部，痞硬微痛，并问知其食欲不佳，口干欲饮。此系水饮结于中脘，但患者迫切要求治疗痫风，并不以胃病为重。本患者心下有宿痰水饮，可能就是癫痫发作的触媒。根据以上设想，即仿桂枝去桂加茯苓白术汤意。处方：茯苓、白术、白芍、炙甘草、枳实、僵蚕、蜈蚣、全蝎。患者于 1 年后又来学院找我看病，她说：上方连服数剂后，癫痫再未发作，当时胃痛也好了。现在胃痛又发，只要求治疗胃病云云。因又予健脾理气化痰方而去。（李克绍 . 伤寒解惑论 . 济南：山东科学技术出版社，1978）

【辨证思路】

辨主症：《伤寒论》第 28 条曰："服桂枝汤，或下之，仍头项强痛，翕翕发热，无汗，心下满微痛，小便不利者，桂枝去桂加茯苓白术汤主之。"本案患者尽管以癫痫每月发作数次为主症，但胃部（心下）痞硬微痛，食欲不佳，口干欲饮水，舌上白砂苔，干且厚，为脾虚饮停、津不上承之象。与桂枝去桂加茯苓白术汤"翕翕发热，无汗，心下满微痛，小便不利"之脾虚水停病机一致。

辨病机：本案中患者主诉是癫痫，虽未出现膀胱气化失司，小便不利等表现，但辨其病机为脾虚饮停，津不上承，治以健脾以开散水结，投桂枝去桂加茯苓白术汤加减方获效。故临床应用不一定拘泥于辨其症状，只要抓住水气内结、气化失常之病机即不离大法。

十、桂枝加厚朴杏子汤

【医案一】

刘某，男，33 岁，1994 年 1 月 25 日初诊。感冒并发肺炎，口服先锋 4 号，肌内注射青霉素，身热虽迟，但干咳少痰，气促作喘，胸闷。伴头痛，汗出恶风，背部发凉，周身骨节酸痛，阴囊湿冷。舌苔薄白，脉来浮弦。证属太阳中风，寒邪阻肺，气逆作喘。法当解肌祛风，温肺理气止喘。桂枝 10g，白芍 10g，生姜 10g，炙甘草 6g，大枣 12g，杏仁 10g，厚朴 15g。服药 7 剂，咳喘缓解，仍有汗出恶风，晨起吐稀白痰。桂枝、白芍、生姜增至 12g。又服 7 剂，咳喘得平，诸症悉除。医院复查，肺炎完全消除。（陈明，刘燕华，李方 . 刘渡舟临证验案精选 . 北京：学苑出版社，1996）

【辨证思路】

辨主症：本案主症为喘息，胸闷。患者初起感冒并发肺炎，经治疗后，身热虽退，而背部发凉、头痛身痛、汗出恶风诸症犹在，此为表邪未解之征，与太阳中风临床征象相符。又以喘息、胸闷为甚，正合《伤寒论》"太阳病，下之微喘者，表未解故也，桂枝加厚朴杏子汤主之"。

辨病机：本案主症为喘息，胸闷。其因外感后所致，仍汗出恶风，脉浮，此为表证未愈之征；现干咳少痰，气促作喘，胸闷，此为气郁上冲之象，风寒之邪内迫肺金，而致宣发肃降失职。病机应为风寒犯表，卫强营弱，肺寒气逆。法当解肌祛风、温肺理气止喘，用桂枝加厚朴杏子汤。

【医案二】

项某，女，36岁，1987年2月4日诊。主诉少腹胀痛，气上冲胸，胸闷窒塞，气息短促，一日发作数次，伴失眠、烦躁。素有此疾，常因情绪刺激而诱发。舌偏暗，苔白腻，脉弦滑。证属肝郁心虚，冲气上逆。治宜养心柔肝降逆：桂枝、白芍、酸枣仁（研吞）各15g，制厚朴12g，大枣6枚，檀香6g（后下），杏仁9g，炙甘草4.5g，生姜3片。3剂后，奔豚即止，夜寐转安，唯少腹胀满不好，原方去檀香加乌药15g，又3剂后告愈。（陈明，张印生.伤寒名医验案精选.北京：学苑出版社，2001）

【辨证思路】

辨主症：本案以少腹胀痛、气上冲胸、胸闷气喘为主症，且每因情绪刺激而诱发，病属奔豚。查体可见患者舌苔白腻，脉弦滑，提示痰浊阻逆。患者失眠、烦躁，且舌质偏暗，证属肝郁日久，气血失和，而略现血虚而滞之象。

辨病机：《伤寒论》第15条云："太阳病，下之后，其气上冲者，可与桂枝汤。"本案与之相似，但胸闷较重，且苔白腻，脉弦滑，有痰湿之证，故加厚朴以行气除湿，杏仁开宣肺气，处以桂枝加厚朴杏子汤加味。加檀香以增平冲降逆之力，则奔豚立止。

本案证属肝郁心虚，冲气上逆，治宜养心柔肝降逆，方用桂枝加厚朴杏子汤加味。本案用桂枝汤以调和营卫，平调气血，厚朴、杏仁、檀香降泄胸腹之气，以平冲降逆，更佐酸枣仁养心安神，奠安君主。诸药合用，心胸中大气可得斡旋，而冲逆自平。

十一、桂枝加芍药生姜各一两人参三两新加汤

【医案一】

朱某，男。体羸瘦，素有遗精，又不自爱惜，喜酒多嗜好，复多斫丧。平日恶寒特甚，少劳则喘促气上，其阳气虚微肾元亏损也明甚。某冬日醉酒饱食，深夜始归，不免风寒侵袭。次日感觉不适，不恶寒，微热汗出，身胀，头隐痛。自煎服葱豉生姜汤，病未除，精神不振，口淡不思食。切脉微细乏力，参之前证，则属阳虚感冒，极似太少两感证，其与麻黄附子细辛汤、麻黄附子甘草汤两方，殊不宜阳虚有汗之本证。以麻黄宣发、细辛温窜，如再发汗则足以损其阴津，病转恶化，此所当忌。遂改用桂枝加芍药生姜人参新加汤，又增附子，并损益分量，斯与恰合病情：党参15g，桂枝、芍药、甘草各9g，生姜4.5g，大枣5枚，附子9g。服3剂后复诊：诸症悉已，食亦略思，精神尚属委顿，脉仍微弱。阳气未复，犹宜温补，处以附子汤加巴戟天、枸杞子、葫芦巴等补肾诸品，调理善后。（赵守真.治验回忆录.北京：人民卫生出版社，1962）

【辨证思路】

辨主症:《伤寒论》第 28 条云:"发汗后,身疼痛,脉沉迟者,桂枝加芍药生姜各一两人参三两新加汤主之。"本案主症为恶寒甚,兼有少劳则喘促气上,且素有羸瘦、遗精等表现,与原文"发汗后,身疼痛,脉沉迟"之营气不足,复感外寒之证相合。

辨病机:本案患者以脾肾阳虚为本,肾元亏损,阳不固外,即感于寒而成太少两感证,此证虽属表里同病,但以里虚证为主,故应当治以调和营卫,益气和营。但患者属阳虚有汗之本证,故不应再用麻黄宣发,细辛温窜,如再发汗则足以损其阴津,病转恶化,应用桂枝加芍药生姜各一两人参三两新加汤方,扶正祛邪并用,以扶正为主,正胜邪去,诸症可愈。

本案用桂枝新加汤益气养营,佐以解表,再加附子,于阴中求阳,使阳固阴守。此患者以脾肾阳虚为本,本案妙在用附子,犹如桂枝加附子汤,温阳解表;同时附子与人参相配,温补元阳。

【医案二】

兰某,女,31 岁,1993 年 5 月 8 日初诊。产后 1 个月,身痛,腰痛,两脚发软如踩棉花。汗出恶风,气短懒言而带下颇多。曾服用生化汤 5 剂,罔效。视其舌体胖大,切其脉沉缓无力。刘老辨为产后气血两虚、营卫不和之证,为疏《伤寒论》桂枝新加汤加味,以调和营卫,益气扶营。桂枝 10g,白芍 16g,生姜 12g,炙甘草 6g,大枣 12枚,党参 20g,桑寄生 30g,杜仲 10g。服药 5 剂,身痛止,汗出恶风已愈,体力有增,口干,微有腰部酸痛,乃于上方加玉竹 12g,再服 3 剂而愈。(陈明,刘燕华,李方.刘渡舟临证验案精选.北京:学苑出版社,1996)

【辨证思路】

辨主症:本案主症为产后 1 个月,身痛,腰痛,两脚发软,汗出恶风,气短懒言,同时兼见气短懒言,舌体胖大,证明本案身痛病非外感邪气所致,而是气虚不足所致,与"身疼痛,脉沉迟者"之桂枝新加汤证相合。

辨病机:患者缘于产后气营亏虚,筋脉失养,故身痛腰痛;营卫失和,则汗出恶风;中气不足,则气短懒言,两脚发软;冲任不固,故带下颇多;舌体胖大,脉沉缓无力,为气虚之征。从病史和脉症分析,乃产后气血不足,经脉失养。患者头不痛,项不强,无发热,脉不浮反沉缓,判断其表证不成立,但其病位实则在表。患者产后气血不足,气不温煦而血不濡润,则见身痛、汗出恶风等表之气营不足之候。本案从病史、脉症综合分析,当属虚证,气营不足,表里俱虚,营卫不和。生化汤为活血祛瘀、产后调理之方,本案患者病非瘀血阻滞,实为气营不足,筋脉失养,故服之不效。本案虽起病于产后,病因有别,但病机与桂枝新加汤证相符,故服之有效。

十二、桂枝甘草汤

【医案一】

林某，男，39岁，1960年8月10日门诊。自述：心悸而痛喜按，多天来服许多止痛药均罔效，大小便正常，时有汗出。诊其六脉微缓，苔白滑。断为虚痛。用桂枝甘草汤（桂枝18g，甘草9g）顿服，服后痛即消失。〔胡梦先.伤寒论方剂的疗效.福建中医药，1964，8（5）：45〕

【辨证思路】

辨主症： 本案主症为心悸而痛、喜按，与桂枝甘草汤证"心下悸，欲得按"相符。

辨病机： 本案主症为心悸而痛、喜按，但兼有心痛、汗出、脉缓。心阳不足，心无所主，故心悸；喜按者，乃里虚欲求外护；汗为心之液，阳虚失固，则见汗出；心阳不足，鼓动无力，故六脉微缓；阳虚则水气不化则见苔白滑。脉症合参，诊断为心阳不足之心悸，拟温补心阳法，投桂枝甘草汤治疗。

【医案二】

周某，男，29岁。因突起耳聋近1个月，经他医用益气聪明汤等治疗，耳聋如故，痛苦不堪，后延余诊治。刻诊：自诉耳聋，并觉心悸乏力，稍有畏寒感，舌淡红，苔薄白，脉细软无力，细询知病起于感冒过汗之后，据其病史，以心阳虚为辨，用桂枝甘草汤加味。处方：桂枝12g，炙甘草8g，石菖蒲4g。首服两剂，自觉听力明显增强，心悸好转，寒感消失，药已对证。再服两剂，耳聋全除，诸症亦平。〔周福生.桂枝甘草汤治疗耳聋一则.新中医，1989，20（11）：43〕

【辨证思路】

辨主症：《伤寒论》第64条云："发汗过多，其人叉手自冒心，心下悸，欲得按者，桂枝甘草汤主之。"本案的主症为耳聋，心悸，乏力，脉细软无力，且病因感冒后发汗过多，符合桂枝甘草汤"发汗过多""心下悸"的主因主症。

辨病机： 本案为感冒过汗之后出现耳聋，心悸，乏力，稍有畏寒感，且脉细软无力，故当辨为过汗伤阳，心阳虚不足。心阳不足，不能上温养于耳，可致耳聋失聪；心阳不足，心失所主，故心悸；乏力，畏寒，舌淡红，苔薄白，脉细软无力，均为阳气亏虚之象。本案病机为心阳虚，耳窍不通，故温心阳，开耳窍，与《伤寒论》第64条"发汗过多，其人叉手自冒心，心下悸，欲得按者，桂枝甘草汤主之"相符，方用桂枝甘草汤加味获效。

十三、半夏散及汤

【医案】

李某，女，31岁，1998年7月16日初诊。自诉：慢性咽炎已多年，经中西医治疗，效果不理想，近日咽炎急性发作，经静脉点滴抗生素类等1周，病情未见好转，欲服中药治疗。刻诊：咽喉疼痛而干，口燥不欲饮水，即使饮水也不欲下咽，查咽部色呈粉红，有轻微肿胀，舌淡，苔薄白，脉沉。辨证为寒客咽痛，其治当散寒通阳、涤痰开结，以半夏散及汤加味：半夏12g，桂枝12g，甘草12g，桔梗10g，薄荷10g。3剂，每日1剂，当频频服用，煎煮药时加醋10mL。二诊：咽痛基本解除，又以前方5剂而愈。（王付.经方实践论.北京：中国医药科技出版社，2006）

【辨证思路】

辨主症：本案咽痛口干，不欲饮水，舌淡，苔薄白，脉沉，为少阴客寒咽痛。正合《伤寒论》"少阴病，咽中痛，半夏散及汤主之"。

辨病机：本案主症见咽痛，静脉点滴抗生素1周未见缓解，刻下：咽痛，不欲饮水，舌淡，苔薄白，脉沉，悉因抗生素治疗时间较长，导致寒凉太过，寒凝咽部。《伤寒本旨》云："少阴之脉，其直者上循咽喉，外邪入里，阳不得伸，郁而化火，上灼咽痛，仍用辛温开达，使邪外解，则内火散，此推本而治也。若见咽痛而投寒凉，则反闭其邪，必致更重。"故以用半夏散及汤以散寒通阳、涤痰开结，加桔梗、薄荷以利咽喉，用醋消肿止痛。方药相互为用，以建其功。

十四、小建中汤

【医案】

张某，男，42岁，1966年6月10日初诊。胃脘隐痛反复发作已5年，经检查诊为"胃黏膜脱垂"。近来常于饥饿时胃脘痛，恶寒怕冷，口中和不思饮，无恶心吞酸，大便微溏，日行两次，下肢酸软。先与附子理中汤治之不效，后细问症，有汗出恶风，脉缓。处方：桂枝10g，白芍18g，生姜10g，大枣4枚，炙甘草6g，饴糖45g（分冲）。上药服6剂，胃脘痛消失，但饥饿时仍感胃脘不适，便溏好转，仍日行两次。仍服上方。7月1日复诊，除大便微溏外，无其他不适。（冯世纶.经方传真——胡希恕经方理论与实践.北京：中国中医药出版社，1994）

【辨证思路】

辨主症：本案主症胃脘隐痛反复发作，且于饥饿时疼痛，兼恶寒怕冷，口中和不思饮，大便微溏，下肢酸软，表现为虚劳里急。《金匮要略》云："虚劳里急，悸，衄，腹中痛，梦失精，四肢酸疼，手足烦热，咽干口燥，小建中汤主之。"本案虚劳里急，胃脘痛，正合小建中汤证。

辨病机：本案主症见腹中痛，常见于饥饿时，兼见恶寒怕冷，大便溏，下肢酸软，此为中焦虚寒，胃络失煦而疼痛。治宜温中寒，缓里急。附子理中汤虽能温中，但无缓急之功，故用之乏效。《伤寒论今释》云："古人称脾胃为中州，胃主消化，脾主吸收，其部位在大腹，故药之治腹中急痛者，名曰建中汤。"故小建中汤辛甘化阳而温里，酸甘化阴而缓急，正中病机，故投之痛已。

十五、黄芪建中汤

【医案】

李某，女，28岁，1991年5月29日初诊。产后失血，形体瘦羸，饮食衰退，脾气先伤。近日又因气恼，发生胃脘拘急疼痛，喜温喜按，泛吐清水，自汗而面色青黄，后背酸痛，并有带下，大便溏又有虚寒之象，舌淡，苔薄白，脉弦按之无力。证属产后脾虚肝逆，阴阳失调。治当温中补虚，和里缓急。为疏黄芪建中汤：黄芪15g，桂枝10g，白芍30g，炙甘草6g，生姜10g，大枣12枚，饴糖30g。服5剂而病愈。（刘渡舟.刘渡舟验案精选.北京：学苑出版社，1994）

【辨证思路】

辨主症：本案主症为胃脘拘急疼痛，喜温喜按，呕吐清水，兼有自汗、后背酸痛、便溏、带下等，黄芪建中汤主症悉具，正合《金匮要略》"虚劳里急，诸不足，黄芪建中汤主之"之意。

辨病机：本案主症见胃痛，因产后失血，导致血虚气衰，阴阳失调，中气不建；又因气恼，肝气乘之，故见胃脘拘急而痛，喜温喜按。证属气血营卫俱不足，阴阳失调而不相维系，在治疗上当以调和阴阳气血为要务。《金匮要略心典》指出："欲求阴阳之和者，必于中气，求中气之立者，必以建中也。"本案建中气，宜从两方面着手：一是甘温补益脾气，健运中州；二是补血柔肝缓急，以节制肝木克伐脾土。待脾气得建，则能执中央以运四旁，从阴引阳，从阳引阴，脾使阴阳调和，气血充盛。

黄芪建中汤用桂枝汤调和脾胃营卫气血，甘温补中；倍白芍以缓肝气之急；与甘草相配，又能酸甘化阴，滋润脾胃；加饴糖益脾气而养脾阴，兼能缓肝之急。主药黄芪甘温升阳，益补太阴，善立中州之气。本方较小建中汤补益中气之功更强，故《金匮要略》在"虚劳里急"后又加"诸不足"三字。本方虽气血并补，阴阳并调，但其功偏于温补，临床用于治疗胃脘痛而属脾胃虚寒者，疗效确切。

十六、内补当归建中汤

【医案】

郑某，女，35 岁，患经后腹痛。月经周期 35 天，量少色淡，3 天即净，净后少腹疼痛，需用热水袋温按，痛可稍减，患者食纳较差，面色不华，舌淡苔薄，脉象沉细而弦。用当归建中汤：当归 12g，桂枝 10g，白芍 20g，甘草 3g，生姜 5 片，大枣 5 枚，饴糖 90g（蒸兑），加吴茱萸 3g，嘱温服 5 剂，并于下月月经净再服 5 剂，尔后月经正常，腹痛未发，身体亦较前健壮。（谭日强 . 金匮要略浅述 . 北京：人民卫生出版社，1981）

【辨证思路】

辨主症：本案主症经后腹痛，具体表现为月经间隔时间延长，月经时间短，量少色淡，净后少腹疼痛，喜温喜按，属气血虚羸不足，正合《金匮要略》所论"《千金》内补当归建中汤，治妇人产后虚羸不足，腹中刺痛不止……或小腹中拘急，痛引腰背，不能饮食"。

辨病机：本案主症见经后腹痛，喜温喜按，月经量少色淡，食纳不佳，面色不华，脉象沉细而弦，此多因产后血虚，腹部失于营血养润，又逢行经营血再伤，故而腹痛。本病为虚，血不足日久则阳气无以涵，则喜温喜按。本案病机为营气虚寒，不荣则痛。治以养血和营，散寒止痛，投以《千金》内补当归建中汤，即小建中汤加当归。其多治妇人产后虚羸不足，腹中刺痛不已。此方还可作为产妇的调补之剂，凡血虚有寒引起的诸般疼痛，不仅仅限于妇人产后，都可应用，本案经后腹痛用之效果颇佳。

十七、桂枝去芍药加蜀漆龙骨牡蛎救逆汤

【医案一】

唐某，女，7 岁，1941 年因伤寒，某医误用热药及灸法，患者出现大汗出，至夜间高热烦躁，惊叫，恐惧不安，四肢震颤，咬牙摇头。其母惊慌，时至半夜 12 点，急请出诊。根据《伤寒论》中第 112 条云："伤寒，脉浮，医以火迫劫之，亡阳，必惊狂，卧起不安者，桂枝加去芍药加蜀漆龙骨牡蛎救逆汤主之。"应用此汤（桂枝、炙甘草、生姜、大枣、牡蛎、蜀漆、龙骨）治疗，服两剂而愈。（孙溥泉 . 伤寒论医案集 . 西安：陕西科学技术出版社，1986）

【辨证思路】

辨主症：本病因误用热药及灸法，大汗出而起，主要表现为高热烦躁，兼有惊叫，

恐惧不安，四肢震颤，咬牙摇头，与《伤寒论》中的心阳虚惊狂表现相同，即原文第112条云："伤寒脉浮，医以火迫劫之，亡阳，必惊狂，卧起不安者，桂枝去芍药加蜀漆龙骨牡蛎救逆汤主之。"

辨病机：本病主症为高热烦躁，兼有惊叫，恐惧不安，四肢震颤，咬牙摇头。初因伤寒误用火法劫汗，亡失心阳而引发惊狂，伤寒者，体表受邪，气血向外抗邪，本应该因势利导，使用汗法，祛邪外出。误用火法，汗出太过，劫夺津液，汗为心之液，心阳随之外亡。此外，心胸阳气不足，易致水饮痰浊之邪乘虚扰心，心神失守，神气浮越不敛，所以出现"惊狂""恐惧不安"等神志症状。病机为心阳受损，心神不宁，复被痰扰。治疗当以温通心阳，潜镇安神，兼以涤痰，方用桂枝去芍药加蜀漆龙骨牡蛎救逆汤。

【医案二】

彭某，男，58岁。患伤寒证11日，虽经数次发汗，而发热恶寒不解，身体困倦不支，食欲不思，夜不能寐，口燥舌干，脉象浮软。服参附和荆防剂。药后心中烦躁，惊狂不安，辗转床头，起卧叫喊。脉象数细而浮，按之无力，舌质绛而少津。处方：桂枝5g，生龙骨15g，生牡蛎15g，蜀漆5g，芍药12g，茯神15g，生姜3g，大枣15枚，甘草10g，嘱其连煎两剂，隔4个小时服一次。服药后精神逐渐安静，略能入睡，惊狂之象不再发作。然仍不能食，遂以此方加养胃育阴之品，连服4剂，症状好转，食欲渐展。连服20剂，始恢复正常。（李秋贵，李文瑞.伤寒论汤证论治.北京：中国科学技术出版社，2000）

【辨证思路】

辨主症：《伤寒论》第112条云："伤寒脉浮，医以火迫劫之，亡阳，必惊狂，卧起不安者，桂枝去芍药加蜀漆龙骨牡蛎救逆汤主之。"本案主症为烦躁，惊狂，兼有辗转床头，起卧叫喊。脉象数细而浮，按之无力，舌质绛而少津为主症等。初因患伤寒，给予温热药及解表发汗药所致。与《伤寒论》中的"医以火迫劫之，亡阳，必惊狂，卧起不安者"极为相似，故以桂枝去芍药加蜀漆龙骨牡蛎救逆汤治疗。

辨病机：本病主症为烦躁、惊狂，兼有辗转床头，起卧叫喊。此因误用温法、汗法所致。过汗后阳气大衰，则虚阳外散，而成烦躁、惊狂等；而脉象数细而浮，按之无力，舌质绛而少津，可知其阴液亦损。本案病机为阴阳俱耗，虚阳外浮，治以扶阳益阴，潜镇阳气，故投以桂枝去芍药加蜀漆龙骨牡蛎救逆汤，加用芍药。

十八、桂枝加桂汤

【医案一】

故乡老友刘某的爱人，年70岁，患呕吐腹痛1年余，于1973年4月16日偕同远道来京就诊。询问其病证，云腹痛有发作性，先呕吐，即于小腹虬结成瘕块而作痛，块渐大，痛亦渐剧，同时气从小腹上冲至心下，苦闷"欲死"。继而冲气渐降，痛渐减，块亦减小，终至痛止块消如常人。按主诉之病状，是所谓中医之奔豚气者，言其气如豚之奔突上冲的形状。《金匮要略》谓之得惊发，得惊发者，惊恐刺激之谓。患者因其女暴亡，悲哀过甚，情志经久不舒而得此病。予仲景桂枝加桂汤：桂枝15g，白芍9g，炙甘草6g，生姜9g，大枣4枚。水煎温服，每日1剂。4月30日二诊：共服上方14剂，奔豚气大为减轻，腹中作响，仍有一次呕吐。依原方加半夏9g，茯苓9g，以和胃蠲饮，嘱服10剂。5月13日三诊：有时心下微作冲痛，头亦痛，大便涩，左关脉弦，是肝胃气上冲，改予理中汤加肉桂、吴茱萸，以暖胃温肝，服后痊愈回乡，两月后函询未复发。（中医研究院．岳美中医案集．北京：人民卫生出版社，1978）

【辨证思路】

辨主症：患者主要表现为腹痛有发作性，先呕吐，即于小腹虬结成瘕块而作痛，块渐大，痛亦渐剧，同时气从小腹上冲至心下，苦闷"欲死"，符合《伤寒论》桂枝加桂汤的主症。原文曰："烧针令其汗，针处被寒，核起而赤者，必发奔豚，气从少腹上冲心者，灸其核上各一壮，与桂枝加桂汤，更加桂二两也。"《金匮要略》亦曰："奔豚病，从少腹起，上冲咽喉，发作欲死，复还止。"

辨病机：患者因女儿暴亡，思虑忧伤耗伤心阳，心阳虚则不能制约肾水，肾中寒气上乘阳位，气从少腹上冲心胸，发为奔豚。本证邪气发自少腹，病本却在心胸。病机为心阳亏虚，下焦阴寒，乘虚上逆。治疗当以温通心阳，平冲降逆，方用桂枝加桂汤。

【医案二】

王某，女，33岁，1987年7月21日初诊。7年前行输卵管结扎术，术后伤口愈合良好，但不久出现烦躁不宁，易怒，睡眠不佳，纳差等症状，经服天王补心丹、逍遥丸之类，症状有所减轻，但易反复发作，1年来上症加重，并觉腹内有气上冲胸咽，痛苦难耐，时作时止，尤以月经期为甚。多方治疗，乏效。诊其舌质淡，苔薄白，脉沉细偏弱。遂投予桂枝加桂汤治疗：桂枝18g，白芍、炙甘草、生姜、大枣各8g。水煎服，每日两次。服6剂后诸症皆平。随访半年，未再复发。〔林家坤．桂枝加桂汤治疗输卵管结扎术后诸症．四川中医，1989，7（6）：21〕

【辨证思路】

辨主症：患者以"觉腹内有气上冲胸咽"为主诉，伴有舌质淡，苔薄白，脉沉细偏弱等征象，此主症颇合《伤寒论》"气从少腹上冲心者"之奔豚，用桂枝加桂汤治疗。

辨病机：本案患者主症为"觉腹内有气上冲胸咽"，初因术后心情紧张，情志不畅，遂成肝气郁结、心神不安之证；日久演变成气机逆乱、循行失其常度，而现气逆上冲胸咽之奔豚证，故投以桂枝汤加桂，以平肝气，则奔豚自除。

十九、桂枝甘草龙骨牡蛎汤

【医案一】

刘某，男，21岁，大学生，1979年5月18日初诊。1978年入大学后因功课紧张，致夜不能眠，继之终日若有所思，神疲痴呆，时有单独发笑、动作重复，怕见人，畏上街，好照镜子，幻听幻想，默默不语，已4周余，学院校医诊断为精神分裂症，经治罔效，动员休息治疗。目前纳少眠差，两便尚可。检查：神志痴呆，低头不语，舌质红，苔薄白，脉弦无力。拟诊为忧思太过，导致心气不足，心神浮越，故时有惊恐幻听幻想、神呆等症状。治疗当以助心神，镇惊安神。药用：桂枝10g，甘草6g，龙骨40g，牡蛎40g，紫石英40g，生白芍10g，嘱进7剂。次诊：药进3剂，症状初感好转，7剂尽后，夜眠渐安，动作重复减少，幻听幻想减少，纳食尚可，两便如平，神志较前明显好转，问诊可以对答，但不流利，舌质红，苔薄白，脉弦而无力。仍蹈前方，再进7剂。三诊：药后症状次第消失，食眠俱佳，基本如平人，遂嘱在家安心休息，继续治疗，守上方连进60剂，症状未发。〔邓启源，邓裔超.桂枝甘草龙骨牡蛎汤新用.江西中医药，1998，29（1）：36〕

【辨证思路】

辨主症：本案患者以夜不能眠，怕见人，畏上街，神疲痴呆，时有单独发笑、动作重复等精神症状为主要表现，与《伤寒论》"火逆下之，因烧针烦躁者，桂枝甘草龙骨牡蛎汤主之"之火逆所致的心神浮越之汤证大多相符。

辨病机：患者因学习紧张、思虑过度而致病，主要以神志痴呆、幻听幻想为主要表现，虽然与心悸烦躁不同，但却是以心主神明为主线，其主因忧思太过，导致心气不足，心神浮越，故时有惊恐、幻听幻想、神呆。病机为心气不足，心神浮动，治疗上温通心阳，潜镇安神，《伤寒贯珠集》云："桂枝、甘草，以复心阳之气；牡蛎、龙骨，以安烦乱之神。"故用桂枝甘草龙骨牡蛎汤治疗。

【医案二】

邓某，女，48岁。前月工作繁忙，劳累过甚，导致神疲出汗，肢体乏力，求医服药后，汗出已止，唯终日心悸，劳动后尤甚，休息后可以缓解，眠不深，纳少，两便可。检查：面色无华，舌淡苔薄，脉虚数无力，心电图报告为窦性心动过速。治拟桂枝10g，龙骨30g，牡蛎30g，甘草10g，紫石英40g，嘱连进4剂。次诊：药后眠较安，心悸已较少，精神亦较前振作，舌质红，苔薄白，脉较前缓，仍以前方再进5剂，药后症状基本消失，遂以原方再进5剂收功。〔邓启源.桂枝甘草龙骨牡蛎汤新用.江西中医药，1998，29（1）：35〕

【辨证思路】

辨主症：本案主症为终日心悸，劳累后甚，伴有眠不深，纳少，面色无华，舌淡苔薄，脉虚数无力等。此心悸与"心下悸，欲得按"相合，故可投以桂枝甘草汤。又其伴有眠浅、神疲等，此为阳虚外浮，可投龙骨、牡蛎等潜镇之品，故拟桂枝甘草加龙骨牡蛎汤治疗。

辨病机：患者因工作繁忙、劳累过甚而致病，以终日心悸，劳累后甚为主要表现，伴有纳差、眠不深、面色无华等症。病机主要为劳累过度，耗伤心血，导致心气不足，心神失养，心神不宁。治疗上温补心阳，镇惊安神，方用桂枝甘草龙骨牡蛎汤。

二十、桂枝加芍药汤

【医案】

王某，男，46岁。大便下利达1年之久，先后服用多种抗生素，收效不大。每日腹泻3～6次，呈水样便，并夹有少量脓血，伴有里急后重，腹部有压痛，以左下腹为甚，畏寒，发热（37.5℃左右），舌红，苔白，脉沉弦。粪便镜检有红细胞、白细胞及少量吞噬细胞。西医诊为"慢性菌痢"。辨证为脾脏气血凝滞，木郁土中所致。治法为调脾家阴阳，疏通气血，并于土中伐木。处方：桂枝10g，白芍30g，炙甘草10g，生姜10g，大枣12枚。服汤两剂，下利次数显著减少，腹中颇觉轻松。3剂后则大便基本成形，少腹之里急消失，服至4剂则诸症霍然而瘳。（陈明，刘燕华，李芳.刘渡舟临证验案精选.北京：学苑出版社，1996）

【辨证思路】

辨主症：本案主症为下利日久，腹部有压痛，并夹有少量脓血，伴有里急后重，与《伤寒论》太阴病提纲"太阴之为病，腹满而痛"及第279条"本太阳病，医反下之，因而腹满时痛者，属太阴也，桂枝加芍药汤主之"主症基本相符。

辨病机：患痢日久，致脾胃不和，气血不调。腹泻而痛，里急后重，痛则不通，为脾家气滞血瘀之象。脾为土，肝属木，脾家气血不利，而使肝木之气不达，故其脉见沉弦。此外，因为久利伤阴，导致气血郁滞，脾阴不和，故见舌红。病机可概括为邪陷太阴，脉络不和，筋脉拘急。治用桂枝加芍药汤以调和脾胃，疏通气血，益肝阴，缓肝急，兼能疏泄肝木。本方用于太阴病之下利、腹痛别具一格，正如李东垣所说："腹中痛者加甘草、白芍药，稼穑作甘，甘者己也；曲直作酸，酸者甲也。甲己化土，此仲景之妙法也。"临床运用本方时，如能抓住脾胃不和、气血不利和肝木乘土三个环节，则用之不殆，屡验不爽。

二十一、栝楼桂枝汤

【医案】

丁某，男，半岁，1931年初夏初诊。患者见身热，恶寒，头痛，汗出，口渴，目斜，颈项强直，角弓反张，手足搐搦，舌苔薄黄，脉沉迟。诊断为柔痉，治以解肌祛邪，舒缓筋脉，方选栝楼桂枝汤加减。栝楼根6g，桂枝3g，白芍3g，甘草2.4g，生姜2片，大枣2枚。水煎服，日3服，取微汗，若服药后汗不出，则食用热粥助其发汗。3剂后诸症减轻。二诊：当归、川贝母、秦艽各3g，生地黄、白芍、栝楼根、忍冬藤各6g，水煎服，4剂而愈。（赖良蒲.蒲园医案.南昌：江西人民出版社，1965）

【辨证思路】

辨主症：《金匮要略·痉湿暍病脉证治》云："太阳病，其证备，身体强几几然，脉反沉迟，此为痉，栝楼桂枝汤主之。"本案主症为颈项强直，角弓反张，手足搐搦，伴有目斜，身热，恶寒，头痛，汗出，口渴，脉沉迟，栝楼桂枝汤证主症悉具。

辨病机：患者见身热、恶寒、汗出等表证，其脉象应当浮缓，今反见沉迟，提示本证内有津液不足。津液不足，不能濡养筋脉，加之风寒邪气阻滞经脉，致营卫之行不利，则可见目斜、颈项强直、角弓反张、手足搐搦等症状。证属风邪袭入太阳卫分，表虚兼见液竭，筋脉失荣。因此，治以解肌祛邪，舒缓筋脉，方选栝楼桂枝汤加减，疗效颇佳。

二十二、桂枝加黄芪汤

【医案】

希某，女，19岁。初诊：患者因夏日搬迁新居，劳累过甚，汗出亦多，遂去江中游泳，归途又逢下雨，次日便觉周身不畅，身疼重，浮肿，头晕，烦躁不眠，小便不利，不恶风。现症见：全身发黄，伴有浮肿，两胫冷凉，胸中烦痛。舌质淡红，苔白腻，脉沉细。诊断为黄汗，辨证为气虚湿蕴阳郁证。处方为桂枝加黄芪汤加减。桂枝15g，黄芪20g，甘草10g，白芍15g，生姜3片，大枣4枚，水煎服。共服7剂，肿消黄退，诸症悉除。〔秦书礼.黄汗治验四则·仲景学说研究与临床，1987（2）：26〕

【辨证思路】

辨主症：《金匮要略·水气病脉证并治》黄汗的主要症状"黄汗之病，两胫自冷"，又言："若身重，汗出已辄轻者，久久必身瞤，瞤即胸中痛……身疼重，烦躁，小便不利，此为黄汗，桂枝加黄芪汤主之。"本案主症为全身发黄，伴有浮肿、两胫冷凉、胸中烦痛，起因为劳累后汗出过多，又因游泳感受寒湿之邪所导致，与桂枝加黄芪汤主症相符。

辨病机： 患者周身不畅，身疼重，为水湿外伤肌肉；湿留关节，阳气郁于内，不能下达，则两胫冷凉；胸中烦痛，小便不利，舌苔白而腻，脉象沉细，为湿热内蕴，湿郁热蒸，故全身发黄。病机要点可概括为气虚湿蕴阳郁，故而治以益气化湿通阳，调和营卫。方选桂枝加黄芪汤加减。

二十三、黄芪桂枝五物汤

【医案】

沈某，女，35岁。产后半个月，先觉上肢麻木，后觉下肢麻木，有时酸楚，现有症状：上下肢常觉麻木不仁、酸楚、恶风怕冷；时已初夏，棉衣着而不能脱，多汗，面无华色，精神疲倦，头眩心慌，舌淡苔白，脉相虚大。病属气血亏虚，风寒痹阻证，治宜益气养血，祛风散寒，调和营卫，方用黄芪桂枝五物汤加减。黄芪12g，芍药10g，桂枝10g，生姜3片，大枣3枚，当归10g，川芎5g。加减连服10剂，上下肢麻木酸楚基本消失，病即痊愈。〔张谷才.从《金匮》方来谈痹证的治疗.辽宁中医杂志.1980，22（9）：17-21〕

【辨证思路】

辨主症： 本案主症产后肢体麻木，具体表现为上下肢麻木不仁、酸楚、恶风怕冷，系仲景所论血痹之表现。《金匮要略·血痹虚劳脉证并治》曰："血痹阴阳俱微，寸口关上微，尺中小紧，外证身体不仁，如风痹状，黄芪桂枝五物汤主之。"本案黄芪桂枝五物汤主症悉具。

辨病机： 血痹多因素体血虚，或久病、产后、失血后，再感风邪，导致经脉痹阻不通，引起肢体麻木。阴阳俱微，是指营卫气血不足；寸口关上微，尺中小紧，是阴阳俱不足，阴血凝滞的反应，即阳不足而阴为痹。另外，血痹以麻木为主，风痹以疼痛为主。本案病机为阳气不足，阴血滞涩，故选用黄芪桂枝五物汤以益气通阳，和营行痹。

二十四、芪芍桂酒汤

【医案】

谢某，男，15岁，某师范学生。1983年寒假初诊，周身汗出色黄已几年，近来增剧。询问其病史，乃因少年时暑季汗出而经常到河中洗澡，久则出现黄汗。汗出过多时觉得疲乏。诊其脉沉。书以原方：黄芪30g，白芍20g，桂枝20g，苦酒（以自作甜酒水贮之，以变成有酸苦味者代之）200mL，加水与苦酒同煎三药，每日1剂，早晚分服，嘱服 5 剂。服完 5 剂后，病者告知效果不显，乃嘱其原方再服 5 剂，并向患者说明原方后有"服至六七日乃解"的医嘱，再服 5 剂后以观效果。两年后遇见其父得知，其子服药 10 剂后，黄汗渐减，直至完全停止，至今未再复发。〔谢鼎苏.芪芍桂酒汤治疗黄汗病 1 例.湖南中医学院学报.1987，8（1）：20〕

【辨证思路】

辨主症：本病主症周身汗出色黄，汗出过多时自觉疲乏，脉沉，与《金匮要略·水气病脉证并治》所述"病有风水、有皮水、有正水、有石水、有黄汗……黄汗，其脉沉迟，身发热，胸满，四肢头面肿，久不愈，必致痈脓"和"黄汗之为病……以汗出入水中浴，水从汗孔入得之"相合。

辨病机：本案主症见汗出色黄，尤在泾云："黄汗为水气内遏热气，热被水遏，水与热得，交蒸互郁，汗液则黄。"其少年时暑季汗出而经常到河中洗澡，即为水热互郁之因。而其汗出过多时觉得疲乏，脉沉，此为气虚。本案病机为湿阻经脉，营卫失和，营郁而化热，湿热交蒸于肌肤，故选用芪芍桂酒汤益气解表，调和营卫，佐以苦酒清热祛湿。

二十五、桂枝加龙骨牡蛎汤

【医案】

霍某，男，52 岁，1966 年 10 月 10 日就诊。五六年来遗精频繁，每夜遗精 1～3 次，食欲精神基本正常，曾用补肾固精的中药数百剂，金锁固精丸、锁阳固精丸、六味地黄丸等各数百盒，均无效，舌苔白，脉弦涩不调。桂枝龙牡汤调阴阳，敛浮阳。桂枝 4 钱，白芍 4 钱，煅龙骨 4 钱，煅牡蛎 3 钱，生姜 3 片，甘草 3 钱，大枣 10 枚。1966 年 12 月 20 日，服药两剂后遗精好转，服药 6 剂后，遗精停止，又继服 20 剂后遗精一直未复发，以后继续服药 20 剂，以巩固效果。〔朱进忠.桂枝龙骨牡蛎汤的临床应用.山西医药杂志.1976，19（4）：31-32〕

【辨证思路】

辨主症：本病主症遗精，具体表现为频繁遗精，每夜 1～3 次，脉弦涩不调，符合《金匮要略》中虚劳失精之证，即"夫失精家，少腹弦急，头阴寒，目眩发落，脉极虚芤迟，为清谷，亡血，失精。脉得诸芤动微紧，男子失精，女子梦交，桂枝加龙骨牡蛎汤主之"。

辨病机：本案主症遗精。患者纯补肾固精罔效，而脉涩不调，虑为阴阳不和，心肾不交。火浮不敛，心肾不交，阳浮于上，精孤于下，火不摄水，不交自泄。故病机总属阴阳失和，精关不固，治以桂枝加龙骨牡蛎汤，调和阴阳，潜阳固涩，使阳能固涩，阴能自守。

二十六、桂枝去芍药加麻辛附子汤

【医案】

朱某，女，42岁，已婚。住院号：804216。主诉：反复水肿20余年，加重两月，于1980年10月17日门诊以水肿收入我科。主症：全身水肿，面胀，目下窠肿如卧蚕状，胸胁胀满，心下痞微痛，腰痛下坠，下肢按之凹陷不起，四肢欠温，周身关节及肌肉疼痛，恶寒怕冷，尿少便溏，舌体胖大，质淡，脉沉弦而紧。检查：体温36.8℃，呼吸16次/分钟，血压124/90mmHg，体重62kg，24小时尿量850mL，心肺正常，血、尿、粪常规检查正常。血沉25mm/h。超声波检查：双侧肾下垂。诊断：阴水（肾下垂）。方药：桂枝去芍药加麻辛附子汤。桂枝9g，生姜3片，大枣6枚，炙甘草6g，麻黄6g，附子9g，细辛6g，知母9g。药后9小时全身微汗，恶寒怕冷解，四肢略温，尿量增加，24小时尿量为2180mL。继以上方与补中益气汤合方化裁，凡进25剂，水肿消尽，诸症消失，体重57kg，超声波检查：双肾形态位置正常。告愈出院，随访至今未发。〔张致祥.运用仲景方治疗水肿的实践.陕西中医.1983，4（6）：17〕

【辨证思路】

辨主症：本病主症为水肿，另胸胁胀满，心下痞微痛，四肢欠温，周身关节及肌肉疼痛，恶寒怕冷，舌体胖大，质淡，脉沉弦而紧。与《金匮要略》"气分，心下坚，大如盘，边如旋杯，水饮所作，桂枝去芍药加麻辛附子汤主之"相合。

辨病机：此案水肿为水饮与气相结，在气分，为少阴阳虚兼太阳营卫不和，病机总属阳气虚衰，阴寒凝聚，水气滞留。主方选择桂枝去芍药加麻辛附子汤，桂枝去芍药振奋卫阳，麻黄、细辛、附子温发里阳，两者相伍通彻表里，使阳气通行，气机通畅，水肿则除。与本案之气分病病机相合，故投之则阴寒散，阴阳调和，气机通畅而诸恙皆愈，体现了"大气一转，其气乃散"的治疗思想。

二十七、桂枝去芍药加皂荚汤

【医案】

孟某，女性，31岁，住同里上元街。就诊时间：1960年10月23日。患者十余年来咳逆上气，时吐浊痰，胸中窒塞，夜但坐不得卧，必至咯出黄浊之痰始爽，百药无效。每年暑天必复发，渐迟至秋天始发，今年已复发月余未止。患者体格瘦削，中等身材，面色无华带灰，两目眶更为黯黑，脉来沉细而弦，诊为哮喘。处方：净射干3钱，炙甘草2钱，北细辛1钱，五味子1钱半，生麻黄1钱，净紫菀2钱，淡干姜5分，苦桔梗2钱，远志3钱，炒白芍2钱。10月25日二诊：进射干麻黄发并无进退，胸中窒塞，于半夜 2 点后必剧烈喘急，冷汗浃背，所咯出之痰纯系白色泡沫，此为阳虚而夹胶痰实证。且停经 7 个月，少腹有胀感，脉左浮软濡弱，右沉细而濡，其虚可见。拟方以胸痹法合固表治之。处方：桂枝 2 钱，熟附片 1 钱，姜半夏 3 钱，赤砂糖 1 两，赤芍 1 钱半，薤白 2 钱，皂荚 2 钱，炙甘草 1 钱半，瓜蒌皮 1 钱半，地龙 2 钱。10 月 28 日三诊：当日服 1 剂，次日能平卧，唯下脘处有一块物凸起，按之累累，所以停经 7 个月，乃癥瘕潜伏之故。白带甚多，仍咳呛，胸中窒塞。后据上方进退，随访悉其哮喘经去年治愈后，至今未发。〔吴莲孙 . 中药治愈十余年哮喘一例疗效分析 . 江苏中医 .1962，6（3）：7-9〕

【辨证思路】

辨主症： 本案主症为咳嗽，喘息，吐黄黏痰，夜但坐不能卧。与《金匮要略》"咳逆上气，时时吐浊，但坐不得眠，皂荚丸主之"相合。

辨病机： 本案主症为咳嗽，喘息，吐黄黏痰，夜但坐不能卧。此多因痰浊壅肺，气道被阻，呼吸不利所致。痰浊为阴，即至夜间，阳气减弱，痰气交阻不得卧。其必至咯出黄浊之痰始爽，此为痰液阻碍气道。病久伤损，且脉沉，面色无华带灰，多为阳气衰弱。本病病机为阳虚气阻，顽痰停肺。治以温阳行气，消除顽痰。投以桂枝去芍药加皂荚汤，进退用之，而达良效。

二十八、桂枝芍药知母汤

【医案】

吕某，男性，28 岁，1958 年起手足关节疼痛，周身软弱无力，行动即痛，春夏较好转，秋冬即增剧，天寒阴雨加重，数年来经继续治疗未见显效。于 1961 年秋收，因露宿田野受风寒，疼痛突然增剧，遂卧床不起。初诊（1961 年 10 月 28 日）时两肘及腕关节疼痛，下肢关节尤甚，腰部疼痛，转侧困难，局部轻微红肿、灼热，胃纳尚佳，二便正常，口渴能饮，舌苔黄腻，脉弦数。处方：桂枝 12g，白芍 15g，甘草 15g，知母 15g，麻黄 9g，防风 9g，白术 12g，淡附子 6g。上药为末，分 10 日服。服药七八日后，疼痛减轻，灼热红肿大减，已能下床行走，但行动时仍疼痛，不能走长路、负荷重物，口渴减轻，舌脉如常，原方再服（口服量增加）1 个月。服完药后，关节疼痛消失，精神好转。观察两年之久，未曾复发，能参加轻微运动。〔赵明锐 . 用桂枝芍药知母汤加减治疗关节痛 . 上海中医药杂志 .1965，10（1）：30〕

【辨证思路】

辨主症： 本案主症手足关节疼痛，周身软弱无力。具体表现为两肘及腕关节疼痛，下肢关节尤甚，腰部疼痛，转侧困难，局部轻微红肿、灼热。多见于多种原因所致的关节疼痛，系仲景所论诸肢节疼痛之表现。本案桂枝芍药知母汤主症悉具，正合《金匮要略》"诸肢节疼痛，身体尪羸，脚肿如脱，头眩短气，温温欲吐，桂枝芍药知母汤主之"。

辨病机：本案主症见手足关节疼痛，周身软弱无力，行动即痛，秋冬、天寒阴雨加重，此多与风湿之气杂至引起，颇与《素问·痹论》之痹所指基本相似。丹波元简氏认为，历节即《素问·痹论》所谓行痹、痛痹之类，后世称之为痛风是也。天寒阴雨，风湿之邪侵入机体，滞留关节，阳气不能外达而痹阻，痹则气血不畅，故见关节疼痛；风湿郁久化热，则局部轻微红肿、灼热；消烁肌肉，则周身软弱无力。本案病机为风湿相搏，化热伤阴，故以通阳行痹、祛风除湿、和营止痛立法，桂枝芍药知母汤取效。

二十九、竹叶汤

【医案】

林妇，年 31 岁。产后换衣受风，风邪乘虚而入，遂生斯症。产后四日，忽觉畏寒，旋即发热汗出，面赤头痛，气急喘咳，吐痰心跳，脉浮数……仿《金匮要略》竹叶汤法加开肺降痰之药：竹叶 9g，桔梗 6g，粉葛根 9g，防风 6g，桂枝 4.5g，半夏 3g，香附 6g，西洋参 4.5g，淡附子 3g，炙甘草 1.5g，大枣 3 枚，生姜 3 片。初服 1 剂，症减大半，后因误服凉药复如前，继以原方再服 4 剂而收功。〔李健颐.产后中风.福建中医药，1959，3（10）：21〕

【辨证思路】

辨主症：本案主症产后受风，具体表现为畏寒，发热汗出，面赤头痛，气急喘咳。系仲景所论产后中风之表现。本案竹叶汤主症悉具，正合《金匮要略》"产后中风，发热，面正赤，喘而头痛，竹叶汤主之"。

辨病机：本案主症见产后受风，畏寒，发热汗出，面赤头痛，气急喘咳。产后气血大虚，又因产后换衣受风，则恶寒发热，头痛面赤。风伤太阳之表，故见症发热恶寒，头痛身疼，脉浮，即太阳中风之证；产后血虚，营弱卫疏，风邪乘虚而入，营卫不和，阴阳失调，血中之热上升而蒸为汗，汗出伤营，故心跳急数，心肺相连，心急则肺亦急，故咳喘气急，产后阴血大虚，虚阳上越，故症见面色赤。本案病机为产后中风兼阳虚，故以扶正祛邪、表里兼治立法，竹叶汤取效。

第二章　麻黄汤类方

　　本章节麻黄汤类方共选包括麻黄汤在内的 22 方病案。麻黄汤辛温发汗，宣肺平喘，用于治疗感受风寒，营阴郁滞，肺气不宣的太阳伤寒证；感邪重，闭郁甚，兼有内热烦躁的用大青龙汤。外寒内饮则用小青龙汤；外寒内饮有化热之象者，可用小青龙加石膏汤；外寒轻内饮重而肺气不宣咳喘者，用射干麻黄汤；外寒轻内饮重而兼热象咳喘者，用厚朴麻黄汤。太少两感证重而急的用麻黄细辛附子汤；证轻而缓者用麻黄附子甘草汤。寒湿在表身疼痛者，用麻黄加术汤；风湿在表有化热之象身疼痛者，用麻黄杏仁薏苡甘草汤。风热犯肺，肺气闭郁，不能通调水道之风水，用越婢汤。外感风寒，肺气闭郁，不能通调水道之里水，用甘草麻黄汤；兼有热象者，用越婢加术汤。肾阳不足，外有表邪之水气病，用麻黄附子汤；风寒郁表而黄疸者，用麻黄醇酒汤；外有风寒郁表，内有湿热而黄疸者，用麻黄连轺赤小豆汤。外有表邪，内有痰热，肺气闭郁之肺胀，用越婢加半夏汤；风热壅肺之咳喘，用麻黄杏仁甘草石膏汤。气血虚衰，风邪入中，窒塞清窍，痹阻经络之中风痱，用续命汤；气营不足，风中经络，湿留关节之手足拘急，百节疼痛，用千金三黄汤。阴虚燥热而兼有肺气失宣而不能布津之口渴，用文蛤汤。阳气内郁，上热下寒，则用麻黄升麻汤。其中运用之妙，在学习和临床实践中可深入体会。

一、麻黄汤

【医案】

　　徐某，男，25 岁，未婚，工人，1997 年 1 月 5 日就诊。患者平素体壮，3 天前因受寒后发热（体温 39℃），恶风寒，伴头身痛，腰痛，骨节疼痛，无汗，气粗，查：咽充血，双扁桃体Ⅰ度肿大，口服退热药及复方大青叶片，静滴青霉素等无效。现诸症依然，无汗出，舌淡红，苔薄白，脉浮数。辨证属风寒外束，太阳伤寒。予麻黄汤加味：麻黄 10g，桂枝 10g，杏仁 10g，羌活 10g，甘草 6g，生姜 3 片，大枣 5 枚。1 剂，水煎，分 3 次服。服上药 1 剂后无汗出，心烦，心悸，不敢再服。余嘱继服勿忧。3 剂服尽，须臾遍身大汗出，旋即热退，肢体舒适，休息一日上班，随访未复发。〔王绍印.经方治发热验案 4 则.国医论坛，1997，12（4）：12〕

【辨证思路】

　　辨主症：本案主症发热（体温 39℃），恶风寒，伴头身痛，腰痛，骨节疼痛，无汗，气粗。与《伤寒论》"太阳病，头痛发热，身疼腰痛，骨节疼痛，恶风，无汗而喘者，麻黄汤主之""脉浮而数者，可发汗，宜麻黄汤"所论之麻黄汤证表现相符。

辨病机：本案因冬月受寒而起，风寒束表，腠理闭郁，故无汗；肺合皮毛，肺气不宣，故气粗；营阴郁滞，故头痛，身疼腰痛，骨节疼痛；邪正相争，故脉数，发热。本案病机为寒邪束表，营阴郁滞，肺气不宣，故用麻黄汤峻剂辛温散寒、发汗解表、开宣肺气而取效。

二、大青龙汤

【医案】

严某，男，13岁，2003年2月15日初诊。发热恶寒3天。诊见：穿戴厚实仍恶寒，无汗，伴头身疼痛，咽痛，咳嗽少痰，腹胀纳呆，烦躁，大便干，小便黄短，舌红，苔白厚，脉浮紧而数。曾在某诊所治疗两天无效。检查：体温38.6℃，咽充血、扁桃体Ⅰ度肿大。听诊双肺呼吸音粗，心率96次/分钟，胸部X线无异常。西医诊断：上呼吸道感染。证属外感风寒，内有食滞，表寒里热证，方用大青龙汤加味。处方：炙麻黄、炒苦杏仁、枳实、桔梗各8g，桂枝、槟榔、生姜、炙甘草各6g，生石膏20g（先煎），神曲25g，麦芽10g。两剂，每日1剂，水煎服。药后全身汗出，大便通畅，诸症悉除。

〔汪贤昀.经方治小儿疾病验案3则.新中医，2005，37（5）：80-81〕

【辨证思路】

辨主症：本案主症分三组：其一，恶寒，头身疼痛，咽痛，咳嗽少痰；其二，烦躁，小便黄短，舌红，脉浮紧而数；其三，腹胀纳呆，大便干，苔白厚。前两组正合《伤寒论》"太阳中风，脉浮紧，发热恶寒，身疼痛，不汗出而烦躁者，大青龙汤主之"。

辨病机：本案病发于2月，外受风寒，风寒束表，闭郁较甚，故穿戴厚实仍恶寒，无汗，伴头身疼痛；小儿稚阴稚阳之体，加之素有宿食，易于化热，故烦躁，小便黄短，舌红，脉浮紧而数，腹胀纳呆，大便干，苔白厚。其病机乃风寒外束，里有郁热，兼夹食积。以大青龙汤辛温发汗，宣肺解表，清解里热除烦，加通腑导滞消食之品而取效。

三、小青龙汤

【医案】

张某，男，53岁，教师，1993年9月14日就诊。患支气管哮喘4年。无论春夏秋冬，天稍冷则发，以致无法坚持工作，咳吐泡沫痰，胸闷，头胀，梦多，每呼吸困难时则必大便，每日5次左右，质稀，伴恶冷，但腹不疼痛，脉细，舌红，苔白润。投五苓散合香砂六君子丸 3 剂后大便正常，但咳喘未大减。9 月 24 日再诊时改投麻杏石甘汤合六君子丸加味，3 剂后不动则不喘。10 月 5 日三诊：脉证与前大同，属外寒内饮，肺气失宣证，法当散寒化饮，宣肺平喘。用小青龙汤加味：麻黄、桂枝、五味子、炙甘草、白芷各 6g，干姜、细辛各 5g，法半夏 10g，白芍 12g，3 剂。10 月 11 日四诊：诉咳喘俱减，但痰声辘辘，胸略闷，舌脉同上。上方去白芷，加陈皮、射干、薤白各 10g，茯苓、炒白术各 12g，4 剂。10 月 15 日五诊：诉痰减，但仍喘，胸略闷。舌脉同上。仍以小青龙汤：麻黄、桂枝、细辛、干姜、白芍、炙甘草各 6g，法半夏、五味子各 5g。3 剂后诸症基本消失，患者要求续服，以防复发，故又处 7 剂善后。追访至今，一切正常。〔陈国权 .《金匮》方验案三则 . 湖北中医杂志 .1995，17（3）：49〕

【辨证思路】

辨主症：《伤寒论》云："伤寒表不解，心下有水气，干呕，发热而咳，或渴，或利，或噎，或小便不利，少腹满，或喘者，小青龙汤主之。"临床上凡遇咳喘嗽，以咳吐泡沫状痰液，色白而稀，量多而爽，兼有风寒表证者，可以考虑使用小青龙汤。本案初诊因有大便稀，使用五苓散合香砂六君子丸，大便正常，但咳喘未大减；再诊改投麻杏石甘汤合六君子丸加味，不动则不喘；三诊投以小青龙汤，颇和经旨，取得咳喘俱减之效。治疗过程，颇值得深思。

辨病机：此案乃为典型的小青龙汤证，外有表寒，故恶冷，头胀，内有寒饮，故咳吐泡沫痰，外寒内饮，肺气不宣，故咳喘，胸闷，痰饮下渗，故大便稀。小青龙汤外解表寒，内化水饮，药证合拍，故收效显著。

四、小青龙加石膏汤

【医案】

张某，男，55 岁，1989 年 2 月 21 日就诊。宿羑咳喘病史近 20 年，复发 2 月，经用多种抗生素治疗不效而就诊于中医。症见：咳嗽，咽痒，夜间气喘，不能安卧，喉间痰鸣有声，咯大量白色泡沫痰涎，夹黏丝难断，舌边尖红，苔薄白，脉弦滑。证系饮邪伏肺，郁而化热，肺失肃降。治宗仲景小青龙加石膏汤意，化饮清热，温清并用。处方：炙麻黄 5g，桂枝 5g，生石膏 30g（先煎），射干 10g，细辛 3g，干姜 3g，五味子 6g，紫菀 10g，佛耳草 12g。5 剂。2 月 27 日复诊时述：服首剂药后，当晚咳嗽减轻，咯痰亦少。服完 5 剂，咳嗽、咯痰等症均已消失，唯稍劳仍有气喘。此乃饮热得以清化，久病肺肾亏虚难复，故转方补肺纳肾，从本图治收功。〔韩树人 . 运用经方治疗咳喘验案 4 则 . 中国农村医学，1992（12）：42-43〕

【辨证思路】

辨主症：《金匮要略》云："肺胀，咳而上气，烦躁而喘，脉浮者，心下有水气，小青龙加石膏汤主之。"以方测证，小青龙加石膏汤证可以治疗在小青龙汤证的基础上出现了化热表现的病证，原文提到烦躁，案中则无烦躁而有舌边尖红，故而合乎仲景原文。

辨病机：本案主症见咳嗽，咽痒，夜间气喘，不能安卧，喉间痰鸣有声，咯大量白色泡沫痰涎，夹黏丝难断乃饮阻于肺，肺失宣肃，饮邪郁久化热，故舌边尖红，苔薄白，脉弦。其病机为饮热阻肺，肺失宣肃；以化饮清热、宣肃肺气立法，小青龙加石膏汤取效。

五、麻黄杏仁甘草石膏汤

【医案】

殷某，女，9岁，1990年8月21日初诊。患儿5天前因受凉后发热畏寒，头痛，咳嗽，全身骨节酸痛，体温38.6℃。曾在某医院就诊，用青霉素、复方氨基比林治疗，体温不降，反而升至39.5℃。诊时症见：高热，皮肤灼手，颜面潮红，气喘鼻煽，咳嗽少痰，烦躁不安，口渴欲饮，咽痛头痛，无汗，微畏寒，大便4日未解，纳呆，舌边尖红，苔薄微黄，两脉浮数。血常规示白细胞总数 4.5×10^9/L，中性粒细胞50%，淋巴细胞40%。胸部X线示：两肺纹理增粗。辨证：风热壅肺，肺失宣降，腑气不通。治则：辛凉宣肺，清热通腑。方药：生麻黄9g，杏仁9g，生石膏50g（先煎），生甘草6g，大青叶15g，薄荷9g（后下），金银花15g，连翘10g，僵蚕9g，桔梗6g，炙枇杷叶9g，生大黄8g（后下），水煎服4剂，每日服两剂，每6小时服1剂。服两剂后，解出黑色硬便半痰盂，随之热渐退。继服两剂，高热退尽，诸症消失。后改用养阴清肺，化痰和胃，调理收功。〔杨光辉.经方实验三则.中医临床与保健，1992，4（3）：45-46〕

【辨证思路】

辨主症：《伤寒论》云："发汗后，不可更行桂枝汤。汗出而喘，无大热者，可与麻黄杏仁甘草石膏汤。""下后，不可更行桂枝汤，汗出而喘，无大热者，可与麻黄杏子甘草石膏汤。"麻杏甘石汤证以高热、气喘为主要症状，本案二者俱备。至于有汗无汗，临床上有汗则病偏于里，可加强清里之力；无汗则病偏于表，可重用透表之品。

辨病机：本案主症见咽痛头痛，无汗，微畏寒，乃外受风寒，表邪仍在；高热，皮肤灼手，颜面潮红，气喘鼻煽，咳嗽少痰，烦躁不安，口渴欲饮，舌边尖红，苔薄微黄，两脉浮数，乃表邪化热，热壅于肺；肺合大肠，邪热壅肺，大肠通降失职，故大便4日未解，纳呆。本案病机为表邪未解，邪热壅肺，肺失宣肃，故以清热宣肺、降气平喘、佐以解表立法，以麻黄杏仁甘草石膏汤加味取效。

六、麻黄连轺赤小豆汤

【医案】

饶某，男，33 岁，农民，1987 年 5 月 21 日初诊。目黄、尿黄、皮肤黄染已有 2 个月余。服茵陈栀子大黄类数十剂，疗效不显，黄疸加深。症见身裹毛衣，全身黄染，色鲜明，食欲减退，恶心呕吐，口不渴，喜热饮，肠鸣便溏，小便短少，色如浓茶，舌淡，苔白润，脉浮滑。肝功能检查：谷丙转氨酶 100U/L。诊断：急性黄疸型肝炎。证属湿热内蕴，兼有表邪（湿重于热）。处方：生麻黄 10g，连翘 15g，杏仁 10g，梓树荚 30g，赤小豆 30g，生姜 15g，大枣 12 枚，炙甘草 6g，茵陈 30g，薏苡仁 30g，猪苓 30g。20 剂。二诊：恶寒已除，黄疸退净，饮食增加，肝功能复查：谷丙转氨酶 50100U/L。又以茵陈五苓散加减调治月余，追访至今未见异常。〔陈建军.陈茂梧老中医运用经方验案举隅.国医论坛，1997，12（6）：10-11〕

【辨证思路】

辨主症：《伤寒论》云："伤寒瘀热在里，身必黄，麻黄连轺赤小豆汤主之。"条文叙述比较简略，以方测证，麻黄连轺赤小豆汤在湿热发黄的基础上，兼有恶寒等临床表现。本案患者于 5 月 21 日初诊，症见：身裹毛衣，全身黄染，色鲜明，食欲减退，恶心呕吐，口不渴，喜热饮，肠鸣便溏，小便短少，色如浓茶，舌淡，苔白润，脉浮滑；与麻黄连轺赤小豆汤主症相符。

辨病机：本案湿热内蕴，影响肝胆疏泄之职，胆汁外溢，故全身黄染，色鲜明，小便短少，色如浓茶；湿热阻滞脾胃气机，故食欲减退，恶心呕吐，肠鸣便溏；表寒外束，故五月下旬仍身裹毛衣。本案病机为湿热内蕴，风寒外束，故以清热利湿、解表散邪立法，麻黄连轺赤小豆汤取效。

七、麻黄细辛附子汤

【医案】

任某，男，71 岁，退休工人。1982 年春，感冒流行，任某亦罹斯疾，头胀头痛，鼻流清涕，背部恶寒，发热不高，周身甚感不适。先后服过复方阿司匹林片、酚氨咖敏颗粒和中成药感冒冲剂等，历时 1 个多月，病情未见好转，仍时流清水鼻涕，形寒畏冷，精神不振，面容憔悴，言语无力，一派虚弱症状。由于阳虚无力抗邪，发热不高，体温一般为 37.1 ～ 37.2℃，患者要求给予中药治疗。根据病证表现，确诊为感冒无疑，但为何用过这么多中西药品而病情未见好转，经中医四诊，患者头痛、鼻流清涕、形寒畏冷，是感冒的表现，但精神不振、肢冷、发热不高、脉象沉微、舌苔薄白，此乃年老阳衰无力与邪气抗争的表现，并非没有表证。脉证相参，诊为阳虚感冒之重证。处方用：净麻黄 9g，淡附子 9g，北细辛 3g。嘱先服 3 剂，以观疗效。患者第 3 天来说："药后汗出热退，现在头不痛，鼻不塞，怕冷也没有了。吃了两剂中药，竟把我 1 个多月的感冒治好了，效果如此之好，完全出我的意料！"〔陈学勤．应用麻黄细辛附子汤体会．山东中医杂志．1986（3）：18〕

【辨证思路】

辨主症：本案主症可分为两组：其一，头痛，鼻流清涕，形寒畏冷，舌苔薄白；其二，感冒迁延 1 月余，精神不振，肢冷，发热不高，脉象沉微。麻黄细辛附子汤证的主症要素悉具，与《伤寒论》"少阴病，始得之，反发热，脉沉者，麻黄细辛附子汤主之"契合。

辨病机：本案主症头痛，鼻流清涕，形寒畏冷，舌苔薄白，乃太阳表证之象；精神不振，肢冷，发热不高，脉象沉微，乃少阴阳虚所致；其病机是典型的少阴阳虚兼表证。用麻黄细辛附子汤温阳解表，使迁延 1 月余之感冒得药而愈。

八、麻黄附子甘草汤

【医案】

张姓男，1975 年 4 月诊。感冒已 1 周余，仍恶寒发热，全身酸痛，鼻塞声重，舌淡苔薄白润，脉沉细两尺尤弱，且平素易患感冒。已按气虚外感风寒论治，服玉屏风散、参苏饮等方加减无效。遂再审其症，呵欠频频，精神萎靡，面色灰白不华，手足不温，显系少阴阳虚之象，与"少阴病……反发热，脉沉者"病机相符，虽病经时日，无下利清谷，四肢厥逆等里阳虚见症，则与"少阴病，得之二三日，麻黄附子甘草汤微发汗。以二三日无里证"更相吻合。故处方用：麻黄 4.5g，熟附片 6g（先煎），炙甘草 9g。次日复诊，云诸症若失。改投玉屏风散加熟附片、炙甘草甘温益气助阳以善后。〔肖德发．麻黄附子甘草汤治太少两感证的体会．江西中医药，1980（4）：27-28〕

【辨证思路】

辨主症：本案患者感冒 1 周有余，主症所见：其一，恶寒发热，全身酸痛，鼻塞声重，舌淡苔薄白润；其二，呵欠频频，精神萎靡，面色灰白不华，手足不温，脉沉细两尺尤弱，且平素易患感冒。正合《伤寒论》"少阴病，得之二三日，麻黄附子甘草汤微发汗。以二三日无证，故微发汗也"。

辨病机：本案主症见恶寒发热，全身酸痛，鼻塞声重，舌淡苔薄白润，乃太阳表证；平素易患感冒，呵欠频频，精神萎靡，面色灰白不华，手足不温，脉沉细两尺尤弱，乃少阴阳虚，总的病机为少阴阳虚不甚而兼表证，以麻黄附子甘草汤温经与发表同施，方证合拍，疗效显著。值得一提的是，麻黄细辛附子汤用于"始得之"，麻黄附子甘草汤用于"得之二三日以上",不可绝对视之。一般认为,病重而势急可选麻黄细辛附子汤;病轻而势缓,可选麻黄附子甘草汤。临证之时,医者可择机而用。

九、麻黄升麻汤

【医案】

叶某,女,50岁,1999年10月初诊。左侧牙龈肿痛20天,波及面颊及下颌疼痛,口干咽燥,迭进清热泻火解毒之剂,痛势未减,反见腹痛泄泻,不思饮食,畏寒肢冷,舌质略红,舌苔薄白,脉沉。笔者认为,病初为阳明热证,但屡用寒凉伤及太阴,导致上有牙龈肿痛的实热证,下有肢冷泄泻的虚寒证,与厥阴误下变证殊途同归,予麻黄升麻汤:麻黄12g(先煎去沫),升麻、桂枝、石膏、干姜各10g,白芍、茯苓各15g,白术、当归、知母、黄芩、葳蕤、天冬、炙甘草各6g,水煎温服,5剂后诸症皆瘥。〔蔡丽慧,刘红,葛风琴.麻黄升麻汤验案举隅.陕西中医,2002(1):76-77〕

【辨证思路】

辨主症:本案主症一则左侧牙龈肿痛20天,波及面颊及下颌疼痛,口干咽燥;二则迭进清热泻火解毒之剂,痛势未减;三则诊时又见腹痛泄泻,不思饮食,畏寒肢冷,舌质略红,舌苔薄白。具备了《伤寒论》"伤寒六七日,大下后,寸脉沉而迟,手足厥逆,下部脉不至,喉咽不利,唾脓血,泄利不止者,为难治,麻黄升麻汤主之"所述的证候要素。

辨病机:本案主症见左侧牙龈肿痛20天,波及面颊及下颌疼痛,口干咽燥,乃肺胃有热、阴液受伤(上热)之象;腹痛泄泻,不思饮食,畏寒肢冷,舌质略红,舌苔薄白,乃脾肾有寒之象(下寒);迭进清热泻火解毒之剂,痛势未减,说明已经有造成阳气内郁,热邪冰伏之机。本案病机为热邪内郁,肺胃热而脾肾寒,故以麻黄升麻汤发越郁热,清肺胃而温脾肾取效。

十、麻黄加术汤

【医案】

陈某,男,46岁,1972年11月6日初诊。既往有"类风湿关节炎",因劳动汗出遇雨,感受寒湿,四肢关节疼痛,发热恶寒,头痛,无汗,舌苔薄白,脉象弦紧。此为寒束肌肤,湿留肌腠所致。中医诊断:湿痹。宜解表散寒,发汗除湿,拟麻黄加术汤加减治之。处方:炙麻黄5g,炒杏仁10g,桂枝10g,白术15g,甘草5g,服完3剂,寒热已除,头身痛止,后又在原方的基础上加丹参15g,牛膝10g,枸杞子15g,再服15剂以治痼疾。〔孙秉桓.用经方治痹证.河北中医,1986(6):45-46〕

【辨证思路】

辨主症：患者于 11 月因劳动汗出遇雨，感受寒湿而起，主症为四肢关节疼痛，发热恶寒，头痛，无汗，舌苔薄白，脉象弦紧。正合《金匮要略》"湿家身疼痛，可与麻黄加术汤发其汗为宜，慎不可以火灸之"。

辨病机：本案因感受寒湿而起，寒湿郁阻于肌表，故发热恶寒，头痛，无汗，舌苔薄白，脉象弦紧；寒湿阻滞，营卫运行不利，故四肢关节疼痛。本案病机为寒湿郁阻于肌表，营卫运行不利，故以发汗解表、除湿散寒立法，用麻黄加术汤加味取效。

十一、麻黄杏仁薏苡甘草汤

【医案】

患者，女，42 岁，1999 年 4 月 12 日初诊，有风湿性关节炎病史 10 余年，5 天前因汗出受凉，遂周身关节疼痛，曾服阿司匹林等药，效果欠佳。症见周身酸痛，眼睑及双下肢轻度浮肿，双踝关节肿甚，自觉发热，午后尤甚，心烦易怒，舌质淡红，苔白腻，脉滑略数。诊断为痹证，证属风湿阻络，且有郁热之势。处方：麻黄 10g，杏仁 15g，生薏苡仁 60g，甘草 10g，防己 30g，苍术 15g，茯苓 30g，木瓜 15g，威灵仙 15g。3 剂，水煎服。嘱服药后汗出避风。复诊，服药后关节肿痛明显减轻，以上方加鸡血藤 30g。15 剂后症状消失。〔刘杰祥，孙玉信．麻黄杏仁薏苡甘草汤应用体会．中医研究，2005，18（11）：46-47〕

【辨证思路】

辨主症：本案主症为周身酸痛，眼睑及双下肢轻度浮肿，双踝关节肿甚，自觉发热，午后尤甚，心烦易怒，舌质淡红，苔白腻，脉滑略数。正合《金匮要略》所说："病者一身尽疼，发热，日晡所剧者，名风湿。此病伤于汗出当风，或久伤取冷所致也。可与麻黄杏仁薏苡甘草汤。"

辨病机：本案因风湿相搏，滞留于肌表，故见周身酸痛，眼睑及双下肢轻度浮肿，双踝关节肿甚；风与湿合，易于化热，故见发热，午后尤甚，心烦易怒；舌质淡红，苔白腻，脉滑略数，为湿郁化热之象。本案病机为风湿阻络，郁而化热，故以发表解热、除湿蠲痹立法，麻黄杏仁薏苡甘草汤加味取效。

十二、越婢加术汤

【医案】

王某，女，24 岁，1969 年 7 月 25 日初诊。平素月经不调，半年来又兼脾虚带下。患者 4 天前因气候炎热，贪凉露宿，次日晨起即恶寒发热，头痛，目窠微肿，身体困重，至 23 日又增咳嗽微喘，小便不畅，面目浮肿；24 日浮肿渐及全身，即住院治疗。尿检：尿蛋白（+++），红细胞（+++），颗粒管型（++）。查体温 38.6℃，血压 135/90mmHg。诊为急性肾小球肾炎，特邀中医诊治。诊见全身浮肿，以面目及上肢浮肿较甚，按之凹陷不起，下肢浮肿较微，脘腹胀闷，身热不甚，恶寒较重，头痛身重，微汗不透，口渴，小便短黄，舌红苔白，脉浮紧，两寸兼滑数。此为风水实证，乃风邪束表，肺气不宣，风水相搏，泛滥横溢。治宜发越阳气，解表清热，宣肺散水。方用越婢加术汤加味：麻黄 10g，生石膏 30g，甘草 6g，鲜生姜 10g，大枣 6 枚（去核），生白术 30g，炒杏仁 10g，冬瓜仁 30g，鲜白茅根 60g。两剂，每日 1 剂，水煎服。二诊：药后汗出，寒热皆除，头痛身重均减，咳喘渐平，肿势消退大半，脘腹渐畅，小便增多，舌如故，脉渐和，继以原方 3 剂。三诊：浮肿尽退，小便清利，诸症悉除。因尚有白带，续以《金匮要略》当归芍药散改为汤剂，以养血调肝，健脾除湿。〔柴瑞霭，柴瑞霁.柴浩然运用经方治风水验案 3 则.山西中医，1993，2（3）：2-3〕

【辨证思路】

辨主症：本案因贪凉露宿而起，主症为全身浮肿，以面目及上肢浮肿较甚，按之凹陷不起，下肢浮肿较微，脘腹胀闷，小便短黄，正合《金匮要略》所说："里水者，一身面目黄肿，其脉沉，小便不利，故令病水。假如小便自利，此亡津液，故令渴也，越婢加术汤主之。""里水，越婢加术汤主之，甘草麻黄汤亦主之。"

辨病机：本案患者素有湿邪内停之带下，盛夏露宿，感受风邪。表邪闭郁，故脉浮紧，肺气不宣，肃降失司，不能通调水道，下输膀胱，以致风水相搏，形成水肿；水湿郁而化热，故小便短黄，舌红苔白。本病病机乃表邪闭郁，肺气不宣，水湿内停，郁而化热，故以发越阳气、解表清热、宣肺散水立法，方用越婢加术汤而取效。

《金匮要略》引《备急千金要方》越婢加术汤："治肉极，热则身体津脱，腠理开，汗大泄，厉风气，下焦脚弱。"似乎本证应有"汗大泄"，水热外蒸，可以大汗；水热郁滞，表气不通，亦可微汗或无汗。在乎临证者掌握。

十三、越婢汤

【医案】

患者，女，20 岁。发病 3 天，一身悉肿，溲短黄，汗出恶风，胸闷，口渴，舌红苔白，脉浮缓。血压：160/110mmHg。尿常规：尿蛋白（++），红细胞 10 ~ 15，白细胞 1 ~ 4。西医诊为急性肾小球肾炎。治拟疏风清热、宣肺利水为法，方用越婢汤加味：麻黄 15g，石膏 30g，生姜 7.5g，甘草 5g，大枣 15 枚，坤草 30g，桑白皮 15g，车前子 30g，白茅根 30g。两周后浮肿消失，血压 120/70mmHg。法易滋阴补肾，健脾利湿，四周后尿常规正常出院。〔张文铠.仲景方药在治疗水肿病中的运用.国医论坛，1986（4）：20-21〕

【辨证思路】

辨主症：本案发病 3 天，一身悉肿，溲短黄，汗出恶风，属于"风水"范畴。正合《金匮要略》所说："风水恶风，一身悉肿，脉浮不渴，续自汗出，无大热，越婢汤主之。"

辨病机：本案患者外感风热，犯于肺卫，肺气不利，故汗出恶风，胸闷，口渴；肺为水之上源，宣肃失司，水道不利，故溲短黄，一身悉肿。属风水（风热犯肺型），其病机乃风热犯肺，肺气不利，水道受阻，故以疏风清热、宣肺利水立法，用越婢汤加味取效。

十四、越婢加半夏汤

【医案】

赵某，女，35 岁，1999 年 10 月 5 日初诊。自述患支气管哮喘已 5 年，每年秋冬季节均发作，对多种物质过敏，曾到多家医院治疗，但仍反复发作，且症状逐渐加重，而请求中医调治。来诊见喘促，喉口痰鸣，声若曳锯，张口抬肩，不能平卧，痰色黄而黏浓稠，呛咳不利，胸闷，烦躁不安，面赤，口渴，舌红，苔黄，脉滑数。查体：口唇发绀，端坐呼吸，双肺满布哮鸣音，肺底可闻及水泡音，心律整，心率 104 次 / 分钟。中医辨证为外邪引动宿痰，窒塞关隘，肺失清肃，痰火壅盛所致。此为实证热哮，宜宣肺清热，涤痰利气，予越婢加半夏汤加减：麻黄 10g，石膏 30g，制半夏 10g，川贝母 15g，栝楼壳 20g，桔梗 10g，鱼腥草 30g，连翘 15g，桑白皮 15g，杏仁 10g，黄芩 10g，茯苓 20g。每日 1 剂。3 剂后再诊，仍喘促、喉口痰鸣，听诊双肺满布哮鸣音，于原方中加僵蚕 10g，地龙 6g，蝉蜕 5g。3 剂后哮喘症状基本控制。又服 10 剂，诸症消失。〔毕志红，壬川. 搜风解痉药治疗支气管哮喘验案. 中国中医急诊，2003，12（2）：148〕

【辨证思路】

辨主症：本案患者素有哮喘，来诊时症见喘促，喉中痰鸣，声若曳锯，张口抬肩，不能平卧，痰色黄而黏浓稠、呛咳不利，胸闷，烦躁不安。正合《金匮要略》所说："咳而上气，此为肺胀，其人喘，目如脱状，脉浮大者，越婢加半夏汤主之。"

辨病机：本案患者素有哮喘，可证久有痰饮宿根内伏，肺病已久，卫外失固，复感于邪，内外合邪，壅塞于肺，肺气不利，故而表现为喘促，喉中痰鸣，呛咳不利，声若曳锯，张口抬肩，不能平卧，胸闷，烦躁不安；饮郁而化热，热重于饮，故痰色黄而黏浓稠，面赤，口渴，舌红，苔黄，脉滑数。其病机为内外合邪，痰热壅滞，肺气不利，故以解表宣肺利气、清热涤痰平喘为法，用越婢加半夏汤加减取效。

十五、甘草麻黄汤

【医案】

王某，男，3岁，1983年10月7日由儿童医院转来本院，患儿1周前出现发热，咽痛，经治热退，因汗出过多，其母用凉毛巾揩之，次日下午患儿脸部、睑部浮肿，到某医院确诊为急性肾小球肾炎。用西药效微，转本院中医诊治。症见睑部如卧蚕，全身浮肿，头面、下肢尤甚，睾丸肿如小杯，尿二日来几闭，不欲饮食，呼吸作喘，证属《金匮要略》所云"气强则为水""风气相击"。处方：麻黄15g，甘草15g。水煎，频频少喂，患儿家长每隔10几分钟喂一汤匙，半剂尽，尿道口淋滴尿液，半小时后第一次排尿（300mL），又隔45分钟，第二次排尿（700mL），此时喘促减，余嘱尽剂，夜间服5～6次，次日清晨，其肿大消，身渍渍汗出，改培土利湿剂善后，以"启上闸而开下流"，气行则水去矣。〔顾兆农.提壶揭盖法治疗风水、关格.中医药研究杂志.1984（1）：22〕

【辨证思路】

辨主症：本案服药汗出，以凉毛巾揩之，先出现脸、睑部浮肿，诊时主症睑部如卧蚕，全身浮肿，头面、下肢尤甚，睾丸肿如小杯，尿二日来几闭，正合《金匮要略》所说："里水者，一身面目黄肿，其脉沉，小便不利，故令病水。假如小便自利，此亡津液，故令渴也，越婢加术汤主之。""里水，越婢加术汤主之，甘草麻黄汤亦主之。"

辨病机：本案患者感受风热，服药汗大出而以凉毛巾揩之，汗为凉遏，而形成风寒外闭，肺气不利，肃降失司，不能通调水道，下输膀胱之里水证，故以解表散寒、宣肺利水为法，以甘草麻黄汤取效。本方证无化热之象，是与越婢加术汤不同之处。

十六、麻黄附子汤

【医案】

覃某，女，50多岁。因全身浮肿，来院医治。患者于入院前3个月，初起眼睑浮肿，继即全身肿胀，按之有凹陷，体重由40余千克增至70余千克，行动困难，食欲不振，大便软，小便少。素无心悸气促及两脚浮肿史。脉之沉小，初拟五苓散、济生肾气丸之类，连服多剂，毫无作用。筹思再三，患者先从颜面肿起，正符合《金匮要略》所谓"腰以上肿宜发汗"之旨，同时忆及吴鞠通肿胀一案（编者注：吴案用方为麻黄去节2两，熟附子1两6钱，炙甘草1两2钱，是取《金匮要略》麻黄附子汤意，与《伤寒论》麻黄附子甘草汤不同），因仿其法，用麻黄附子甘草汤，连服3剂，汗出至腿以下，顿觉全身舒适，但肿消失不著。继用五苓散及济生肾气丸多剂，功效大著，关门大开，小便清长，日夜十余次。两周后，全身水肿消失，体重减至 40 余千克，恢复原来体重，患者愉快出院。（湖南省中医研究所整理 . 湖南中医医案选辑·第一集 . 长沙：湖南人民出版社，1960）

【辨证思路】

辨主症：本案初起眼睑浮肿，继即全身肿胀，按之有凹陷，体重由 40 余千克增至 70 余千克，行动困难，食欲不振，大便软，小便少，脉沉小。正合《金匮要略》所说："水之为病，其脉沉小，属少阴；浮者为风。无水虚胀者，为气水，发其汗即已。脉沉者宜麻黄附子汤，浮者宜杏子汤。"亦符合《金匮要略》所谓"腰以上肿宜发汗"之旨。

辨病机：本案患者水肿由眼睑而及全身，以五苓散、济生肾气丸无效，可推其病变于表，涉于上；脉沉小，乃肾阳虚之象。其病机为表邪闭郁，肾阳不足，水气内停，故以解表达邪、温阳利水为法，以麻黄附子汤取效。

十七、文蛤汤

【医案】

李某，男，46 岁，司机。1980 年 3 月 5 日就诊。患者患糖尿病 3 年余，口干欲饮，饥而欲食，小便频，量多而清长，有时混浊，面色黧黑，耳轮中部干瘪，全身倦懒无力，消瘦，舌红苔少，脉细数。实验室检查：空腹血糖 15mmol/L，尿糖（+++），醋酮（+），此属肾阴亏虚，肾气不固，治以滋阴固肾，清热生津，方拟文蛤汤加减：文蛤 20g，生石膏 60g，麻黄 3g，熟地黄 20g，山茱萸 15g，山药 20g，菟丝子 10g，龟甲 30g。上方连服 20 剂，多饮多尿症状基本消失，体重增加 650g，面色较前明润，耳轮干瘪好转，舌偏红，苔薄白，脉偏弱。实验室检查：空腹血糖 7.2mmol/L，尿糖（+），尿酮（−）。以上方加太子参 20g，白术 20g，黄芪 15g。连服 30 剂，诸症皆消失。复查空腹血糖 5mmol/L，尿糖（−）。至今尚好。〔金学仁 . 文蛤汤加减治疗糖尿病 . 河南中医，1982（2）：34〕

【辨证思路】

辨主症：本案患者口干欲饮，饥而欲食，小便频，量多而清长，有时混浊，面色黧黑，耳轮中部干瘪，全身倦懒无力，消瘦，舌红苔少，脉细数；合乎《金匮要略》所说："吐后，渴欲得水而贪饮者，文蛤汤主之。"

辨病机：本案患者口干欲饮，饥而欲食，面色黧黑，是津液不足，阴虚燥热之象；耳轮中部干瘪，全身倦懒无力，消瘦，舌红苔少，脉细数乃肾精亏损之证。其病机为津液不足，损及肾精，内生虚热。故以滋阴固肾，清热宣肺生津，方拟文蛤汤加减取效。值得一提的是，《金匮要略》原文云文蛤汤"兼主微风，脉紧，头痛"，似乎说明文蛤汤应有表证，案中所述并无表证之象，仍用麻黄，是取其宣发肺气，使津液能输布全身。

十八、射干麻黄汤

【医案】

杨某，男，42 岁，供销社职员，初诊于 1980 年 12 月 10 日。患者素有慢性支气管炎病史 10 余年，每到冬季因咳喘气急而影响工作。半月前因风寒感冒而触发宿疾，自诉寒热虽去，但咳吐大量清稀泡沫痰涎，胸闷气急，甚则难以平卧，喉间痰鸣似笛，两肺可闻散在干湿罗音。曾用抗生素、镇咳祛痰药而收效不著，形寒面白，手足不温，舌淡苔白而滑，六脉沉弦。证属寒饮咳喘，治宜温肺化饮，止咳平喘，拟射干麻黄汤化裁：射干 10g，麻黄 6g，紫菀 9g，炙款冬花 10g，半夏 10g，细辛 5g，茯苓 10g，杏仁9g，生姜 3 片为引，日 1 剂，连进 4 剂后，自诉诸症悉减，气息较前平稳，卧睡自如，唯食欲欠佳，苔白依然，原方加莱菔子 12g，神曲 15g，继服 5 剂，痰消喘止，食量大增，苔转薄白，恢复工作。〔商银祥 . 射干麻黄汤的运用体会 . 河北中医，1981（3）：41〕

【辨证思路】

辨主症： 本案素有慢性支气管炎，外感风寒引发宿疾，今寒热去而咳吐大量清稀泡沫痰涎，胸闷气急，甚则难以平卧，喉间痰鸣似笛；合乎《金匮要略》"咳而上气，喉中水鸣声，射干麻黄汤主之"。

辨病机： 本案素有慢性支气管炎，外感风寒引发，是外寒内饮之证；今寒热去而咳吐大量清稀泡沫痰涎，胸闷气急，甚则难以平卧，喉间痰鸣似笛，是内饮较重之象；形寒面白，手足不温，乃外寒并未全除之证；舌淡苔白而滑，六脉沉弦，是外寒内饮的表现。其病机为外寒内饮，饮重于寒，肺气壅塞不利，故以温肺化饮、止咳平喘为法，方拟射干麻黄汤化裁取效。

十九、厚朴麻黄汤

【医案】

潘某，男性，74 岁，1964 年 11 月 7 日入院。咳喘反复发作已 10 余年，每次因感冒后诱发喘息，先后入院 4 次，症见喘咳不能平卧，张口抬肩，咳嗽痰多，吐黄色稠痰。检查：体温 38.3℃，呈半卧位，两肺闻及干性啰音，肺底部有小水泡音，肺线位于第 6 肋间，呈桶状胸，胸部 X 片显示右肺上叶炎症，血常规：白细胞 11.7×10^9/L，中性粒细胞 78%，淋巴细胞 18%，嗜酸性粒细胞 4%，考虑为老年性肺气肿合并支气管感染。症见：脉细数，舌质暗，苔薄微黄，乃肺经蕴热，邪热与痰浊互结，加之平素肾气不足，以致肺肾同病，先拟清热泻肺，止咳平喘，厚朴麻黄汤加减：厚朴 12g，半夏24g，麻黄 6g，杏仁 18g，生石膏 45g，黄芩 20g，生姜 9g，细辛 6g，五味子 6g，橘红

15g，荆芥穗 15g，茯苓 9g，芦根 30g。服首剂药后，咳喘即减轻，每日分 4 次服。连服 7 剂后，咳喘基本消失，患者能平卧，夜能入睡，脉弦细，两尺无力，乃肺肾两虚之证，以肺肾同治之法善后治疗。〔张问渠．赵锡武老中医治疗咳喘的临床经验．新中医，1980（3）：11-13〕

【辨证思路】

辨主症：本案素有咳喘，因感冒复发，主症喘咳不能平卧，张口抬肩，咳嗽痰多，吐黄色稠痰。正合《金匮要略》所说："咳而脉浮，厚朴麻黄汤主之。"

辨病机：本案主症见素有寒饮，因外感而发，外寒内饮，肺气不利，故而喘咳不能平卧，张口抬肩，咳嗽痰多；寒饮郁而化热，故吐黄色稠痰，苔薄微黄，其病机乃外寒内饮，郁而化热，肺气不利；治以宣肺清热泻满、化饮止咳平喘之法，方用厚朴麻黄汤取效。本患者兼有有肺肾两虚之证，医者先以厚朴麻黄汤治其标，后兼顾其本，可供临证参考。

二十、续命汤

【医案】

雷某，男，18 岁，四川峨眉县符溪木器社工人。以四肢麻木、瘫痪 12 天，伴呼吸困难为主诉就医。患者于入院前 12 天早晨起床时，突然颈椎发响，旋觉右上下肢麻木，活动障碍。1 ～ 2 小时后，全身麻木，并气紧、心悸、呼吸困难、尿闭。即送当地公社医院治疗两日无效，又转送峨眉县医院抢救，经抗感染及对症治疗仍无效，于 1965 年 8 月 2 日转来我院。经西医诊为"急性脊髓炎""上行性麻痹"，收住内科病房。当时患者除上下肢麻木、不完全瘫痪外，最急迫的症状是呼吸、吞咽十分困难。除给予抗感染、输液及维生素等治疗外，并不断注射盐酸洛贝林注射液、樟脑水合氯醛酊和吸氧进行抢救，同时指派特别护理，管喂全流饮食，发出病危通知。然自入院以来，虽竭尽全力救治，患者仍反复出现阵发性呼吸困难，呈吞咽式呼吸，有气息将停之象，时而瞳孔反射消失，昏昏似睡，呼之不应；全身深浅反射均缺失。上述证候一日数发，如是者六日，救治罔效，危象毕露，西医断其难以救治，多次叮咛家属"命在旦夕"。家属亦再三电告家乡准备后事。为聊遂家属要求，以尽人事，乃于 8 月 9 日上午勉邀中医会诊。初诊（8 月 9 日）：神志清晰，语言无障碍，唯觉咽喉及胸部有紧束感，呼吸、吞咽十分困难，全身麻木，左上肢不遂，咽干，舌红苔黄薄，脉洪弦而数。诊为风痹，治以《古今录验》续命汤配合针刺：①《古今录验》续命汤。干姜 3g，生石膏 12g，当归 9g，潞党参 12g，桂枝 4.5g，甘草 3g，麻黄绒 6g，川芎 3g，杏仁 6g。②针刺取穴。风府、大椎、肺俞、内关，留针 15 分钟。二诊（8 月 10 日）：服上方 1 剂，危急之象顿除，且左上肢已能活动，全身麻木减轻，呼吸、吞咽已不甚困难。家属与患者喜不自禁，遂守方再服 1 剂，服药后患者左上肢已较灵活，左手能握物，全身麻木消失，呼吸、吞咽通畅，能食干饼，唯胸部尚有紧束感。从此再未出现往日危候，续以原方随症加减，又连服 4 剂，诸症若失，继以调理气血为法收功。患者于 8 月 23 日痊愈出院。〔江尔逊.古今录验续命汤治疗风痱之研讨——从抢救一例风痱危证谈起.中医药学报.1984（4）：38-41〕

【辨证思路】

辨主症：本案主症咽喉及胸部有紧束感，呼吸、吞咽十分困难，全身麻木，左上肢不遂，咽干，舌红苔黄薄，脉洪弦而数。正合《金匮要略》所说："《古今录验》续命汤治中风痱，身体不能自收持，口不能言，冒昧不知痛处，或拘急不得转侧。"

辨病机：《灵枢·热病》云："痱之为病也，身无痛者，四肢不收，智乱不甚，其言微知，可治，甚则不能言，不可治也。"《古今录验》续命汤所治之证与《灵枢》所论相合。患者气血虚衰，风邪入中，一则窒塞清窍，发为咽喉及胸部有紧束感，呼吸、吞咽十分困难；二则痹阻经络，发为全身麻木，左上肢不遂。其病机为气血虚衰，风邪入中，清窍窒塞，痹阻经络。故以益气和血、祛散风寒、宣窍通络为法，以《古今录验》续命汤取效。

二十一、麻黄醇酒汤

【医案】

扬州吴世德，患胸腹作滞，小溲黄涩，目睛黄甚，恶风鼻塞，饮食作恶。暑月，江诊左脉沉小而缓，右颇大而弦，脾部带滑，乃食伤太阴，为食疸症也。兼风寒外袭，宜疏利消导。以防风，苍术，茵陈，苏叶，陈皮，茯苓，猪苓，泽泻，枳实，姜，葱，煎服，夜来小溲颇长，早因惊悸，出汗一时许，乃用五苓去桂，加滑石、茵陈，合平胃散，四服，胸膈宽，小溲色渐淡而长，面目皮肤黄渐退，临卧，喉口作干，大便燥，口臭。前方减厚朴、苍术，加白术，数服而愈。（明·江瓘.名医类案.北京：中国中医药出版社，1996）

【辨证思路】

辨主症：《金匮要略》曰："《千金》麻黄醇酒汤治黄疸。麻黄三两，右一味，以美清酒五升，煮取二升半，顿服尽。冬月用酒，春月用水煮之。"考诸《备急千金要方·卷十》，文曰："治伤寒热出表，发黄疸。麻黄醇酒汤：麻黄三两，以醇酒五升，煮取一升半，尽服之，温覆汗出即愈；冬月寒时，用清酒，春月用水煮之。"述证仅提示"伤寒热出表，发黄疸"。黄疸兼表宜汗者，《伤寒论》有麻黄连轺赤小豆汤，可资参考使用。麻黄醇酒汤中麻黄三两，冬月用酒，春月用水煮药，属辛温峻猛的汗剂，临床实际应用较少。黄疸兼表而寒者，可作为临床参考。上述案例"胸腹作滞，小溲黄涩，目睛黄甚，恶风鼻塞，饮食作恶"与此相合。

辨病机：本病例患者内有寒湿兼食伤太阴，故胸腹作滞，饮食作恶；外有风寒郁表，故恶风鼻塞；水湿郁阻，故小溲黄涩；水湿内郁而发黄，故目睛黄甚。其病机为水湿内阻，食伤太阴，风寒外束。治以外则辛温散寒而透表，内则疏利水湿而消滞之法。借用麻黄醇酒汤意而不用其方，构思巧妙，故能取得疗效。

二十二、千金三黄汤

【医案】

某男，52岁，患脑血管意外已半年之久。左侧半身不全瘫，手足时时拘挛，并在夜间疼痛较重，经治不愈。于1977年6月12日就诊，血压180/90mmHg，心肺（－），左手指尚能自举活动，走路蹒跚，自觉诸肢节疼痛，尤以患侧为重，其脉浮大，舌质淡暗，舌苔薄白，乃风中经络，湿留肢节，试投千金三黄汤加味：麻黄9g，独活12g，黄芪30g，细辛5g，黄芩9g，秦艽15g，当归15g，赤芍12g，甘草10g。服3剂，疼痛减轻，手足挛急亦有好转，但上肢进展缓慢。又以上方加桂枝、威灵仙、姜黄、羌活，取蠲痹汤之义，连服6剂，疼痛基本消失。后以千金三黄汤合补阳还五汤，共服30余剂，诸症基本恢复正常。（杨百茀，李培生.实用经方集成.北京：人民卫生出版社，1996）

【辨证思路】

辨主症：本案主症左侧半身不全瘫，手足时时拘挛，并在夜间疼痛较重，正合《金匮要略》所说：“《千金》三黄汤治中风手足拘急，百节疼痛，烦热心乱，恶寒，经日不欲饮食。”

辨病机：患者气营不足，风中经络，经络痹阻，故左侧半身不全瘫，手足时时拘挛；感受湿邪，阻滞关节，故手足疼痛，夜间加重。其病机乃气营不足，风中经络，湿阻关节。故以益气养营、祛风除湿通络为法，方用《千金》三黄汤化裁取效。

第三章　葛根汤类方

本章节葛根汤类选择了葛根汤、葛根加半夏汤和葛根黄芩黄连汤 3 个处方的病案。风寒外袭，营阴郁滞之太阳伤寒证兼清气不升，太阳经输不利而项背强几几，或外邪内迫大肠而兼泄泻者，均用葛根汤；太阳伤寒证外邪内迫于胃，胃气上逆而呕吐者，用葛根加半夏汤；表邪较轻，热迫大肠之泄泻，则用葛根黄芩黄连汤。病案或与仲景原文契合，或与仲景原文同中有异，宜细细体会。

一、葛根汤

【医案一】

市人杨姓者，病伤寒，无汗，恶风，项虽屈而强，医者以桂枝麻黄各半汤与之。予曰：非其治也，是谓项强几几，葛根汤证也。三投，濈濈然微汗解，翌日项不强，脉已和矣。（刘景超，李具双等.许叔微医学全书·伤寒九十论.北京：中国中医药出版社，2006）

【辨证思路】

辨主症：本案主症无汗，恶风，项强几几，正合《伤寒论》所说："太阳病，项背强几几，无汗恶风，葛根汤主之。"

辨病机：患者无汗，恶风为太阳伤寒表证，项虽屈而强，乃邪客太阳经脉，经输不利。其病机为太阳伤寒，经输不利。故以发汗解表、升津舒筋为法，方用葛根汤取效。

【医案二】

蔡某，男，12 岁，1961 年 9 月 5 日门诊。患者发热无汗，头痛项强，脘腹疼痛，大便溏泄，脉浮大，舌淡滑。诊为表里合邪，服葛根芩连汤无效。细询病史，患儿初病之日，因劳汗过多，用自来水冲洗头项，后又食生黄瓜。拟用葛根汤原方以解其太阳将入阳明之邪，并用犀黄丸借其中之麝香以消其瓜果之积。处方：葛根 12g，麻黄 6g，白芍 10g，炙甘草 3g，桂枝 10g，生姜 3 片，大枣 3 枚，水煎服。另吞犀黄丸 3g。1 剂后汗出热退，病减大半。再剂去犀黄丸，服后项强腹泻皆愈。〔林世炘.仲景方的临证应用举例.江苏中医杂志.1980（4）：19〕

【辨证思路】

辨主症：本案主症发热无汗，头痛项强，脘腹痛，大便溏泄。正合《伤寒论》所说："太阳与阳明合病者，必自下利，葛根汤主之。"

辨病机：患者用自来水冲头，风寒外袭，发为太阳表证，故而发热无汗，头痛项强；瓜果内积，外邪内迫，内外合邪，涉及阳明胃肠，故而脘腹疼痛，大便溏泄；其病机为风寒犯表，食积内停，内外合邪，涉于阳明胃肠之太阳阳明合病。故以发汗解表、消导积滞、升清止利为法，方用葛根汤加味取效。

二、葛根加半夏汤

【医案】

陈某，男，22岁，1961年6月22日初诊。据述两天前暴食西瓜及酒菜，食后即睡卧乘凉，夜即泄泻水样便，直射而出，一夜间达6次，兼有呕吐。迄今两日，吐泻未止。发热，体温39℃，恶寒，头痛腓痛，项背强急，口渴喜饮，无汗，舌苔薄黄微燥，脉浮数。腹硬满拒按，虽有里证，当先解表。葛根15g，麻黄、芍药、炙甘草、生姜、法半夏各10g，桂枝6g，大枣12枚。1剂。二诊：1961年6月23日。昨日上午服药后，下午3时测体温37.5℃，泄泻亦止。仅感腰部疼痛，其余各症均除。舌苔薄黄，不渴，热退净。前方去法半夏，剂量减半，再服1剂而愈。〔张志民，周庚生.葛根汤三方用法初探.湖北中医杂志.1981（5）：24-25〕

【辨证思路】

辨主症：本案患者呕吐泄泻，发热恶寒，头痛腓痛，项背强急，口渴喜饮，无汗，正合《伤寒论》所说："太阳与阳明合病，不下利，但呕者，葛根加半夏汤主之。"

辨病机：患者暴食西瓜及酒菜，食后乘凉感受风寒，风寒之邪犯于太阳之表，故而发热恶寒，头痛腓痛，项背强急，无汗；外邪内迫阳明胃肠，上逆则呕，下奔则泻；其病机为风寒犯表，迫于阳明胃肠，升降失序。故以发汗解表、升清止利、降逆止呕为法，方用葛根加半夏汤取效。值得一提的是，本案虽有里证表现，但主要矛盾在于表，治疗上重在解表，所谓表解里自和。本证之泄泻似乎与原文"不下利"不符，然呕吐下利皆因表邪内迫、升降失序所致，故以解表散邪、升清降浊为法，方用葛根加半夏汤，呕吐泄泻皆止。

三、葛根黄芩黄连汤

【医案】

袁某，男，28岁。诉左侧眉棱骨疼痛2月余，双目微赤，痛甚时恶心呕吐，伴上唇内溃疡、疼痛，四肢酸软无力，咳嗽，嗽时头部掣痛，脉弦缓，苔白厚，舌红。处以葛根芩连汤为主方加味：葛根、黄连、黄芩、当归、川芎、莱菔子、郁金、片姜黄、土鳖虫、红花各 10g，延胡索 15g，炙甘草 6g。10 剂而愈。〔闻莉，梅国强 . 梅国强活用葛根芩连汤举隅 . 湖北中医杂志 .2006，28（9）：19-20〕

【辨证思路】

辨主症：本案患者左侧眉棱骨疼痛，双目微赤，痛甚时恶心呕吐，伴上唇内溃疡、疼痛，四肢酸软无力，咳嗽，嗽时头部掣痛，脉弦缓，苔白厚，舌红。《伤寒论》云："太阳病，桂枝证，医反下之，利遂不止，脉促者，表未解也，喘而汗出者，葛根黄芩黄连汤主之。"本案并无条文所论之利遂不止、喘而汗出、脉促等证候，然用葛根黄芩黄连汤取得疗效，医者运用之妙，值得回味。

辨病机：患者临床表现与《伤寒论》原文不符，但眉棱骨痛与额颅相近，与阳明经脉相关，目赤，恶心，上唇溃疡疼痛，是阳明胃热上熏之象，其病机乃阳明之热上扰、经脉不利。故证候虽异，而病机则与《伤寒论》原文所述相同，以清热泻火、升清柔筋为法，用葛根黄芩黄连汤取效。

第四章　下瘀血汤类方

本章节下瘀血汤类方选择了抵当汤（抵当丸）、桃核承气汤、下瘀血汤、大黄䗪虫丸、桂枝茯苓丸、大黄牡丹汤、土瓜根散7个处方的病案。感受外邪，外邪化热循经入里，与瘀血结于下焦所形成的蓄血证，轻者用桃核承气汤，重者用抵当汤（抵当丸）。产妇腹痛或经水不利，因干血留着脐下，用下瘀血汤。五劳虚极羸瘦，内有干血，腹满不能食，肌肤甲错，两目黯黑，用大黄䗪虫丸。气滞血瘀日久，津液输布失常，聚而成痰之癥病，用桂枝茯苓丸。热毒与瘀血内结，腑气不通之肠痈，用大黄牡丹汤。阳气内郁，瘀血阻滞，月经不利，小腹满痛者，用土瓜根散。其中，活血化瘀之法有轻重缓急之别，宜仔细体会。

一、抵当汤（抵当丸）

【医案】

李某，女，29岁，已婚，农民。孕7个月早产，产后无出血20余天，出现昏谵发狂，赤身外跑，捆绑屋内。曾服中药治疗无效，来我院诊治。查：少腹痛，二便正常。发热，色暗有紫块，眼赤红，唇、舌质青紫，舌边有瘀点，脉沉数而涩。诊为流产后瘀血不下，蓄积血室，瘀则化热，热上扰心包，心神被扰，神志异常而昏谵发狂。拟抵当汤加减之剂，桃仁10g，大黄30g，虻虫50个，水蛭50个，牡丹皮10g，藏红花10g，当日晚上6点服1剂，半夜下瘀有块，约2kg，1剂而愈。〔盖万春．治疗膀胱蓄血验案一例．医学理论与实践．1988，1（1）：17〕

【辨证思路】

辨主症：本案患者孕7月，早产，产后无血20余天，现症见昏谵发狂，少腹痛，二便正常。发热，色暗有紫块，眼赤红，唇、舌质青紫，舌边有瘀点，脉沉数而涩。正合《伤寒论》所说："太阳病六七日，表证仍在，脉微而沉，反不结胸，其人发狂者，以热在下焦，少腹当硬满，小便自利者，下血乃愈。所以然者，以太阳随经，瘀热在里故也，抵当汤主之。"

辨病机：本案主症起于早产后，无血20余天，说明原有瘀血停于下焦，又现发热，说明感邪化热，热与瘀血互结于下焦，故少腹痛，瘀热上扰心神，故昏谵发狂；病在血分，故二便通利；色暗有紫块，眼赤红，唇、舌质青紫，舌边有瘀点，脉沉数而涩，乃瘀热互结之象。其病机乃瘀热互结下焦，上扰心神，故以破血逐瘀、泄热除实为法，方用抵当汤取效。

二、桃核承气汤

【医案】

徐某，女，20 岁，学生，1966 年 10 月中旬，患者出现感冒发热，次日高热神志昏聩、妄言妄见，右侧腰臀部疼痛而入院治疗。经用抗生素等药 5 天，病情如故，邀余会诊。患者高热，目赤，口干，神志或清或乱，脉弦数，舌赤苔黄滑，拟诊邪入心包，投以紫雪丹 6g，分两次服。次日复诊后热稍减，夜间谵妄不减，细询其母，知得病之日，月经适来即止，按其少腹紧迫，脉仍弦实。根据脉证，病为热入血室。方用桃核承气汤加味：桃仁 10g，桂枝 10g，牡丹皮 10g，芒硝 5g（冲服），石菖蒲 6g，甘草 3g，大黄 10g（后下），水煎服。另冲服琥珀粉 3g。一服谵语减，三服热退神清，但呼腰痛，仍系蓄血瘀热所致，续服前方两剂，腰痛亦止。〔林世炘.仲景方的临证应用举例.江苏中医杂志.1980（4）：19〕

【辨证思路】

辨主症：本案患者月经适来感冒，导致月经适来即止，出现高热，目赤，口干，神志或清或乱，少腹紧迫，脉仍弦实，按邪入心包治疗无效；正合《伤寒论》所说："太阳病不解，热结膀胱，其人如狂，血自下，下者愈。其外不解者，尚未可攻，当先解外；外解已，但少腹急结者，乃可攻之，宜桃核承气汤。"

辨病机：本案主症起于月经适来，感受外邪，使月经适来即止，停于体内，外邪化热，故高热，目赤，口干，瘀血结于血室，故少腹紧迫；瘀热互结，上扰心神，程度不重，故神志或清或乱；其病机乃瘀热互结血室，上扰心神。故以攻下瘀热为法，方用桃核承气汤取效。值得一提的是，经水适来之热入血室证，仲景原文使用刺期门以随其实而泻之的方法治疗。医者于此病例用桃核承气汤同样达到治疗目的。

三、下瘀血汤

【医案】

胡某，女，29 岁，经商，1996 年 5 月 2 日就诊。患者停经 40 余天，间歇性下腹部剧痛 1 天入院。检查：血压 122/90mmHg，心率 76 次 / 分钟，体温 37℃；发育中等，营养尚可，神清合作；心肺听诊未见异常，肝脾未及，左下腹有明显压痛，质较软；超声波探及前后径 3～5cm 大小的包块；妊娠试验两次均为阳性，即诊断为"宫外孕"，属不稳定型。患者畏惧手术，要求中医会诊治疗。诊其脉弦涩，舌紫苔黄，辨证为少腹血瘀。拟治活血化瘀，软坚散结，行气止痛。用下瘀血汤合活络效灵丹加减：酒大黄12g，桃仁10g，䗪虫10g，制三棱6g，制莪术6g，川蜈蚣两条（去头足），丹参10g，川牛膝12g，制乳香、制没药各10g。连服5剂，腹痛消失，妊娠试验转为阴性，超声波未探及包块，再以原方去川蜈蚣、制三棱、制莪术、川牛膝。将酒大黄减为8g，䗪虫减为2g，加炙黄芪15g，党参15g，当归12g。两剂。继之以八珍汤善后痊愈。〔胡先发.下瘀血汤治疗血瘀急症举隅.中国中医急症，2000，9（6）：295-296〕

【辨证思路】

辨主症：本案主症西医诊为"宫外孕"，停经40余天，间歇性下腹部剧痛，正合《金匮要略》所说："师曰：产妇腹痛，法当以枳实芍药散，假令不愈者，此为腹中有干血着脐下，宜下瘀血汤主之。亦主经水不利。"

辨病机：本案患者西医检查为宫外孕，停经40余天，经血停滞，内结成瘀，瘀结而气机阻滞，故间歇性下腹部剧痛，因其病机乃瘀血内结，气机阻滞，故以活血化瘀、软坚散结、行气止痛为法，方用下瘀血汤合活络效灵丹化裁取效。

四、大黄䗪虫丸

【医案】

陆某，女，36岁。闭经4月，于1998年11月20日初诊。7个月前皮下埋线避孕，此后连续两个月未见月经来潮，遂取出药线，肌内注射黄体酮促使月经来潮，连用两个周期后无效。伴随烦躁易怒，失眠多梦，咽干口苦，大便燥结，舌质红，苔黄，脉沉涩。查头颅CT、性激素、甲状腺功能、子宫附件B超均无异常。予大黄䗪虫丸6g，每日3次。药后诉口干苦、大便结有所好转，遂坚持服至2月余，突然有一日见下腹胀，阴道流血，方觉月经来潮，此后月经周期40～50天一次。继服1月后月经按期来潮，至今正常。〔唐志民.大黄䗪虫丸治疗妇科病举隅.湖南中医杂志.2000,16（3）：59-60〕

【辨证思路】

辨主症：本案患者7月前因皮下埋线避孕停经，取出药线，并肌内注射黄体酮促使月经来潮，连用两个周期后无效。伴随烦躁易怒，失眠多梦，咽干口苦，大便燥结，舌质红，苔黄，脉沉涩。与《金匮要略》"五劳虚极羸瘦，腹满不能饮食，食伤、忧伤、饮伤、房室伤、饥伤、劳伤、经络营卫气伤，内有干血，肌肤甲错，两目黯黑。缓中补虚，大黄䗪虫丸主之"似乎有联系而不相符合，然医者以大黄䗪虫丸取效，值得深思。

辨病机：本案患者因采取避孕措施而停经，月经不能够及时排出，停而成瘀，瘀阻脉络，故去掉避孕措施，且肌内注射黄体酮不能恢复正常行经；瘀久化热，损伤阴血，故而又增烦躁易怒、失眠多梦、咽干口苦、大便燥结、舌质红、苔黄等症，脉沉涩乃瘀血阻滞之象。其病机与大黄䗪虫丸证之营卫气伤、干血内结一致，故以缓中补虚、搜剔干血为法，方用大黄䗪虫丸取效。

五、桂枝茯苓丸

【医案】

丁某，女，40岁，职员，2000年5月27日初诊。患者平素月经正常，近3个月由于情志不畅，月经周期20～25天，经期6～10天，月经量稍增多，色暗，夹有血块，末次月经2000年5月18日。自觉小腹下坠，有隐痛，腰酸，白带量多质稀，舌质暗苔白厚，舌边瘀点，脉沉弦。妇科检查：外阴婚产式，阴道畅，宫颈轻度糜烂，宫体前位，正常大小，于右侧附件区可触及6cm×7cm的囊性包块，质软，与周围无粘连。B超提示右附件区可见55mm×65mm的液性暗区，提示右侧卵巢囊肿。脉证合参，本病属于气机阻滞，痰瘀互结。治宜活血消癥，理气化痰，方用桂枝茯苓丸加味：桂枝15g，茯苓15g，牡丹皮15g，赤芍15g，桃仁10g，三棱15g，莪术15g，卷柏15g，山慈菇20g，鳖甲25g，生牡蛎25g，鸡内金15g，香附15g，乌药12g，枳壳15g，大腹皮30g，冬瓜子25g。治疗20日后月经来潮，经量色质均正常，又继服中药10剂，于7月2日复查。B超示：子宫附件未见异常，右侧囊肿消失。于上方去鳖甲、生牡蛎、山慈菇、大腹皮、冬瓜子，加入黄芪、党参、丹参、鸡血藤之品，以调补善后。〔柴华.妇科验案二则.河南中医药学刊，2002，17（2）：17-18〕

【辨证思路】

辨主症：本案患者由于情志不畅，已有近3个月月经周期20～25天，经期6～10天，月经量稍增多，色暗，夹有血块。自觉小腹下坠，有隐痛，腰酸，白带量多质稀，舌质暗苔白厚，舌边瘀点，脉沉弦。妇科检查：右侧附件区可触及6cm×7cm的囊性包块，质软，与周围无粘连。B超提示右附件区可见55mm×65mm的液性暗区，提示右侧卵巢囊肿。符合《金匮要略》"妇人宿有癥病，经断未及三月，而得漏下不止。胎动在脐上者，为癥痼害。妊娠六月动者，前三月经水利时，胎也；下血者，后断三月，衃也。所以血不止者，其癥不去故也，当下其癥，桂枝茯苓丸主之"所述之宿有癥病。

辨病机：卵巢囊肿属于中医的"癥瘕"范畴，多由脏腑虚弱，气血损伤，情志不畅，外感风寒湿邪，经产之后瘀血停滞所致。本案患者检查发现"右侧卵巢囊肿"，月经量稍增多，色暗，夹有血块，可以诊断为气滞血瘀之"癥瘕"。气滞血瘀日久，则津液输布失常，聚而成痰，痰瘀互结，表现为小腹下坠，有隐痛，腰酸，白带量多质稀，舌质暗苔白厚，舌边瘀点，脉沉弦。其病机为气机郁滞，痰瘀互结，故以破血逐瘀化癥、理气软坚散结为法，方用桂枝茯苓丸加味取效。

六、大黄牡丹汤

【医案】

苏某，女，18 岁，1982 年 3 月 4 日诊。右下腹疼痛已 3 天，经西医诊为阑尾炎。患者不同意手术治疗，而来我院就诊。查患者右腿不能屈伸，右下腹疼痛拒按，舌苔厚黄，大便 3 日未解，诊为肠痈。宜泄热破瘀，大黄牡丹汤主之。大黄 9g，芒硝 6g（冲服），桃仁、牡丹皮各 10g，冬瓜仁 15g。另用大黄、芒硝、白芷为末，调敷患处。服上方两剂后，疼痛缓减，大便已解，前方加金银花、赤芍各 12g。连服两剂，右下腹略有疼痛，大便正常，余症消失，前方去大黄、芒硝，加连翘、黄芩、甘草。服 3 剂后痊愈。〔刘万生 . 用大黄牡丹汤治疗肠痈的体会 . 四川中医，1987（11）：19〕

【辨证思路】

辨主症：本案患者右下腹疼痛 3 天来诊。诊时患者右腿不能屈伸，右下腹疼痛拒按，舌苔厚黄，大便 3 日未解，西医诊为阑尾炎。符合《金匮要略》"肠痈者，少腹肿痞，按之即痛如淋，小便自调，时时发热，自汗出，复恶寒。其脉迟紧者，脓未成，可下之，当有血。脉洪数者，脓已成，不可下也。大黄牡丹汤主之"所述之肠痈。

辨病机：本病患者热毒内结，腑气不通，舌苔厚黄，大便 3 日未解；热毒与营血瘀结，阻滞不通，故右腿不能屈伸，右下腹疼痛拒按。西医诊为阑尾炎，中医可诊为肠痈。其病机乃热毒与瘀血内结，腑气不通，将欲成脓，故以通腑泄热、凉血解毒、消痈排脓为法，方用大黄牡丹汤化裁取效。

七、土瓜根散

【医案】

魏某，女，26 岁，1999 年 4 月 23 日诊。主诉：月经来潮至今，月经量少而疼痛，几经治疗从未得到改善，经朋友介绍前来就诊。刻诊：月经点滴量少而疼痛，瘀血得下则疼痛缓解，月经持续 2～3 天，手足不温，心烦，头汗出，舌略红，苔薄略黄，脉沉。辨证：血瘀阳郁，经气不和，脉络不畅。治疗当活血化瘀，通阳通经。处方以土瓜根散加味，土瓜根 9g，白芍 12g，桂枝 12g，䗪虫 10g，水蛭 10g，虻虫 10g，细辛 6g，牡丹皮 10g，通草 9g，桃仁 9g，当归 12g，6 剂，每日 1 剂，水煎两次，合并分 3 次服。并嘱其在下次月经来前 1 周诊治，基本按前方加减治疗，连续 5 个月，每月 6 剂。5 个月后，月经量较原来增多，小腹不再疼痛，其他病证也随之解除。随访 1 年，月经量正常，余无不适。（王付，石昕昕等 . 仲景方临床应用指导 . 北京：人民卫生出版社，2001）

【辨证思路】

辨主症：本案主症月经点滴量少而疼痛，瘀血得下则疼痛缓解；与《金匮要略》"带下经水不利，少腹满痛，经一月再见者，土瓜根散主之"相似而未全合，医者取得疗效，值得回味。

辨病机：瘀血阻滞，经血不利，可以表现为《金匮要略》中的"经一月再见"，也可以表现为本医案中的"月经点滴量少而疼痛"；血瘀而气滞不通则痛，瘀血得下则疼痛缓解。本病例具备《金匮要略》土瓜根散证之血瘀阻滞、月经不利的病机，而手足不温，心烦，头汗出，舌略红，苔薄略黄，脉沉，乃经脉不畅、阳气内郁之象，故以活血化瘀、和血通阳为法，以土瓜根散与当归四逆汤化裁取效。

第五章　栀子汤类方

栀子汤类方是以栀子为主要药物组成方剂的总称。栀子苦寒清降,清泻三焦火邪,有清心除烦之效。《神农本草经》谓栀子"主五内邪气,胃中热气",故栀子汤类主要功效是清泄火热,临床用于邪热客于上焦,心烦郁闷,躁扰不宁等症。《伤寒论》中栀子汤类方共包括栀子豉汤、栀子甘草豉汤、栀子生姜豉汤、栀子厚朴汤、栀子干姜汤、栀子柏皮汤和枳实栀子豉汤7方。栀子汤类方药味少,辛苦相伍为基本组方原则,主治包括邪热郁于胸膈之烦证、湿热黄疸和劳复心烦等证。

一、栀子豉汤

【医案一】

袁某,男,24岁。患伤寒恶寒,发热,头痛,无汗,予麻黄汤1剂,不增减药味,服后汗出即瘥。历半日许,患者即感心烦,渐渐增剧,自言心中似有万虑纠缠,意难摒弃,有时闷乱不堪,神若无主,辗转床褥,不得安眠,其妻仓惶,恐生恶变,乃复迎余,同往诊视。见其神情急躁,面容怫郁。脉微浮带数,两寸尤显,舌尖红,苔白,身无寒热,以手按其胸腹,柔软而无所苦,询其病情,曰心乱如麻,言难表述。余曰无妨,此余热扰乱心神之候。乃书栀子豉汤1剂:栀子9g,淡豆豉9g。先煎栀子,后纳淡豆豉。一服烦稍安,再服病若失。(湖北省卫生厅编.湖北中医医案选集·第一辑.1965)

【辨证思路】

辨主症:本案主症心烦不得眠,具体表现为心中似有万虑纠缠,心乱如麻,言难表述,意难摒弃,闷乱不堪,辗转床褥,不得安眠,神情急躁,面容怫郁等典型的心烦失眠症。切诊胸腹柔软,邪未入阳明胃腑,又见舌尖红,苔白,身无寒热,正合《伤寒论》"发汗吐下后,虚烦不得眠,若剧者,必反复颠倒,心中懊恼,栀子豉汤主之"。

辨病机:栀子豉汤治疗虚烦不得眠,临证表现复杂多样,总以患者自觉为主。《素问·逆调论》曰:"阴气少而阳气胜也,故热而烦满也。"阳胜热扰心神,则见心烦,故本病见心乱如麻,言难表述,意难摒弃,闷乱不堪,辗转床褥而不得安眠,神情急躁,面容怫郁等表现。由于心主神志而居上焦,赖于心之阴血滋养和心之阳气温养而不耐阳邪烦扰,因热郁胸膈而扰及心神,心主不安,故见心烦失眠等一系列表现。又胸腹柔软，知病不在中焦。脉微浮带数，两寸尤显者，主上焦邪热。本案病机为热郁胸膈，扰及心神，所以治宜清宣郁热，方用栀子豉汤获效。

【医案二】

龙某，男，11个月，1983年10月4日就诊。患儿入夜则躁动不安、啼哭1周余。曾经他医用导赤散等治疗无效，因而来诊。小儿除上述症状外，伴有纳减，大便正常，小便赤而异臊，舌质红，苔薄黄，指纹紫红。此属热扰胸膈证，治宜清热除烦。处方：栀子4g，淡豆豉8枚。两剂后诸症消失。〔魏蓬春.栀子豉汤的临床运用.新中医，1985（3）：46〕

【辨证思路】

辨主症：本案主症为躁动不安而啼哭，为烦之甚者。与《伤寒论》第76条所述"虚烦不得眠，若剧者，必反复颠倒，心中懊侬，栀子豉汤主之"相合，故以栀子豉汤取效。

辨病机：《素问·刺腰痛》曰："热甚生烦。"本案心烦表现为入夜躁动不安而啼哭，曾用导赤散未效，故病非心与小肠之热，小便赤而异臊，舌红而苔薄黄，则属热邪内扰，结合主症，当为热扰胸膈、扰及心神所致，故当用栀子豉汤清宣郁热为治。

二、栀子甘草豉汤

【医案】

何某，女，21岁，1997年5月31日诊。口疮反复发作10余年，年来尤甚，每10余日一发，常迁延1周许乃渐愈，此起彼伏，痛甚难耐，多方求治不效。伴心烦纳差，舌红苔黄腻，脉弦缓。证属脾虚湿热内盛，循经上炎，发为口疮。治以清热燥湿，消补同施。方用：栀子、草豆蔻各12g，淡豆豉、桑白皮、神曲、麦芽、山楂各30g，桑叶、枳壳、连翘、苍术、党参各15g，甘草6g。水煎分服，两日1剂。服3剂后口疮尽愈，1月余未复发。〔袁胜.李孔定临床应用栀子豉汤经验.实用中医药杂志.2005，21（11）：685〕

【辨证思路】

辨主症：本案主症为口疮反复发作，痛甚难耐，同时心烦纳差，舌红苔黄腻，脉弦缓。主症口疮痛甚难耐而心烦纳差，考之《伤寒论》："发汗吐下后，虚烦不得眠，若剧者，必反复颠倒，心中懊侬，栀子豉汤主之。若少气者，栀子甘草豉汤主之。"故以栀子甘草豉汤加味。

辨病机：《素问·至真要大论》云："诸痛痒疮，皆属于心。"故疮属心火炽盛者多，本案主症为口疮反复发作，痛甚难耐，同时心烦纳差，舌红苔黄腻，脉弦缓，证合心胃火邪夹湿上犯，中焦脾胃不足之候，故以仲景栀子豉汤合桑白皮、桑叶、连翘等清宣火热，以甘草、党参、神曲、麦芽、山楂健中焦，以草豆蔻、枳壳、苍术理气机而化脾湿。本案清宣邪热与固护中焦同用，遣方用药深得栀子甘草豉汤心法。

三、栀子生姜豉汤

【医案一】

郑某，胃脘部疼痛，医治之，痛不减，反增大便秘结，胸中满闷不舒，懊憹欲呕，辗转难卧，食少神疲，历七八日。按其脉沉弦而滑，验其舌黄腻而浊，检其方多桂附地黄丸、香砂六君子汤之属。此本系宿食为患，初只用消导之品，或可获愈，今迁延多日，酿成"夹食致虚"，补之固不可，下之亦不宜。乃针对"心中懊憹""欲呕"二症，投以栀子生姜豉汤：栀子 9g，生姜 9g，淡豆豉 15g，分温两服。服后，且觉胸舒痛减，遂尽剂。翌日，患者来谢，称服药尽剂后，诸症均瘥，昨夜安然入睡，今晨大便已下，并能进食少许。（俞长荣.伤寒论汇要分析.福州：福建科学技术出版社，1985）

【辨证思路】

辨主症：本案主症当属胃脘疼痛，但伴胸中满闷不舒，懊憹欲呕，辗转难卧，故痛在胃脘而烦。考《伤寒论》第76条言："发汗吐下后，虚烦不得眠，若剧者，必反复颠倒，心中懊憹，栀子豉汤主之。若呕者，栀子生姜豉汤主之。"心烦而呕者，正合栀子生姜豉汤主治，故用之获效。

辨病机：《素问·至真要大论》云："诸痛痒疮，皆属于心。""诸呕吐酸，皆属于热。"症见胃脘疼痛，心烦懊憹欲呕，辗转难卧，又见脉沉弦而滑，舌黄腻而浊，当属邪热扰神、胃气上逆之候，故本证为热在胸膈胃脘、扰及心神之证。热郁胸膈，胸中气机不利，故胸中满闷不舒；热聚胃脘，则胃脘疼痛。脉沉弦而滑，舌黄腻而浊者，邪热夹滞，阻于中焦胃脘，故用栀子生姜豉汤清宣郁热，和胃止呕。

【医案二】

陈某，男，13岁，1983年11月5日初诊。1周前感冒发热，家长给服感冒药后好转（药名不清），5天前晚上发热又起，仍给服前药，但热不退，且见心烦、心悸、寐差。经某医院西医检查：体温37.8℃，心率132次/分钟，律整，第一心音稍弱，各瓣膜区未闻及杂音，心界不增大。心电图检查：Ⅰ度房室传导阻滞，T波低平。诊断为"病毒性心肌炎"，因家属不同意住院，门诊医生给予青霉素等抗生素、维生素C、乙酰辅酶A等治疗3天，症状无改变而来就诊。现症：发热，心胸烦闷，心悸心慌，寐差纳呆，恶心呕吐，二便正常，舌苔薄黄，脉数。证属邪热内羁，热扰心窍，治宜清宣邪热，宁心除烦。处方：栀子10g，淡豆豉15g，淡生姜3片，姜竹茹6g。3剂。二诊，心烦、心悸、恶心、呕吐见减，仍纳差，苔薄黄，脉稍数，守上方加鸡内金6g，怀山药 15g。再进两剂。三诊：心烦心悸、恶心呕吐止，饮食渐增。复查心电图：窦性心律。予一味薯蓣饮调理善后。〔魏蓬春.栀子豉汤的临床运用.新中医，1985（3）：46〕

【辨证思路】

辨主症：本案主症发热持续不退，同时又见心胸烦闷，心悸心慌，寐差纳呆，恶心呕吐等；心烦、寐差，即为虚烦不得眠之栀子豉汤主症。本案主症与《伤寒论》第76条所言"发汗吐下后，虚烦不得眠，若剧者，必反复颠倒，心中懊恼，栀子豉汤主之。若呕者，栀子生姜豉汤主之"一致，故与栀子生姜豉汤为主治疗，清宣膈热、宁心除烦，和胃止呕。

辨病机：《素问·刺腰痛》曰："热甚生烦。"故心烦失眠属热扰心神者多。本案因邪热内郁，故症见发热不退；热郁心胸，气机不畅，故见心胸烦闷；邪热扰心，故见心悸心慌；邪热扰神，故寐差；热扰于胃，胃气不舒而上逆，故见纳呆，恶心呕吐；舌苔薄黄，脉数，为邪热在里之象。本病病机为邪热内羁，热扰心神，胃气上逆，故以栀子生姜豉汤清宣郁热，和胃降逆；加竹茹者，可加强清热除烦止呕之效。

四、栀子厚朴汤

【医案一】

曹某，女，72岁，1995年10月26日初诊。心烦懊恼持续两年，近有逐渐加重之势。西医诊断为神经官能症，给服镇静安神药，未见好转，转请中医治疗。刻下心烦，苦不堪言，家人体恤其情，谨慎扶持，亦不能称其心，反遭斥呵。烦躁不宁，焦虑不安，烦急时欲用棍棒捶打胸腹方略觉舒畅。脐部筑动上冲于心，筑动则心烦愈重，并有脘腹胀满如物阻塞之感。伴失眠，惊惕不安，呕恶纳呆，大便不调，溺黄。舌尖红，苔腻，脉弦滑。辨证：火郁胸膈，下迫胃肠。立法：宣郁清热，下气除满。处方：栀子14g，枳实10g，厚朴15g。7剂药后，心烦减半，心胸霍然畅通，性情渐趋平稳安静，夜能寐，食渐增。（陈明，刘燕华，李方.《刘渡舟临证验案精选》.北京：学苑出版社，1996）

【辨证思路】

辨主症：本案主症之一为心烦懊恼，表现为情绪不稳，失眠，烦躁，焦虑，惊惕不安等。主症之二为脘腹胀满，表现为脐部筑动上冲于心，脘腹胀满如物阻塞等。《伤寒论》第79条言："伤寒下后，心烦腹满，卧起不安者，栀子厚朴汤主之。"栀子厚朴汤主症为心烦与腹满二症，本案主症与栀子厚朴汤之主症相合，故选本方为治。

辨病机：《素问·刺腰痛》曰："热甚生烦。"无形邪热郁于胸膈，则见心烦懊恼失眠、烦躁、焦虑、惊惕不安等症。《素问·至真要大论》云："诸逆冲上，皆属于火。"故热郁胸膈，中焦之气上逆，则见脐部筑动上冲于心，筑动则心烦愈重。《素问·至真要大论》云:"诸胀腹大,皆属于热。"热郁胸膈,下及脘腹,脘腹气机郁滞,气滞则胀,故见脘腹胀满如物阻塞之感;气滞脘腹,中焦升降反常,故呕恶纳呆;无形邪热郁于胸膈,气滞脘腹,故舌尖红,苔腻而脉弦滑。因本病为无形邪热郁于胸膈、气滞脘腹所致,故治以栀子厚朴汤清热除烦,宽中除满。

【医案二】

李某,男,27岁,农民,1986年2月27日初诊。近1月来脘腹胀满,右胁下隐痛,心烦失眠,卧起不安,经常自服安眠药才能入睡。1周前恶心呕吐,口苦口渴,厌食油腻,小便短黄,大便秘结。昨日在某医院检查肝功能显示异常,诊为"急性黄疸肝炎",查眼白睛及全身皮肤轻度黄染,舌质红,苔黄腻,脉滑数。诊为黄疸阳黄,湿热熏蒸,热重于湿,治宜清热利湿除烦,行气宽中消满。方药:生山栀15g,枳实10g,厚朴10g,茵陈30g。水煎,日服1剂。服药7剂后,口苦及腹满减轻,纳可,心情舒畅,安卧如常。继以原方及甘露消毒丹加减,交替服用2月余而愈。〔萧美珍.栀子厚朴汤临证一得.湖南中医学院学报.1989,9(2):95〕

【辨证思路】

辨主症:《伤寒论》第79条曰:"伤寒下后,心烦腹满,卧起不安者,栀子厚朴汤主之。"栀子厚朴汤主症为心烦腹满,卧起不安。本案起病症见脘腹胀满,心烦失眠,卧起不安,且右胁下隐痛,与《伤寒论》第79条所述正合,故用栀子厚朴汤清宣郁热,理气除满则效。

辨病机:本案以脘腹胀满,心烦失眠,卧起不安,伴右胁下隐痛起病,为湿热阻于胸膈胃脘,热扰心神,则心烦失眠,卧起不安;湿热阻于中焦脘腹,气机不利,则见脘腹胀满、胁下隐痛;湿热熏蒸,胆汁外溢,则见目黄、身黄;舌质红,苔黄腻,脉滑数,为湿热内阻之象。本案病机为湿热内郁,气机阻滞,故以栀子厚朴汤清宣郁热,理气除湿。目黄、身黄,舌质红,苔黄腻,脉滑数,为湿热阻于中焦,熏蒸肝胆所致,故与甘露消毒丹。

五、栀子干姜汤

【医案一】

李某,男,42岁,2001年5月13日就诊。10日前因食不洁海鲜,发生严重恶心呕吐、腹痛泄泻。经西医应用输液疗法,给服小檗碱、诺氟沙星等治疗5日后,症状明显好转,但大便仍溏泄,且感胃中寒冷隐痛不止。近5日来常感心中烦热不安,胃中寒冷隐痛,大便溏泄,日3~4次。舌质淡红,苔白微腻,脉弦细。胸部X线及心电图均属正常,大便常规为白细胞少许。辨证为上热中寒,治宜清上温中,方用栀子干姜汤:生栀子15g,淡干姜10g。日1剂,以水350mL,煎取150mL,去渣,分早、中、晚 3 次服完，每次饭前半小时温服 50mL。上方连服 3 日，患者即感心中烦热去，胃中冷痛止，大便也成形。〔顾文忠 . 栀子干姜汤治验一则 . 实用中医杂志 .2002，18（6）：43〕

【辨证思路】

辨主症：本案发病即见恶心呕吐、腹痛泄泻，经治疗后症见大便溏泄，胃中寒冷隐痛，心中烦热不安，《伤寒论》第 82 条云："伤寒，医以丸药大下之，身热不去，微烦者，栀子干姜汤主之。"栀子干姜汤主症之一为身热心烦；主症之二为胃寒下利。本案主症切合栀子干姜汤证，用之获效。

辨病机：《素问·六元正纪大论》曰："不远寒则寒至，寒至则坚否，腹满、痛急、下利之病生矣。"本案初见恶心呕吐、腹痛泄泻，后见大便溏泄，胃中寒冷隐痛，为中焦脾胃阳气不足，阴寒内生所致。心中烦热不安，为邪热郁于胸膈胃脘，扰于心神所致，本案热在上焦，寒阻中焦，以栀子干姜汤清上温中。

【医案二】

肖某，工人，壮年体健，患者症见胃脘剧痛，先服中药无效，后住西医院，诊断为急性胃炎，经注射镇静、镇痛药及配合针灸治疗，三日夜痛不止，诊其脉象弦数有力，舌赤苔黄，心烦、口苦、时欲呕，脘中剧痛不可按，此乃火郁中脘，胃气失和，法当清降。拟方：栀子、川楝子各 5 钱、炮姜 1 钱，水煎服。午后三时许进药，黄昏痛减，午夜痛全止。两剂获痊愈。〔陈松筠 . 加味栀子干姜汤治郁火胃痛的经验 . 中医杂志 .1966（3）：25〕

【辨证思路】

辨主症：本案以胃脘剧痛为主症，表现为脘中剧痛不可按，同时症见心烦、口苦。《伤寒论》第 78 条云："伤寒五六日，大下之后，身热不去，心中结痛者，未欲解也，栀子豉汤主之。"胃脘疼痛是栀子豉汤主症之一。又脉弦数有力，舌赤苔黄，心烦、口苦、时欲呕，故与栀子干姜汤，重用栀子，少佐炮姜，并加川楝子治疗而获效。

辨病机：《素问·举痛论》云："寒气客于肠胃，厥逆上出，故痛而呕也。"本案中寒气内阻，客于胃脘，故症见胃脘剧痛不可按。《素问·逆调论》曰："阴气少而阳气胜也，故热而烦满也。"故热聚胸脘，则症见心烦。《灵枢·四时气》云："邪在胆，逆在胃，胆液泄，则口苦，胃气逆，则呕苦。"故邪热上犯，胆胃气逆，则见口苦、时欲呕。脉弦数有力，舌赤苔黄，为邪热阻于胸脘之征象。本案病机为热聚胸脘，胃气失和，故以栀子干姜汤重用栀子并加川楝子，清宣胸脘之热；炮姜温中以散中焦内寒。

六、栀子柏皮汤

【医案】

患者为一个 10 岁男孩，患黄疸性肝炎，病已日久，黄疸指标一直很高。前医曾用过茵陈蒿汤多剂，住院期间也多次用过茵陈、大黄等注射液，效均不佳。症见身目黄染，心烦，便溏，两足发热，睡觉时常伸到被外，舌苔黄。遂投栀子柏皮汤治之，不数剂则黄退而诸症渐愈。（刘渡舟，傅世垣.伤寒论诠解.天津：天津科学技术出版社，1983）

【辨证思路】

辨主症：《素问·平人气象论》云："目黄者曰黄疸。"《金匮要略》言："夫病酒黄疸，必小便不利，其候心中热，足下热，是其证也。"本案主症身目黄染，又见两足发热，不欲得衣被，故主症悉具，正如《伤寒论》第 261 条所言："伤寒，身黄，发热，栀子柏皮汤主之。"故投以栀子柏皮汤清热利湿退黄，是为正治。

辨病机：湿热阻于阳明，内熏肝胆，胆热液泄，故见身目黄染，然黄有阴阳之分，黄色鲜明者，其证属阳，是阳明病湿热证的主要表现。《素问·刺腰痛》曰："热甚生烦。"湿热上扰心神，则见心烦；湿热下注，肠道传导失司，则见便溏；阳明主四肢，阳明湿热外蒸，故见两足发热，不欲得衣被；舌苔黄而不腻者，病在阳明气分，热重湿轻。本案病机为湿热蕴结阳明，热重湿轻，故治宜栀子柏皮汤清泄湿热，利胆退黄，兼和中焦。

七、枳实栀子豉汤

【医案】

许某，女，28 岁。患春温，治疗将近月余，病体才得以恢复正常。初愈后，终觉腹空而索食，家人因遵医师告诫，始终给以易消化食品。后因想吃水饺，家人认为病愈近旬，脾胃已恢复而与食之。由于患者贪食不节，下午即发生胃脘膨闷，噫气不除，入夜心烦不寐，身现发热（38℃），头部眩晕，不思饮食，脉象浮大。此时家人恐慌，认为气血虚弱至此，而宿疾复发。追余诊后，知此证由于饮食不节，停食化热。食热壅滞则心烦，食滞不化则发热。脉症相参，知为食复。宜与枳实栀子豉汤，以消滞清热。因疏加味枳实栀子豉汤：枳实 10g，生栀子 15g，淡豆豉 15g，建曲 10g，广郁金 6g，生山药 15g，生姜、甘草各 3g。1 剂后热退而烦满大减，连服两剂，诸症消失。后以养阴清热和胃之剂调理而愈。（邢锡波.伤寒论临床实验录.天津：天津科学技术出版社，1984）

【辨证思路】

辨主症：本案主症胃脘膨闷，噫气不除，心烦不寐，发热。为病后食入过量水饺所透发，中医学谓之"食复"之病。《伤寒论》第 77 条云："发汗若下之，而烦热胸中窒者，栀子豉汤主之。"又《伤寒论》第 393 条曰："大病差后，劳复者，枳实栀子豉汤主之。"故与枳实栀子豉汤加味以清热除烦，理气消痞化滞。

辨病机：本案因愈后"食复"而再发。因食积胃脘，积而生热，热扰胸脘，气机不利，故见心烦不寐，发热而胃脘膨闷；胃气上逆，则噫气不除；食滞胃脘，清阳不升，则头部眩晕；食滞热聚，胃气不舒，则不思饮食。本案病机为食积生热，热扰胸脘，故以枳实栀子豉汤加味。其中栀子豉汤清宣积热，枳实、广郁金理气消痞，建曲、生山药、生姜、甘草健脾和胃消滞，故用之可获良效。

第六章　陷胸汤类方

陷胸汤类方包括大陷胸汤、大陷胸丸、小陷胸汤、十枣汤和大黄甘遂汤 5 方。方药的组成有三大特点，一是以大黄、甘遂为配方主药，主要用于攻逐有形痰水之邪阻于胸胁胃脘，或血与水结于下焦少腹之病证，如大陷胸汤、大陷胸丸和大黄甘遂汤；二是以栝楼、黄连和半夏为配方主药，主要用于清化中上焦之痰热结聚之邪，如小陷胸汤；三是以甘遂、芫花、大戟为配方主药，主要用于攻逐水饮之邪停聚胸膈脘腹，如十枣汤。陷胸汤类方在临床主要用于攻逐胸胁脘腹的有形痰水湿邪。

一、小陷胸汤

【医案】

张某，男性，军人，1975 年 10 月 9 日来诊。患者喜饮酒，两个月前开始感到每当酒后胃脘胀痛不适，渐至食后亦胀痛，且有堵塞感，其后不进发作，夜眠常因痛而醒。饭量大减，不敢食辣味，不敢饮酒。无矢气嗳气。曾服胃舒平等西药，效果不显。X 线钡餐透视，确诊为胃窦炎。便结如羊屎，现已五六日未行，诊其心下拒按，脉浮缓而虚，用《伤寒论》小陷胸汤加枳实：黄连 6g，半夏 9g，全栝楼 9g，枳实 6g。10 月 27 日二诊：前方服 3 剂，饭后及夜间脘痛减轻，怕冷，右脉滑大而缓，便仍稍干，此脾胃正气乃虚，寒热杂邪未能尽去，改为甘草泻心汤加吴茱萸、柴胡、白芍、龙骨、牡蛎，以辛苦开降：甘草 30g，黄芩 6g，干姜 6g，半夏 9g，大枣 4 枚，吴茱萸 3g，柴胡 9g，白芍 9g，龙骨、牡蛎各 18g。10 月 30 日三诊：疼痛已止，大便仍干，右脉滑象已减，仍用上方，改吴茱萸为 6g，干姜改为炮姜（剂量不变），再服数剂。（岳美中 . 岳美中医案 . 北京：人民卫生出版社，1978）

【辨证思路】

辨主症：本案主症胃脘胀痛不适，心下拒按，并有堵塞感。又便结而腹不胀痛，脉浮缓而虚。正合《伤寒论》第 138 条云："小结胸病，正在心下，按之则痛，脉浮滑者，小陷胸汤主之。"故与小陷胸汤加枳实取效。小陷胸汤加枳实，《温病条辨》名之"小陷胸加枳实汤"，用于痰热结聚之证。

辨病机：《素问·痹论》云："饮食自倍，肠胃乃伤。"本案病起饮酒，主症胃脘胀痛不适，心下拒按，有堵塞感，夜眠因痛而醒，为有形之邪聚于胃脘之象，实则拒按。正如《素问·评热病论》云："不能正偃者，胃中不和也。"因痰热阻于心下胃脘，气机不通，故见胃脘胀痛不适，心下拒按，并有堵塞感；痰热阻于胃脘，胃津不能下润，肠道失于濡润，故见大便干。脉浮缓而虚者，知非阳明邪热与糟粕相结之证，故以小陷胸汤加枳实清热化痰开结，理气消滞。

二、大陷胸汤

【医案】

沈家湾陈姓孩，年十四，独生子也。其母爱逾掌珠，一日忽得病，邀余出诊。脉洪大，大热，口干，自汗，右足不得伸屈。病属阳明，然口虽渴，终日不欲饮水，胸部如塞，按之似痛，不胀不硬，又类悬饮内痛。大便五日未通。上湿下燥，于此可见。且太阳之湿内入胸膈，与阳明内热同病，不攻其湿痰，燥热焉除？于是遂书大陷胸汤与之。制甘遂1钱5分，大黄3钱，芒硝2钱。返寓后，心殊不安。盖以孩提娇嫩之躯，而予猛烈锐利之剂，倘体不胜任，则咎将谁归？且《伤寒论》中之大陷胸汤证，必心下痞硬而自痛，其甚者或有从心下至少腹硬满而痛不可近为定例。今此证并未见痞鞕，不过闷极而塞，况又似小儿积滞之证，并非太阳早下失治所致。事后追思，深悔孟浪。至翌日黎明，即亲往询问。据其母曰，服后大便畅通，燥屎与痰涎先后俱下，今已安适矣。其余诸恙，均各霍然。（曹颖甫.经方实验录.上海：上海科学技术出版社，1979）

【辨证思路】

辨主症：《伤寒论》云："客气动膈，短气躁烦，心中懊恼，阳气内陷，心下因硬，则为结胸，大陷胸汤主之。""伤寒六七日，结胸热实，脉沉而紧，心下痛，按之石硬者，大陷胸汤主之。""但结胸，无大热者，此为水结在胸胁也，但头微汗出者，大陷胸汤主之。""太阳病，重发汗而复下之，不大便五六日，舌上燥渴，日晡所小有潮热，从心下至少腹硬满而痛不可近者，大陷胸汤主之。"本案主症胸部如塞，按之似痛，不胀不硬，大便不通，虽不及《伤寒论》原文之症之紧急危重，但病仍在胸膈胃脘，又见脉洪大、大热、口干不欲饮水、自汗等，故与大陷胸汤则愈。

辨病机：本案脉洪大、大热、口干、自汗，为里热内盛、熏蒸于外的表现，故病属阳明；又口干不欲饮水，为痰水内阻之象；胸部如塞，按之似痛，不胀不硬者，痰涎阻于胸脘，气机阻滞；又见大便五日未通，而无腹满痛拒按之症，故阳明热结不重，为痰热相结之候。本案病机为痰饮聚于胸脘，阳明里气不通，痰与热结，故与大陷胸汤泄热逐水破结，攻逐痰热则病解。

三、大陷胸丸

【医案】

罗某，男，45岁。罗君素有茶癖，每日把壶长饮，习以为常。其人身体胖硕，面目光亮，常以身健而自豪。不料冬季感受风寒，自服青宁丸与救苦丹后，不但无效，反而转为胸中硬痛，呼吸不利，项背拘急，俯仰困难。脉弦有力，舌苔白厚而腻。此为伏饮久居于胸膈，而风寒邪气又化热入里，热与水结于上而成结胸。大黄6g，芒硝6g，葶苈子9g，杏仁9g，甘遂末1g（冲服）。用水两碗，蜂蜜半碗，煎成半碗，纳入甘遂末。服1剂后，大便泻下两次，胸中顿爽。再服1剂，泻下4次，邪气尽出而病愈。（刘渡舟.经方临证指南.天津：天津科学技术出版社，1993）

【辨证思路】

辨主症：本案以胸中硬痛，呼吸不利，项背拘急，俯仰困难为主症，且脉弦有力，舌苔白厚而腻。胸中硬痛，为结胸证之主症，又见项背拘急，俯仰困难，正合《伤寒论》第131条云："结胸者，项亦强，如柔痉状，下之则和，宜大陷胸丸。"故与大陷胸丸泄热逐水破结，峻药缓攻水邪则病愈。

辨病机：大结胸证，为痰水结于胸膈脘腹所致，痰水结于胸中，肺气不利，则见胸中硬痛，呼吸不利。《素问·至真要大论》云："诸痉项强，皆属于湿。"水结病位较高者，水走经脉，则见颈项部经气运行不利，故见项背拘急，俯仰困难；脉弦有力，舌苔白厚而腻者，为痰水之邪阻于胸胁之征象。本案结胸证已具，故用大陷胸丸泄热逐水破结，峻药缓攻。

四、十枣汤

【医案】

张任夫，初诊二十四年四月四日。水气凌心则悸，积于胁下则胁下痛，冒于上膈则胸中胀，脉来双弦，证属饮家，兼之干呕短气，其为十枣汤证无疑。炙芫花5分，制甘遂5分，大戟5分。研细末，分作两服。先用黑枣十枚煎烂，去渣，入药末，略煎和服。二诊四月六日。两进十枣汤，胁下水气减去大半，唯胸中尚觉胀闷，背酸，行步则两胁尚痛，脉沉弦，水象也。下后不宜再下，当从温化。姜半夏5钱，北细辛2钱，干姜3钱，熟附子3钱，炙甘草5钱，菟丝子4钱，杜仲5钱，椒目3钱，防己4钱。（曹颖甫.经方实验录.上海：上海科学技术出版社，1979）

【辨证思路】

辨主症： 本案初诊症见胁下疼痛，胸中发胀，心悸，并伴干呕短气，双脉弦。《伤寒论》第152条云："太阳中风，下利呕逆，表解者，乃可攻之。其人漐漐汗出，发作有时，头痛，心下痞硬满，引胁下痛，干呕短气，汗出不恶寒者，此表解里未和也，十枣汤主之。"《金匮要略》云："饮后水流在胁下，咳唾引痛，谓之悬饮。""病悬饮者，十枣汤主之。"本案主症与之一致，故初诊以十枣汤攻逐水饮取效。

辨病机： 十枣汤为攻逐水饮之剂，病机为水饮内停胸胁。本案饮停胸胁，积于两胁，气机不利，则胁下疼痛，胸中胀；饮邪迫肺，肺气不利，则短气；水饮凌心，则心悸；水饮内阻，胃气上逆，则干呕。《金匮要略》云："脉沉而弦者，悬饮内痛。"故脉双弦。本案为水饮阻于胸胁之证，与十枣汤攻逐水饮。

五、大黄甘遂汤

【医案】

吴某，妇人，20余岁。闭经年余，腹大如鼓，求治于余。询问其状，当时认为是抵当汤证。问其曾服何药，患者检视前医之方，更有猛于抵当汤者，凡虻虫、水蛭、桃仁、䗪虫、蛴螬、干漆之类，无不用过，已服两剂，病情全无变动。余仔细思索，询其小便微难，两胫微肿，诊其脉沉而涩，恍然悟曰：此为血水并结之证也。前医偏于攻血所以不效，必须活血利水兼施，乃用大黄、桃仁、虻虫、甘遂、阿胶，两剂而小便利，经水亦通，腹胀全消。（湖北省卫生厅编.湖北中医医案选集·第一辑.1965）

【辨证思路】

辨主症： 本案闭经年余，曾用破血之法而未效。考其主症，则为闭经，腹大如鼓，小便微难而两胫微肿。本案主症以闭经而腹大如鼓为患，又见小便微难，正合《金匮要略·妇人杂病脉证并治》所云："妇人少腹满如敦状，小便微难而不渴，生后者，此为水与血俱结在血室也，大黄甘遂汤主之。"故以大黄甘遂汤破血逐水。

辨病机：《金匮要略》云："经为血，血不利则为水，名曰血分。"而用破血之法不效者，尚不知血水同病之故。大黄甘遂汤为破血逐水之剂，用于血与水结于下焦之证。本案闭经年余，腹大如鼓，为瘀血与水邪结于下焦血室所致，瘀血内阻，经脉不利，故见闭经；经血不利，下焦蓄水，则见腹大如鼓而小便微难；水饮留蓄，则两胫微肿；瘀血夹水内阻，则脉沉而涩。本案独攻血则水不去，独去水则血不利。以大黄下血，甘遂逐水，阿胶养血扶正，祛瘀浊而兼安养也。故方用大黄甘遂汤血水并治，而获全功。

第七章　泻心汤类方

　　泻心汤类方包括半夏泻心汤、生姜泻心汤、甘草泻心汤、泻心汤、大黄黄连泻心汤和附子泻心汤6方。本类方药的组成有三大特点：一是辛温之品与苦寒之品和甘温之品相配，以升降中焦气机，主要用于中焦痞阻，寒热错杂之证，如半夏泻心汤、生姜泻心汤和甘草泻心汤；二是纯以苦寒之品为主组方，主要用于无形邪热聚于胃脘之证，如泻心汤和大黄黄连泻心汤；三是辛温大热之品与苦寒之品相伍，用于既有无形邪热聚于胃脘，又见阳气不足之候，如附子泻心汤。泻心汤类方在临床主要用于中焦痞阻之病证。

一、半夏泻心汤

【医案一】

　　张某，男，司机。素嗜酒。1969年发现呕吐、心下痞闷，大便每日两三次而不成形。经多方治疗，效不显。其脉弦滑，舌苔白，辨为酒湿伤胃，郁而生痰，痰浊为邪，胃气复虚，影响升降之机，则上见呕吐，中见痞满，下见腹泻。治以和胃降逆、祛痰消痞为主。拟方；半夏12g，干姜6g，黄芩6g，黄连6g，党参9g，炙甘草9g，大枣7枚。服1剂，大便泻下白色胶涎甚多，呕吐十去其七。又服1剂，则痞利皆减。凡4剂痊愈。（刘渡舟.新编伤寒论类方.太原：山西人民出版社，1984）

【辨证思路】

　　辨主症：本案主症为呕吐，心下痞闷而腹泻。《金匮要略·呕吐哕下利病脉证治》云："呕而肠鸣，心下痞者，半夏泻心汤主之。"《伤寒论》亦云："但满而不痛者，此为痞，柴胡不中与之，宜半夏泻心汤。"本案主症正合经文，故用半夏泻心汤。

　　辨病机：《素问·至真要大论》云："诸呕吐酸，暴注下迫，皆属于热。"本案酒生湿热，阻于中焦，故见呕吐；酒伤胃气，阴寒内生，寒热错杂，阻于中焦，则见心下痞闷；中焦升降反常，胃虚水谷之气下泄，则见腹泻。其脉弦滑，舌苔白者，胃虚而痰浊内生，阻于中焦。正如案中所述，胃气复虚，影响升降之机，则上见呕吐，中见痞满，下见腹泻。本案病机为寒热错杂，中焦痞塞，升降失常，故治以半夏泻心汤和胃降逆，祛痰消痞。

【医案二】

徐某，男性，42岁，军人。病程较久，1958年8月起食欲不振，疲乏无力，大便日2～4次，呈稀糊状，腹胀多矢气，曾在长春某医院诊断为慢性肝炎，治疗10个月出院，此后因病情反复发作，5年中先后4次住院，每次均有明显的胃肠症状，1964年元月入住本院，8月7日会诊，经治医师谓：肝功能谷丙转氨酶略高150～180U/L，其他项目均在正常范围内，唯消化道症状，8个月来多次应用表飞鸣（乳酶生）、复方氢氧化铝、消胀灵、薄荷脑、碱式碳酸铋、小檗碱、酵母片、四环素等健胃、消胀、止泻与制菌剂治疗，终未收效。现仍有食欲不振，口微苦，食已胃脘满闷腹胀，干噫食臭，午后脘部胀甚，矢气不畅，甚则烦闷懒言，大便溏，日2～4次，多至5次，无腹痛及下坠感，精神疲惫，不欲出屋活动，睡眠不佳，每夜3～4小时，少至2小时，肝区时痛。望其体形矮胖，舌苔白润微黄，脉沉而有力，右关略虚，为寒热夹杂、阴阳失调、升降失常的慢性胃肠功能失调病证。取用仲景半夏泻心汤，以调和之。党参9g，清半夏9g，干姜4.5g，炙甘草4.5g，黄芩9g，黄连3g，大枣4枚（擘）。以水500mL，煎至300mL，去渣再煎取200mL，早晚分服，日1剂。药后诸症逐渐减轻。（中医研究院．岳美中医案集．北京：人民卫生出版社，1978）

【辨证思路】

辨主症：本案病程日久，主症食欲不振，食已胃脘满闷腹胀，干噫食臭，腹泻便溏。并有口微苦，午后脘部胀甚，矢气不畅等。《金匮要略·呕吐哕下利病脉证治》云："呕而肠鸣，心下痞者，半夏泻心汤主之。"《伤寒论》曰："但满而不痛者，此为痞，柴胡不中与之，宜半夏泻心汤。"本案主症与之相合，用半夏泻心汤获效。

辨病机：本案病程既久，反复发作，故致脾胃虚弱于前。《素问·至真要大论》云："诸湿肿满，皆属于脾。"《素问·阴阳应象大论》亦云："清气在下，则生飧泄；浊气在上，则生䐜胀。"脾胃虚弱，中焦气机不利，升降反常，清气不升，浊气不降，故症见食欲不振，胃脘满闷腹胀，便溏腹胀，神疲懒言。脘部胀甚，矢气不畅，甚则烦闷，口微苦，舌苔白润微黄，脉沉而有力者，寒热错杂于后，邪热内扰。本案病机为寒热错杂，气机痞塞，升降失常，故用半夏泻心汤辛开苦降，调理寒热取效。

二、泻心汤

【医案一】

余治一妇女患咳血病。自称在北京某大医院诊为子宫内膜异位症。每届经期则大口咯血不止。切其脉数而滑，舌质红绛，苔黄薄而干。余辨为心胃之火，迫阳络而上为咳血。此为倒经之证。为疏三黄泻心汤，仅服5剂，则经事通顺，咳血之病未见复发。（朱世增．刘渡舟论伤寒．上海：上海中医药大学出版社，2009）

【辨证思路】

辨主症：本案主症为经期咯血不止，舌红绛，苔黄薄而干，脉滑数。《金匮要略·惊悸吐衄下血胸满瘀血病脉证治》曰："心气不足，吐血、衄血，泻心汤主之。"故与仲景三黄泻心汤，苦寒清泄，直折其火，则火降而血自止。

辨病机：《灵枢·百病始生》曰："阳络伤则血外溢，血外溢则衄血。"本案咯血不止，为阳络受伤，血不归络，是为实证。《景岳全书·血证》指出："火盛则逼血妄行。"火热炽盛则迫血妄行，故见咯血。热入营血分，故舌质红绛，气分之邪未净，故苔黄薄而干。本案病机为火热炽盛，迫血妄行，故治以泻心汤苦寒清泄，直折其火，是为正治。

【医案二】

某司机患精神分裂症，十数日夜不得眠，烦躁异常，肢体动扰不安。发时则怒目视人，似欲动手击人。一家惶恐，请余为治。切其脉洪大，舌苔黄厚，口臭秽。问其大便已六日未行，辨为三焦火盛，为发狂之渐。乃疏三黄泻心汤。服1剂，平平无奇；又服1剂，腹痛欲泻；又继服1剂，则大便泻下较多，然患者烦躁之状，尤未全减。于是增加大黄至15g，服后大便畅泻，夹有黏滞之物甚多，患者顿觉神疲思睡，卧而不醒，熟睡两日，醒后则精神正常，病状如失。（朱世增.刘渡舟论伤寒.上海：上海中医药大学出版社，2009）

【辨证思路】

辨主症：本案主症为不得眠而烦躁不安，甚则怒目视人，似欲动手击人。《金匮要略·惊悸吐衄下血胸满瘀血病脉证治》云："心气不足，吐血、衄血，泻心汤主之。"故心神烦躁不安当为泻心汤之主症之一。本病又见舌苔黄厚，口臭秽，大便不行，故用三黄泻心汤。

辨病机：本案症见失眠而烦躁不安，甚则怒目视人，似欲动手击人，为上焦火热扰动心神，正如《素问·至真要大论》曰："诸躁狂越，皆属于火。"《素问·至真要大论》又曰："诸热瞀瘈，皆属于火。"本案口气臭秽，舌苔黄厚，大便不通者，为胃火炽盛，冲越于上，下迫大肠，为三焦火盛之候。本案病机为三焦火热，故用泻心汤苦寒清热泻火。

三、大黄黄连泻心汤

【医案一】

王某，女，42岁，1994年3月28日初诊。患者心下痞满，按之不痛，不欲饮食，小便短赤，大便偏干，心烦，口干，头晕耳鸣。西医诊断为"自主神经紊乱"。其舌质红，苔白滑，脉来沉弦小数。此乃无形邪热痞于心下之证，治当泄热消痞，当法《伤寒论》大黄黄连泻心汤之法：大黄 3g，黄连 10g，沸水浸泡片刻，去滓而饮。服 3 次后，则心下痞满诸症爽然而愈。（陈明，刘燕华，李芳 . 刘渡舟临证验案精选 . 北京：学苑出版社，1996）

【辨证思路】

辨主症： 本案主症见心下痞满，按之不痛。又见溲短便干，口干，心烦头晕耳鸣者，正合《伤寒论》第 154 条所云："心下痞，按之濡，其脉关上浮者，大黄黄连泻心汤主之。"故以大黄黄连泻心汤治之。

辨病机： 本案为仲景所述热痞之证，症见心下痞满，按之不痛。因胃居中州，为气机升降之枢纽，无形邪热壅聚心下，中焦痞阻，故见心下痞满，按之不痛；热扰心神，则见心烦；无形邪热上扰清空，则见头晕耳鸣；热伤津液，则见口干、小便短赤而大便偏干。舌质红，苔白滑，脉沉弦小数，皆为热聚胃脘之证。本案为无形邪热聚于心下胃脘之证，治当泄热消痞为法，方用大黄黄连泻心汤泡服，以清中上焦无形邪热。

【医案二】

高某，女，51 岁，1985 年 9 月 14 日初诊。素体阴虚，痰热内蕴，口舌糜烂，每年间断发作数次。近日又复发，口鼻生疮、结痂、流黄涕。伴心烦、寐差，口舌干燥，苔薄黄欠津，脉细滑。证属心火上炎，肺壅温热，治易清泻上焦郁热，用大黄黄连泻心汤原方：大黄 3g，黄连 3g，黄芩 3g。每日 1 剂，沸水浸 5 分钟，去渣顿服。连服 4 剂即愈。〔张从善，王一贤 . 大黄黄连泻心汤治验二则 . 河北中医，1986（4）：37〕

【辨证思路】

辨主症： 本案主症口舌糜烂，口鼻生疮而心烦。又见寐差，口舌干燥，苔薄黄欠津，脉细滑。故以大黄黄连泻心汤泡服以清上焦无形邪热。

辨病机：《素问·至真要大论》曰："热淫所胜……民病胸中烦热……甚则疮疡胕肿。""诸痛痒疮，皆属于心。"本案口舌糜烂，口鼻生疮、黄涕、心烦口干等，皆为火热内盛，上扰心神，蕴结成毒，外发肌肤所致。因本案病机为无形邪热盛于上焦，故用大黄黄连泻心汤清泄上焦郁热。

四、附子泻心汤

【医案一】

李某，男，30 岁。素有胃病，胃脘痞胀，胃中嘈杂如火烧灼，心烦不寐，口腔内黏膜及舌体溃烂，全是一派心胃火热之象。舌质反而淡嫩有齿痕，苔薄白。再询其症，尚有周身乏力，时时畏寒，精神不振，性欲淡漠，纳谷不香，大便稀溏等。切其脉弦而滑。证有寒热，俱非虚假，当以清火温阳之法治疗。制附子 10g（另包单煎），大黄、黄连、黄芩各 6g（沸水泡渍）和汁兑服，6 剂。药后胃脘痞胀及烧灼感均消，口疮愈合。但仍畏寒，大便每日二三次，续上方加大附子剂量为 15g，又服 3 剂后，精神大振，体力增加，大便转常，诸症随之而安。（刘渡舟，姜元安．经方临证指南．天津：天津科学技术出版社，1993）

【辨证思路】

辨主症：本案患者主症有二。一为胃脘痞胀，且伴胃中嘈杂如火烧灼，心烦不寐，口腔内黏膜及舌体溃烂等；二为时时畏寒而周身乏力，伴有精神不振，性欲淡漠，纳谷不香，大便稀溏等。《伤寒论》第 155 条言："心下痞，而复恶寒汗出者，附子泻心汤主之。"故用附子泻心汤。

辨病机：《素问·至真要大论》曰："诸呕吐酸，暴注下迫，皆属于热。"本案病机有二，一为上焦火热。热盛于上而不下行，阻于中焦，上攻口舌，故见胃脘痞胀，胃中嘈杂如火烧灼，心烦不寐，口腔及舌体溃烂等症。二为下焦虚寒。下焦阳虚无以温化，故见畏寒乏力，精神不振，大便稀溏等。本案病机为下焦阳虚而不固，上焦火热而不收，上热而下寒。既有无形邪热壅聚心下胃脘，又有阳气不足，无以温煦之候，故以附子泻心汤以泄无形中上焦之热而温化下焦之寒。

【医案二】

杨某，男，1 岁 7 个月，1988 年 9 月 11 日初诊。患儿 4 天前因不明原因发热住院，伴有呕吐、厌食、腹痛、解脓血便。检查：大便培养沙门菌阳性。血清凝结反应阳性。结论为沙门菌属感染急性胃肠炎型。用氯霉素、四环素治疗半个月无效，并出现颗粒白细胞减少反应，乃改服中药。症见：神乏，嗜睡，呕吐，厌食，午后壮热汗多，面色红赤，烦躁多啼，腹痛胀满拒按，痢下赤白脓血，小便短赤，舌尖起泡，舌质鲜红，舌苔黄而厚腻，脉象滑数。证属湿疫内盛，正阳不足。处方：附片、大黄各 6g，黄连、黄芩各 3g。水煎频服。服两剂后，热退，呕吐，纳增，小便转清，黄苔消失。〔冯剑南．附子泻心汤治疗沙门氏菌属感染．四川中医，1992（5）：15〕

【辨证思路】

辨主症：本案主症见发热，汗多，腹痛胀满拒按，痢下赤白脓血，伴见烦躁多啼，小便短赤，舌尖起泡，舌质鲜红。又见神乏，嗜睡，呕吐，厌食。与《伤寒论》第 155 条"心下痞，而复恶寒汗出者，附子泻心汤主之"相较，虽无典型之心下痞阻，但有腹痛胀满拒按等邪聚之象，故与附子泻心汤。

辨病机：《素问·至真要大论》云："诸呕吐酸，暴注下迫，皆属于热。""诸痛痒疮，皆属于心。"本案腹痛胀满疼痛拒按，呕逆厌食，壮热汗出面色红赤，痢下赤白脓血，且小便短赤，舌质鲜红而舌尖起泡，为邪热阻于中焦，心胃火燔，下迫肠腑，胃肠气机痞塞之证。本案为邪热阻于中焦，心胃火燔，迫及肠腑，又有乏力神疲等阳气不足之候，故与附子泻心汤泄邪热而温阳气。

五、生姜泻心汤

【医案一】

潘某，女，49岁。主诉心下痞塞，噫气频作，呕吐酸苦，小便少而大便稀溏，每日三四次，肠鸣辘辘，饮食少思。望其人体质肥胖，面部浮肿，色青黄而不泽。视其心下隆起一包，按之不痛，抬手即起。舌苔带水，脉滑无力。辨为脾胃之气不和，以致升降失序，中夹水饮，而成水气之痞。气聚不散则心下隆起，然按之柔软无物，但气痞耳。遵仲景之法，为疏生姜泻心汤加茯苓：生姜12g，干姜3g，黄连6g，黄芩6g，党参9g，半夏10g，炙甘草6g，大枣12枚，茯苓20g。连服8剂，则痞消大便成形而愈。（陈明，刘燕华，李芳.刘渡舟临证验案精选.北京：学苑出版社，1996）

【辨证思路】

辨主症： 本案主症为心下痞塞，噫气频作，呕吐酸苦，大便稀溏，且肠鸣辘辘，为胃肠疾病。此外，又有心下隆起一包，按之不痛，抬手即起等症，系仲景所述胃中不和，心下痞硬，正合《伤寒论》所说："伤寒汗出解之后，胃中不和，心下痞硬，干噫食臭，胁下有水气，腹中雷鸣，下利者，生姜泻心汤主之。"故与生姜泻心汤。

辨病机： 仲景云"胃中不和""胁下有水气"者，生姜泻心汤主之。《素问·至真要大论》云："诸呕吐酸，暴注下迫，皆属于热。"本案病机为脾胃之气不和，寒热错杂于中，以致升降失序，水饮内停，而成胃虚水停，气机痞塞之寒热错杂证。气聚不散则心下隆起；中焦水气交阻，故见心下痞满；寒热错杂，阻于中焦，胃气不降则噫气频作，呕吐酸苦；水气下注大肠，则大便稀溏，肠鸣辘辘；舌苔带水，脉滑无力者，为水阻中焦，阳气不足之象。本案病机为寒热错杂，胃虚水停，气机痞塞，故与生姜泻心汤和胃降逆，散水消痞；加茯苓者，功在健脾淡渗利水。

【医案二】

胡某，男。患慢性胃炎，自觉心下有膨闷感，经年累月当饱食后嗳生食气，所谓"干噫食臭"；腹中常有走注之雷鸣声，形体瘦削，面少光泽。认为是胃功能衰弱，食物停滞，腐败产气，增大容积，所谓"心下痞硬"，胃中停水不去，有时下走肠间，所谓"腹中雷鸣"。以上种种见症，都符合仲景生姜泻心汤证。因疏方予之：生姜12g，炙甘草9g，党参9g，干姜3g，黄芩9g，黄连3g（忌用大量），半夏9g，大枣4枚（擘），以水8盅，煎至4盅，去滓再煎，取2盅，分两次温服。服1周后，所有症状基本消失，唯食欲不振，投以加味六君子汤，胃纳见佳。（中医研究院.岳美中医案集.北京：人民卫生出版社，1978）

【辨证思路】

辨主症：本案主症心下痞硬，嗳气，腹时胀满而肠鸣辘辘。临床具体表现为心下有膨闷，食后嗳生食气，腹中雷鸣等，与仲景《伤寒论》第157条所述"心下痞硬""干噫食臭""腹中雷鸣"正合，故与生姜泻心汤取效。

辨病机：本案生姜泻心汤主症悉具，因寒热错杂于中焦，中焦气机痞塞不通，故见心下有膨闷；食滞胃脘，水食不化，胃气上逆，故见食后嗳生食气；水走肠间，故见腹中雷鸣有声；中焦生化乏源，筋肉肌肤失养，故见形体瘦削，面少光泽。本案病机为寒热错杂，胃虚水停，气机痞塞，故与生姜泻心汤和胃降逆，散水消痞。后以加味六君子汤收功者，扶正之法以固后天之本也。

六、甘草泻心汤

【医案一】

邬某，男37岁。患外感病，服感冒药后，由于心烦而饮冰汽水，旋即发生大便泻利，继而下利不消化食物，恶心干呕，胃脘痞胀，某医院门诊为饮食停滞。又服消食药，泻利不止而干呕，胃脘痞胀更甚而烦闷不安，腹中水声辘辘作响，舌质红，苔薄黄白相间而腻，脉弦。余谓实习生曰，此表邪未尽而冰水寒中，以致清不升而泻利，浊不降而干呕，寒热互结而痞胀。复以消食药伤致胃气，气虚不运而痞胀愈甚，升降失调而干呕泻利不止，腹中雷鸣，此甘草泻心汤之证。药用：炙甘草10g，黄芩10g，干姜10g，黄连4.5g，姜半夏10g，大枣5枚，党参10g，水煎。日1剂，分3服，3剂而愈。（贺有琰. 伤寒论纵横. 武汉：湖北科学技术出版社，1986）

【辨证思路】

辨主症：本案以外感后又饮冰水而发病，并经消食治疗而未效，主症见胃脘痞胀、泻利不止、干呕、烦闷不安，腹中水声辘辘作响。考仲景《伤寒论》第158条云："伤寒中风，医反下之，其人下利日数十行，谷不化，腹中雷鸣，心下痞硬而满，干呕心烦不得安。医见心下痞，谓病不尽，复下之，其痞益甚。此非结热，但以胃中虚，客气上逆，故使硬也。甘草泻心汤主之。"本案主症与条文所述一致，故与甘草泻心汤。

辨病机：本案汗后又饮冰水，致中焦阳气不足，外邪入里，寒热错杂于中。《素问·阴阳应象大论》言："清气在下，则生飧泄；浊气在上，则生膜胀。此阴阳反作，病之逆从也。"中焦气机痞塞，故见胃脘痞胀；胃气上逆，则见干呕心烦；中焦虚弱，水走肠间，则腹中水声辘辘。本案为寒热阻于中焦，脾胃虚弱，痞利俱甚，故以甘草泻心汤和胃补中，消痞止利。

【医案二】

郑某，女，32岁。病变及于上中下三部。上则口腔颊部黏膜经常溃疡，糜烂疼痛难忍；中则心下痞满，饮食乏味；下则前阴黏膜溃破，疼痛瘙痒难忍。小便自可，大便成形，但每日两次。此属脾虚不运，气痞于中，湿气下流而又成害。炙甘草12g，黄芩9g，人参9g，干姜9g，黄连6g，半夏10g，大枣7枚。此方共服十余剂而诸症逐渐得愈。（刘渡舟.经方临证指南.天津：天津科学技术出版社，1993）

【辨证思路】

辨主症： 本案主症有三。一为心下痞满；二为口腔及前阴黏膜溃疡；三为大便虽成形而日两次。《伤寒论》第158条甘草泻心汤主治："下利日数十行，谷不化，腹中雷鸣，心下痞硬而满，干呕心烦不得安。"又《金匮要略·百合狐惑阴阳毒病证治》曰："狐惑之为病，状如伤寒，默默欲眠，目不得闭，卧起不安，蚀于喉为惑，蚀于阴为狐，不欲饮食，恶闻食臭，其面目乍赤、乍黑、乍白。蚀于上部则声喝，甘草泻心汤主之。"本案主症与仲景所述甘草泻心汤主治甚合，故以甘草泻心汤。

辨病机： 本案症见心下痞满，口腔及前阴黏膜溃疡，上则疼痛，下则瘙痒，大便日两次，故当为《金匮要略》所述狐惑之病。本案虽见上、中、下三部症状，但有心下痞满，饮食乏味，大便频行者，此脾胃虚弱而不运之象。本案病机为脾胃虚弱，湿热蕴毒，当治从脾胃，以清热化湿，和中解毒，以复中焦升降之职，则一身之水火既济，阴阳调和。故选甘草泻心汤，实为上工之道。

第八章　白虎汤类方

　　白虎汤类方包括白虎汤、白虎加人参汤、白虎加桂枝汤、竹叶石膏汤和竹皮大丸5方。方药的组成有两大特点：一是辛甘大寒之品与苦甘寒之品相配，主要用于清泄阳明火热，如白虎汤、白虎加人参汤和白虎加桂枝汤；二是辛甘大寒之品与甘淡寒之品相配，主要用于安中养阴，清除虚热，如竹叶石膏汤和竹皮大丸。故白虎汤类方在临床主要用于阳明无形邪热炽盛和气阴不足，阴火内生之病证。

一、白虎汤

【医案一】

　　江阴缪性，女，偶受风寒，恶风自汗，脉浮，两太阳穴痛，投以轻剂桂枝汤，计桂枝2钱，芍药3钱，甘草1钱，生姜2片，大枣3枚。汗出，头痛差，寒热亦止。不料一日后，忽又发热，脉转大，身烦乱，因与白虎汤。生石膏8钱，知母5钱，生草3钱，粳米一撮。服后，病如故。次日，又服白虎汤，孰知身热更高，烦躁更甚，大渴引饮，汗出如浆。又增重药量，为石膏2两，知母1两，生草5钱，粳米两杯，并加鲜生地黄2两，天花粉1两，大蓟、小蓟各5钱，牡丹皮5钱。令以大锅煎汁，口渴即饮。共饮三大碗，神志略清，头不痛，壮热退，并能自起大小便。尽剂后，烦躁亦安，口渴大减。翌日停服。至第三日，热又发，且加剧，周身骨节疼痛，思饮冰凉之品，夜中令其子取自来水饮之，尽一桶。因思此证乍发乍止，发则加剧，热又不退，证大可疑。适余子湘人在，曰：论证情，确系白虎，其势盛，则用药宜加重。用白虎汤原方，加石膏至八两，余仍其旧。仍以大锅煎汁冷饮。服后大汗如注，湿透衣襟，诸恙悉除，不复发。唯大便不行，用麻仁丸2钱，芒硝汤送下，一剂而瘥。（曹颖甫.经方实验录.上海：上海科学技术出版社，1979）

【辨证思路】

　　辨主症：本案受风寒，初用桂枝汤治之后，症见高热，烦躁，口渴饮引，汗出如浆，且反复发作。《伤寒论》第219条曰："三阳合病，腹满，身重难以转侧，口不仁，面垢，谵语遗尿。发汗则谵语，下之则额上生汗，手足逆冷。若自汗出者，白虎汤主之。"本案白虎汤证俱，故重用白虎取效。

　　辨病机：《素问·至真要大论》云："诸热瞀瘛，皆属于火；诸躁狂越，皆属于火。"

本案阳明无形邪炽盛，邪热充斥内外，故见高热；邪热伤津，故见口渴引饮；邪热扰神，故见烦躁；邪热迫津外出，则见汗出如浆。本案病机为无形邪热炽盛，故辛甘大寒之白虎汤以清阳明无形邪热炽盛。

【医案二】

郑某，男，22 岁。外感时令邪气，高热，口燥渴，神志昏糊，睡时呓语频作，手足厥冷，小便色黄，大便尚能通畅，脉洪大有力，舌质绛红苔黄。此属"热厥"，而有内闭心包之势，治当辛寒重剂，急清邪热；少佐芳香开窍，以杜邪气逆传心包。生石膏 30g，知母 9g，炙甘草 6g，粳米一大撮，广角 3g，连翘心 3g，石菖蒲 3g，郁金 3g。服药仅两剂，热消厥退，神志清醒。（刘渡舟．经方临证指南．天津：天津科学技术出版社，1993）

【辨证思路】

辨主症：本案主症见高热，口燥渴，手足厥冷，脉洪大有力。与《伤寒论》第 350 条"伤寒脉滑而厥者，里有热，白虎汤主之"相合。案中又有小便色黄，舌质绛红而苔黄，故以白虎汤加味取效。

辨病机：本案证属阳明无形邪热炽盛，阳盛格阴于外，又有内闭心包之势。因邪热炽盛，故见高热，小便色黄；邪热伤津，则口燥渴；热动心神，则见神志昏糊，呓语频作；热甚格阴于外，阴阳气不相顺接，故见手足厥冷。故以白虎汤辛甘大寒之剂，以大清气分邪热为主，加广角、石菖蒲、郁金、连翘芳香开窍，透热外出。

二、白虎加人参汤

【医案一】

杨某，女，26 岁，乡村教师，浏阳秀山乡人。因患甲状腺功能亢进症在我院门诊服药后于 1986 年 4 月 26 日收住院手术治疗。手术顺利，术后 24 小时左右，患者突然烦躁不安、谵妄、腹泻水样便数次。且高热、口渴喜饮，大汗淋漓。舌红而少津，苔黄，脉数而虚大无力。诊断为甲状腺功能亢进症术后并发甲状腺危象。中医辨证为阳明热盛，气津两伤。治宜清热除烦，益气生津。遂投：生石膏 100g，知母 10g，炙甘草 6g，粳米 15g，人参 10g。速煎 1 剂，口服，上症迅速减轻。再投 3 剂善后，诸症消失，治愈出院。〔张博明．白虎加人参汤救治甲状腺危象二例．湖南中医杂志．1990（3）：39〕

【辨证思路】

辨主症：本案主症见高热、口渴喜饮，大汗淋漓，烦躁不安，谵妄，并见舌红而少津、苔黄，脉数而虚大无力。考《伤寒论》第 26 条云："服桂枝汤，大汗出后，大烦渴不解，脉洪大者，白虎加人参汤主之。"第 168 条云："伤寒若吐若下后，七八日不解，热结在里，表里俱热，时时恶风，大渴，舌上干燥而烦，欲饮水数升者，白虎加人参汤主之。"第169条云："伤寒无大热，口燥渴，心烦，背微恶寒者，白虎加人参汤主之。"第170条云："渴欲饮水，无表证者，白虎加人参汤主之。"第222条云："若渴欲饮水，口干舌燥者，白虎加人参汤主之。"本案所见与仲景所论甚合，故与白虎加人参汤。

辨病机：《素问·举痛论》曰："炅则气泄。""炅则腠理开，荣卫通，汗大泄，故气泄。"本案因术后高热，又见腹泻。手术致气津损伤于前，高热腹泻又耗气伤阴于后，故为阳明邪热炽盛、气津损伤之象。因阳明无形邪热炽盛，故见高热，口渴喜饮，大汗淋漓；无形邪热扰动心神，故见烦躁不安、谵妄；热迫液泄，故见腹泻；舌红而少津，苔黄，脉数而虚大无力，为邪热炽盛、气津损伤之象。本案为无形邪热充斥内外，气津损伤较重，故与白虎加人参汤辛寒大清气热，甘寒益气生津。

【医案二】

朱某英，女，2岁，1957年6月24日初诊，门诊号：24694。主诉：（其母代述）患儿于本月上旬即患发热，恶寒，咳嗽。曾在某联合诊所注射青霉素，发热仍然不退，继而渴饮无度，小便频数而量多，又在某中医师处诊治，诊断为消渴，服药无效。诊察：发育正常，营养尚可，面赤，唇红，舌质干，被有微黄色薄苔，头、胸、上肢漐漐然汗出，哭声洪亮，呼吸微促，体温39.2℃，白细胞$9.6×10^9$/L，淋巴细胞78%，中性粒细胞20%，指纹浮紫。据此分析，乃阳明燥热所引起的"热中"，治宜辛甘而凉，直清其热。药用白虎加人参汤（生石膏10钱，知母3钱，生甘草2钱，白粳米6钱，北条参4钱）加荷梗5钱，蚕茧3钱。每日1剂，嘱服5天。6月30日二诊：服药后热仍持续未退，但夜间则发热稍低，口渴减轻，尿量亦少，体温39℃。原方加竹叶2钱，麦冬3钱。7月4日三诊：病情均见减轻，体温37.6℃，唯食纳不佳。予原方加鸡内金3钱，炒薏苡仁2钱。嘱服5剂而全。〔郭振球.小儿发热口渴尿多症50例临床观察.上海中医药杂志.1959（7）：30〕

【辨证思路】

辨主症：本案起病见发热，恶寒，咳嗽。渐至高热，渴饮无度，头胸上肢漐漐然汗出，小便频数而量多。正合仲景所述乃"大烦渴不解""大渴，舌上干燥而烦，欲饮水数升""渴欲饮水，口干舌燥"等症，故以白虎加人参汤加味而收全功。

辨病机：正如《素问·举痛论》曰："炅则腠理开，荣卫通，汗大泄，故气泄。"本案热盛于里，消灼气津，故症见高热，渴饮，漐漐然汗出；热甚迫津下泄，故见小便频数而量多；邪热上攻，则面赤，唇红；热伤气津，则舌质干，被有微黄色薄苔。本案病机为阳明无形燥热盛于中焦，气津两伤，故以白虎加人参汤辛寒大清气热，益气养阴生津。

三、白虎加桂枝汤

【医案一】

友人裴某之第三女患疟，某医投以柴胡剂两剂，不愈。余诊其脉洪滑，询之月经正常，未怀孕。每日下午发作时热多寒少，汗大出，恶风，烦渴喜饮。思此是"温疟"，脉洪滑，烦渴喜饮是白虎汤证；汗出恶风是桂枝汤证。即书白虎加桂枝汤：生石膏 48g，知母 18g，炙甘草 6g，粳米 18g，桂枝 9g，清水 4 盅，煮米熟，汤成，温服。一剂病愈大半，两剂疟不复作。（中医研究院.岳美中医案集.北京：人民卫生出版社，1978）

【辨证思路】

辨主症：本案症见热多寒少，汗大出，恶风，烦渴喜饮，脉洪而滑。《金匮要略·疟病脉证并治第四》曰："温疟者，其脉如平，身无寒但热，骨节疼烦，时呕，白虎加桂枝汤主之。"热多寒少，脉洪而滑，汗大出，烦渴喜饮者，白虎汤证；汗出恶风，桂枝也。故以白虎加桂枝汤，主症与经文相合，药与病对，故效佳。

辨病机：《素问·疟论》指出疟"故先热而后寒也。亦以时作，名曰温疟"。温疟以先热后寒、热多寒少为特征。本案因邪传阳明，致阳明邪热炽盛，故见发热；热甚迫津外泄，故见汗大出；邪热消灼阴津，故见烦渴喜饮；邪热鼓动血脉，故见脉洪而滑。表邪未尽，故见恶风。本案病机为邪热内盛阳明，表证未罢，故以白虎加桂枝汤清热生津，兼解表邪。

【医案二】

谭某，男，31 岁。患温疟，发作时微恶寒，继发高热，头痛面赤，身痛，呕吐，持续约 8 小时之久，然后大汗自出，高热始退，口渴喜冷饮，小便短赤，舌红无苔，脉弦大而数。前医曾用清脾饮，未效。此阳气独盛，阴气偏虚，治易抑阳扶阴，清热抗疟，用白虎加桂枝汤：生石膏 15g，知母 10g，粳米 10g，甘草 5g，桂枝 5g（去皮），加栝楼根 15g，生牡蛎 30g。服 3 剂，病势减轻，但仍发作，后用清中祛疟饮（何首乌、党参、柴胡、黄芩、天花粉、知母、醋炒常山、甘草）连服 5 剂，其症遂止。（谭日强.金匮要略浅述.北京：人民卫生出版社，1981）

【辨证思路】

辨主症：本案病患疟疾，主症见微恶寒，高热，大汗出，口渴喜冷饮，头痛面赤，身痛，呕吐，小便短赤，舌红无苔，脉弦大而数。考之《素问》云："故先热而后寒也。亦以时作，名曰温疟。"《金匮要略》云："温疟者，其脉如平，身无寒但热，骨节疼烦，时呕，白虎加桂枝汤主之。"与本案正合，故以白虎加桂枝汤治疗。

辨病机： 本案病发温疟，除无形阳明邪热炽盛之外，尚有阴津受伤。因邪热炽盛阳明，故见高热、头痛面赤；邪热伤津，故见口渴饮冷、小便短赤而舌红无苔；热迫液泄，故见汗大出；邪热鼓动血脉，故脉弦大而数；热盛阳明，阳明胃气上逆，则见呕吐。微恶寒，仍有表证未除，故以白虎加桂枝汤清热生津，兼散表邪。

四、竹叶石膏汤

【医案一】

张某，女，25岁。乳腺炎术后发热，体温为38.5～39.5℃，经用抗生素无效，又用药物发汗以退热，屡退屡升，几经周折，患者疲惫不堪。更见呕吐不能饮食，心烦口干，头晕而肢颤。舌质红，苔薄黄。此乃气阴两伤，气逆呕吐，必须清热扶虚，气阴两顾，方为合拍。生石膏30g，竹叶10g，麦冬24g，党参10g，半夏6g，粳米一撮，炙甘草10g。服药4剂，热退而安。过两周后，又出现寒热往来，口苦喜饮，心烦口渴，脉弦苔滑等症，此为外感邪气内并少阳，用小柴胡汤加生石膏、桔梗，1剂而愈。（刘渡舟.经方临证指南.天津：天津科学技术出版社，1993）

【辨证思路】

辨主症： 本案术后症见高热，且反复发作，呕逆不食，心烦而口干。《伤寒论》第397条云："伤寒解后，虚羸少气，气逆欲吐，竹叶石膏汤主之。"故竹叶石膏汤主症虚羸少气，气逆欲吐，见于热病后期。本案术后反复发热，竹叶石膏汤主症悉具，故治以竹叶石膏汤。

辨病机：《素问·至真要大论》云："诸呕吐酸，暴注下迫，皆属于热。"本案呕逆不食，又见高热，故属热证。但反复汗以退热，致气阴两虚，气逆呕吐。由于邪热未尽，故见发热；因阳明主四肢，胃气上逆，故见呕不能食，头晕而肢颤；阴火上扰心神，则见心烦；气阴不足，故见口干而舌质红，苔薄黄。本案病机邪热未清，气阴两伤，胃虚气逆，故以竹叶石膏汤清热和胃，益气养阴。

【医案二】

一女性患者，56岁，农民。患糖尿病多年，近来自觉神疲乏力，口渴引饮，溲多。诊得脉细数，舌红少津，身形消瘦。凭证参脉，系胃热内盛，气津俱损，宜清胃热，益气阴，方用竹叶石膏汤加味：竹叶12g，生石膏30g，麦冬12g，法半夏6g，甘草3g，北沙参12g，天花粉12g，怀山药18g，粳米一撮。服上方3剂后，口渴显著减轻。（王琦.经方应用.宁夏：宁夏人民出版社，1981）

【辨证思路】

辨主症： 本案患者患糖尿病多年，症见神疲乏力，口渴引饮，溲多，身形消瘦，舌红少津而脉细数。竹叶石膏汤主症"虚羸少气，气逆欲吐"，见于热病后期。本案主症身形消瘦与之相合，故与竹叶石膏汤。

辨病机：糖尿病属中医消渴之范畴，临床以气阴两虚者最为多见。《类聚方广义》指出竹叶石膏汤"治消渴食饮不止，口舌干燥"。本案脉证所现，神疲乏力，口渴引饮，溲多，身形消瘦，舌红少津而脉细数。证属胃热灼津，气阴两伤，故以竹叶石膏汤加天花粉、怀山药以清热生津，益气和胃。

五、竹皮大丸

【医案一】

华某，女，31岁，1979年7月10日来诊。产后3个月，哺乳。身热38.5℃已七八日，偶有寒栗状，头昏乏力，心烦恚躁，呕逆不已，但吐不出。察其舌质红，苔薄，脉虚数。治以益气安胃为主。按《金匮要略》有妇人"乳中虚，烦乱，呕逆"，用安中益气之竹皮大丸。方药组成：淡竹茹9g，生石膏9g，川桂枝5g，白薇6g，生甘草12g，制半夏9g，大枣5枚。两剂。药后热除，寒栗解，烦乱平，呕逆止。唯略头昏，复予调治痊愈。〔何任.金匮方临床医案.中医学报.2012,27（5）：559〕

【辨证思路】

辨主症：本案病发于产后哺乳期，症见身热伴寒栗，头昏乏力，心烦恚躁，呕逆不已，又吐之不出，脉虚而数。本案主症产后哺乳，心烦恚躁，呕逆不已。正合《金匮要略·妇人产后病脉证治》所言："妇人乳中虚，烦乱，呕逆，安中益气，竹皮大丸主之。"故以竹皮大丸，为正治之方。

辨病机：《素问·阴阳应象大论》指出："壮火之气衰，少火之气壮。壮火食气，气食少火。壮火散气，少火生气。"本例患者病发产后哺乳，产后气血亏虚，哺乳伤气耗血，故致虚火内生，热扰中焦，故病见多端。因虚火内生，故见身热；虚热扰及中焦，故见呕逆不已；虚热扰及心神，故见烦躁；虚热鼓动无力，故脉来虚数。本案病机为虚热内生，中焦失和，故以竹皮大丸，除烦平逆，清热化气而收安中益气之效。方中加制半夏者，以增降逆止呕之功。

【医案二】

王某，女，50岁，1994年8月29日初诊。近半年来感觉周身不适，心中烦乱，遇事情绪易激动，常常多愁善感，悲恸欲哭。胸闷心悸气短，呕恶不食，头面烘热而燥，口干喜饮，失眠多梦，颜面潮红，但头汗出。月经周期不定，时有时无。某医院诊断为"更年期综合征"，服更年康及维生素等药物，未见效果。舌苔薄白，脉来滑大，按之则软。辨为妇女50岁乳中虚，阳明之气阴不足、虚热内扰之证，治宜养阴益气，清热除烦，为疏《金匮要略》竹皮大丸加减。白薇10g，生石膏30g，玉竹20g，牡丹皮10g，竹茹 30g，炙甘草 10g，桂枝 6g，大枣 5 枚。服药 5 剂，自觉周身轻松，烦乱呕逆之症减轻，又续服 7 剂，其病已去大半，情绪安宁，睡眠转佳，病有向愈之势。守方化裁，共服 20 余剂而病瘳。(刘渡舟.刘渡舟医学全集.台北：启业书局，1998)

【辨证思路】

辨主症： 本案患者 50 岁，症见心中烦乱，表现为遇事情绪易激动，多愁善感，悲恸欲哭，并有呕恶不食等症。《金匮要略》云："妇人乳中虚，烦乱，呕逆，安中益气，竹皮大丸主之。""妇人脏躁，喜悲伤欲哭，像如神灵所作，数欠伸，甘麦大枣汤主之。"本案主症心烦呕恶，多愁善感，悲恸欲哭，与仲景所述相合，故用之取效。

辨病机： 本案脉证发于经断前后，经欲断未断，每易伤阴耗气，气阴不足，则因虚而生内热，热扰中焦，胃气不降，故见呕恶不食；虚热上扰，心神无主，中焦匮乏，气血生化乏源，则心血不充，神明失养，故可见心中烦乱，失眠多梦以及情绪异常等症。故治疗当以仲景安中益气为大法，用竹皮大丸清热降逆，养阴和胃。

第九章　承气汤类方

承气，指顺承胃气。承气汤类方指具有泻下阳明大肠作用的一类方剂。包括大承气汤、小承气汤、调胃承气汤、麻子仁丸汤、厚朴三物汤、厚朴大黄汤、厚朴七物汤和大黄甘草汤 8 方，主要用于大肠燥结。本类方药的组成有三大特点：一是苦咸寒之品与理气之品相配，主要用于痞满较甚之证，如大承气汤、小承气汤、厚朴三物汤、厚朴大黄汤和厚朴七物汤；二是苦咸寒之品与甘甜之品相配，主要用于燥热较甚之证，如调胃承气汤、大黄甘草汤；三是苦咸寒之品与理气之品和滑润之品相配，主要用于津伤便秘，如麻子仁丸。承气汤类方在临床主要用于阳明有形邪结之病证。

一、大承气汤

【医案一】

边某，女，46 岁。初诊日期：2015 年 9 月 21 日。因"左中上腹痛"1 日入院。临床表现为左中上腹持续性钝痛，程度剧，伴腰背部放射，进食后加重，伴腹胀明显，伴恶心呕吐，吐后疼痛不缓解，伴肛门停止排气排便，舌红苔黄腻，脉弦数。急诊查血清淀粉酶 10985U/L，急诊腹部 CT 平扫示急性胰腺炎。体检：体温 37.1℃。皮肤巩膜轻度黄染，腹隆，中上腹压痛明显，伴反跳痛，肝区叩击痛阳性，墨菲征阴性，肠鸣音每分钟 1～2 次。次日 CT 增强扫描：胰腺体积明显增大，边缘模糊，密度均匀降低，胰周可见多处液性低密度渗出性改变，增强扫描后胰腺呈不规则强化，胆囊外形增大，内可见不规则密度增高影，胆总管未见扩张，腹腔内见液性暗区。Balthazar CT 分类为 E 级。西医诊断：重症急性胰腺炎（胆源性）；胆囊炎、胆石症。中医诊断：腹痛，阳明腑实证。入院后除禁食、抑酸等常规西医治疗外，急予大承气汤加味方灌肠通腑导滞，处方：生大黄 20g（后下），芒硝 10g，厚朴 10g，麸炒枳壳 10g，桃仁 15g，莱菔子 30g。同时予芒硝 500g 外敷，以减少渗出。当日灌肠后，患者排出少许黄色粪水，腹痛腹胀略有缓解。连续灌肠 3 天后，患者大便仍较少，肛门排气增多，腹痛缓解不明显。入院第 4 天，予内镜下空肠营养管置入；次日加用中药营养管注入，以增强通腑导滞，处方：生大黄 9g（后下），芒硝 6g，厚朴 10g，麸炒枳壳 10g，桃仁 15g，莱菔子 30g。口服联合灌肠后患者大便通畅，腹痛缓解。〔方国栋，魏霞.大承气汤一方两法治疗重症急性胰腺炎.江苏中医药，2016，48（1）：61-63〕

【辨证思路】

辨主症： 本例患者症见腹痛、腹胀、腹部压痛及便秘等症状，大承气汤主症痞、满、燥、实四症俱齐，与仲景《伤寒论》所云相合。如："发汗不解，腹满痛者，急下之，宜大承气汤。""腹满不减，减不足言，当下之，宜大承气汤。""少阴病六七日，腹胀，不大便者，急下之，宜大承气汤。"故与大承气汤荡涤邪热。

辨病机： 本案起病左中上腹持续性钝痛，程度剧，伴腰背部放射，进食后加重，伴腹胀明显，伴恶心呕吐，吐后疼痛不缓解，伴肛门停止排气排便，舌红苔黄腻，脉弦数等，是典型的阳明腑实之证。《素问·灵兰秘典论》云："大肠者，传道之官，变化出焉。"《素问·至真要大论》云："诸胀腹大，皆属于热。""诸病有声，鼓之如鼓，皆属于热。"故本证属于邪热与燥屎结聚，大肠腑气不通，阳明腑实。中医认为，"六腑以通为用，不通则痛"，故以大承气汤加味以荡涤燥结，攻下邪热，以通阳明大肠腑气。

【医案二】

某患儿，病起迄4日，曾用玉真散不效，诊察：热不退，便不通，痉不止，舌燥苔黄，脉数实。证属热结阳明，热极生风，法当下。即予大承气汤：大黄15g（后下），芒硝12g（冲服），厚朴24g，枳实12g。越日再诊，病情未减。询知乃患者恐前方过峻，自行减半以进。由于病重药轻，服后便结如故，当此风热正盛，燥结如石，非将军之力，下之不为功。遂照方急煎再进，药后四五小时，肠中辘辘，先排出石硬黑色如鸡卵大粪块，随下秽物便盆，如鼓之腹得平。再剂，又畅行3次，痉止，身凉，病痊。继用养血疏肝剂，调理巩固。〔麦冠民.承气汤可以治痉.新中医，1981（6）：47〕

【辨证思路】

辨主症： 本案症见发热，大便不通，痉不止。考仲景《金匮要略·痉湿暍病脉证治》大承气汤可疗痉病，本案主症与之相合。如《金匮要略》云："痉为病，胸满，口噤，卧不着席，脚挛急，必齘齿，可与大承气汤。"故以大承气峻下热结以止痉。

辨病机：《素问·至真要大论》云："诸暴强直，皆属于风。"痉病本属风动之病。本案症见热不退，便不通，痉不止而舌燥苔黄，脉数实。《伤寒明理论》曰："胃中气郁滞，糟粕秘结，壅而为实，是正气不得舒顺也。"大承气汤"通可去滞，泄可去邪……使塞者利，正气得以舒顺"。本案证属热结阳明，热极生风，以大承气汤攻下热结，釜底抽薪。

二、小承气汤

【医案一】

梁某，男，28岁。住某医院，诊断为流行性乙型脑炎。病已六日，曾连服中药清热、解毒、养阴之剂。病势有增无减。会诊时，体温高达 40.3℃，脉象沉数有力，腹满微硬，哕声连续，目赤不闭，无汗，手足妄动，烦躁不宁，有欲狂之势，神昏谵语，四肢微厥，昨日下利纯青黑水，此虽病邪羁踞阳明，热结旁流之象，但未至大实满，而且舌苔秽腻，色不老黄，未可与大承气汤，乃用小承气汤微和之。服药后，哕止便通，汗出厥回，神清热退，诸症豁然，再以养阴和胃之剂调理而愈。（中医研究院主编.蒲辅周医案.北京：人民卫生出版社，1972）

【辨证思路】

辨主症：本案患者症见高热，腹满微硬，下利纯青黑水，小承气汤主症腹满、潮热、便闭（热结旁流）悉具而未至大实。仲景《伤寒论》第 213 条云："阳明病，其人多汗，以津液外出，胃中燥，大便必硬，硬则谵语，小承气汤主之。"《金匮要略·呕吐哕下利病脉证治》曰："下利谵语者，有燥屎也，小承气汤主之。"故与小承气汤。

辨病机：《素问·灵兰秘典论》曰："大肠者，传道之官，变化出焉。"邪入阳明，致阳明腑气不通，邪热下无出路，故症见高热；阳明大肠腑气壅滞，故见腹满微硬，下利纯青黑水；胃气上逆，则见哕声连续；邪热上扰心神，则见手足妄动，烦躁不宁，神昏谵语；舌苔秽腻，色不老黄，脉沉数有力者，未至大实。本案病机为热实内结，阳明腑气不通，以小承气汤通腑导滞，泄下积热，使胃肠腑气通畅，热势顿减，所谓釜底抽薪之法。

【医案二】

有人病伤寒八九日，身热无汗，时时谵语，时因下利，大便不通三日矣，非烦非躁，非寒非痛，终夜不得卧，但心中无晓会处，或时发一声，如叹息之状，医者不晓是何症，予诊之曰，此懊忱怫郁，二证俱作也，胃中有燥屎，宜小承气汤，下燥屎二十余枚，得利而解。（许叔微.普济本事方.上海：上海科学技术出版社，1959）

【辨证思路】

辨主症：本案病起伤寒，主症表现为身热、谵语、下利而又大便不通，心烦不得卧。小承气汤证悉具。《伤寒论》第 214 条云："阳明病，谵语发潮热，脉滑而疾者，小承气汤主之。"《金匮要略》亦云："下利谵语者，有燥屎也，小承气汤主之。"故据此症而用小承气汤。

辨病机：本案系病伤寒八九日，外邪化热入里，致热结阳明，大肠腑气不通，邪热下无出路所致。因阳明郁热在里，故见身热；邪热扰及心神，故见时时谵语而不得卧；阳明热结于里，肠腑不通，则见大便不通；热迫大肠，结者自结而流者自流，故见下利。因本案病机为热实内结，腑气不通，故以小承气汤泄热通便，行气除满，祛除腹中积热，使气机得以通畅，诸症自除。

三、调胃承气汤

【医案一】

严某，男，60岁，搬运工人，1986年10月25日诊。患者3天前中午饮酒饱食后，胃脘胀闷不舒，继之呃呃连声，不能自制。自用多种单方治疗未愈，服西药颠茄类及镇静药不见好转。到某乡卫生院诊治，医给予丁香柿蒂汤加半夏、旋覆花等两剂，服后呃逆愈频而求余诊治。闻其呃声接连不断，甚是痛苦，询问知其3日来未大便，脘腹胀满，口渴心烦。查舌苔黄厚，脉象滑数。处方：大黄、芒硝各15g，甘草6g，上3味兑入开水500mL，盖严浸泡30分钟后滤出，一次服完。服后大便甚多，臭秽异常。呃逆自止，脘腹胀满等症亦消。〔王金洲，王华颖.调胃承气汤新用.新中医，1993（3）：45〕

【辨证思路】

辨主症：本案经多次治疗而症不减，究其原因，未抓主症。其主症表现为不大便，脘腹胀满而呃逆不止，又伴口渴心烦，舌苔黄厚，脉象滑数。不大便而脘腹胀满，口渴心烦，承气汤主症悉具。《伤寒论》第207条曰："阳明病，不吐不下，心烦者，可与调胃承气汤。"又第249条云："伤寒吐后，腹胀满者，与调胃承气汤。"故用调胃承气汤取效。

辨病机：《素问·至真要大论》曰："诸胀腹大，皆属于热。"本案因燥热内盛，阳明燥热，初结肠腑，腑气壅滞所致。因邪结阳明，气机壅滞，故见不大便而脘腹胀满；阳明里气上攻，故见呃声连连；热扰心神，则见心烦；邪热伤津，则见口渴。舌苔黄厚，脉滑数，为燥热结实、初结肠腑之象。本案病机为燥热内盛，腑实初结，故宜和调胃承气汤通腑泄热，和胃降逆。

【医案二】

治一人素伤烟色，平日大便七八日一行。今因外感实热，十六七日大便犹未通下，心中烦热，腹中胀满，用洗肠法下燥粪少许，而胀满烦热如旧。医者谓其气虚脉弱，不敢投降下之药。及愚诊之，知其脉虽弱而火则甚实，遂用调胃承气汤加野台参4钱，生代赭石、天冬各8钱，共煎汤一大碗，分三次徐徐温饮下，饮至两次，腹中作响，觉有开通之意，三次遂不敢服，迟两点钟大便通下，内热全消，霍然愈矣。（张锡纯.医学衷中参西录.石家庄：河北人民出版社，1974）

【辨证思路】

辨主症：本案患者外感实热，症见十六七日未大便，伴心中烦热，腹中胀满，虽经导下而病证犹存，与调胃承气汤主症相合。《伤寒论》第207条云"阳明病，不吐不下，心烦者，可与调胃承气汤。"又 第249条云："伤寒吐后，腹胀满者，与调胃承气汤。"

本案调胃承气汤主症悉具，故予调胃承气汤。

辨病机：本案患者素虚，得外感而大便不下。经外导而心中烦热，腹中胀满依旧。《素问·至真要大论》曰："诸胀腹大，皆属于热。"《素问·举痛论》曰："瘅热焦渴，则坚干不得出，故痛而闭不通矣。"《金匮要略·五脏风寒积聚病脉证并治》云："热在中焦者，则为坚。"本案属阳明燥热内盛、腑实初结之象，故以调胃承气汤泄热和胃，润燥软坚则愈。

四、麻子仁丸

【医案一】

一豪子郭氏，得伤寒数日，身热头痛恶风，大便不通，脐腹鼓胀，易数医，一医欲用大承气，一医欲用大柴胡，一医欲用蜜导。患者相知凡三五人，各主其说，纷然不定，最后请子至。问小便如何？患者云：小便频数。乃诊六脉，下及趺阳脉浮而涩。予曰：脾约证也。此属太阳阳明。仲景云：太阳阳明者，脾约也。仲景又曰：趺阳脉浮而涩，浮则胃气强，涩则小便数，浮涩相搏，大便则硬，其脾为约者，大承气、大柴胡恐不当。仲景法中，麻子仁丸不可易也。主病亲戚尚尔纷纷。予曰：若不相信，恐别生他证，请辞，无庸召我。坐有一人，乃弟也，逡巡曰：诸君不须纷争，既有仲景法相当，不同此说何据？某虽愚昧，请终其说，诸医若何，各请叙述，众医默默，纷争始定。予以麻仁丸百粒，分三服，食顷间尽，是夕大便通，中汗而解。（许叔微.伤寒九十论.上海：商务印书馆，1956）

【辨证思路】

辨主症：本案患者病发于北宋年间，症见身热头痛恶风，大便不通，脐腹鼓胀，而小便频数，又趺阳脉浮而涩，麻子仁主症悉具。正与《伤寒论》所述"趺阳脉浮而涩，浮则胃气强，涩则小便数，浮涩相搏，大便则硬，其脾为约，麻子仁主之"相合，故用麻子仁丸。

辨病机：《金匮要略·五脏风寒积聚病脉证并治》云："热在中焦者，则为坚。"本案患者乃脾津不足，胃热肠燥所致。因脾阴不足，燥热内结，不能滋润肠道，故见大便硬；胃热逼迫津液偏渗，则见小便频数；中焦胃热，气滞于腹，故脐腹鼓胀。因本案病机为脾津不足，胃热肠燥，故治宜麻子仁丸泄热滋燥，润肠通便。

【医案二】

吴某，男性，69岁。患者有胃痛病史20余年，近1月来加重，疼痛阵发加重，午后入晚为著，痛则脘部有块，嗳气，不欲食，胃脘灼热，口干，小便稍频，大便干燥。曾服中西药治疗，效果不佳。诊见患者精神不振，面色萎黄，气短懒言，脉弱，舌质红少津，苔薄黄。此乃脾津不足，肠有燥热久积所致，遂予麻子仁丸方改汤剂：麻子仁

10g，白芍 9g，枳实 9g，生大黄 10g（后下），川厚朴 9g，杏仁 9g。每日 1 剂，水煎服。两剂后大便变软通畅，小便次数减少，胃脘痛好转，饮食稍增，而后改用麻子仁丸，每日两次，每次 1 丸。1 周后诸症消失而愈。〔申永和．麻子仁丸应用四则．中国民间疗法，2002，10（10）：42〕

【辨证思路】

辨主症：本案患者症见胃脘灼热有块，小便稍频，大便干燥。与《伤寒论》所述"趺阳脉浮而涩，浮则胃气强，涩则小便数，浮涩相搏，大便则硬，其脾为约，麻子仁丸主之"有相似之处。据主症，大便干燥而小便稍频，故用麻子仁丸。

辨病机：麻子仁丸为润肠泄热通便之剂，主要用于脾津不足而胃肠燥热之证。本案因胃肠燥热，故见胃脘灼热有块；胃肠燥热，脾不布津，故见口干、大便干燥；舌质红少津，苔薄黄，为津伤有热之象。因腑气不通，胃气上逆，故见嗳气、不欲食。脾胃为后天之本，胃热肠燥，气血生化不足，故见精神不振，面色萎黄，气短懒言，脉弱等症。因本案病机为脾津不足，胃热肠燥，故治宜麻子仁丸泄热润肠通便。

五、厚朴三物汤

【医案一】

武昌俞君，劳思过度，心绪不宁，患腹部气痛有年，或三月五月一发，或一月数发不等，发时服香苏饮、越鞠丸、来苏散、七气汤等可愈。每发先感腹部不适，似觉内部消息顿停，病进则自心膈以下，少腹以上，胀闷痞痛，呕吐不食，此次发而加剧，欲吐不吐，欲大便不大便，欲小便亦不小便，剧时口噤面青，指头和鼻尖冷，似厥气痛、交肠绞结之类。进前药，医者又参以龙胆泻肝汤等无效。诊脉弦劲中带涩象，曰：痛利为虚，痛闭为实，观大小便俱闭，干呕和指头鼻尖冷，内脏痹阻较甚，化机欲熄，病机已迫，非大剂推荡不为功，拟厚朴三物汤合左金丸为剂：厚朴 8 钱，枳实 5 钱，大黄 4 钱，黄连 8 分，吴茱萸 1 钱 2 分，服 1 剂，腹中鸣转，痛减；两剂，得大便畅行一次，痛大减，续又畅行一次，痛止。（冉雪峰．冉雪峰医案．北京：人民卫生出版社，1962）

【辨证思路】

辨主症：本案患者病发多年，几经治疗而不愈。本次发则症见腹部疼痛痞胀，欲吐不吐，欲便不便，症势较急而重，即所谓痛而闭者，厚朴三物汤主症俱备。正合《金匮要略·腹满寒疝宿食病脉证治》所言："痛而闭者，厚朴三物汤主之。"

辨病机：本案腹痛多年，久治不愈，发则腹部气痛，并伴胀闷痞阻，属实为内积，气滞不行所致。由于实热内积，气滞于腹，故见腹部疼痛痞胀；气闭于内，升降出入逆乱，故二便不利，欲吐不吐；气闭于内，阳气不能外达，则见口噤面青，指头和鼻尖发冷等症。本案病机为实热内积，气滞不行。故以厚朴三物汤行气除泄满，去积通便。合用左金丸者，平肝之有余而扶中焦也。

【医案二】

李某，男，41 岁，济南西郊人，1996 年 4 月 2 日初诊。患者肠梗阻术后 10 天出院，服食肉鸡类及补品欲尽早恢复体力，然出院后第 7 天又出现腹痛、腹胀，全腹膨隆，叩之如鼓，端坐气促不得卧，恶心呕吐，头晕头胀，已 5 天无大便，舌苔黄腻，脉弦弱。血常规及体温均正常。因怕再次手术，患者要求先保守治疗。本病乃气结型肠梗阻，治宜行气通腑，方用厚朴三物汤加味。处方：厚朴 30g，大黄（后下）、莱菔子各 15g，枳实、槟榔、牡丹皮、赤芍各 12g，3 剂，水煎服，每日 1 剂，分两次服。复诊：患者因急于治病，第 1 天连服两剂，药后排气甚多，大便日行 5 次，稀便中夹干粪，臭秽，腹胀、腹痛顿减，腹部感到舒畅，能平卧，有恶心感，但未呕吐，头晕、头胀消失。翌日服第 3 剂时，大便 4 次，腹胀、腹痛均愈。但仍有饮食不振，乏力易疲，舌苔薄白，脉弦弱。后拟香砂六君子汤加味，6 剂调治，并嘱宜食清淡易消化的饮食，适当活动，无反复不必复诊。〔刘德义. 厚朴三物汤治气结肠梗阻验案 2 则. 新中医，1997（9）：55〕

【辨证思路】

辨主症：本案患者腹痛、腹胀，全腹膨隆，恶心呕吐，5 天无大便，其主症特点为胀、痛、吐、闭四大症状俱全，又以腹胀为特点。正合《金匮要略》所说："痛而闭者，厚朴三物汤主之。"故以厚朴三物汤为主，加莱菔子、槟榔以消食导滞。因病属术后复结，故加牡丹皮、赤芍凉血散瘀。

辨病机：《素问·至真要大论》曰："诸胀腹大，皆属于热。""诸病有声，鼓之如鼓，皆属于热。"《灵枢·胀论》曰："胃胀者，腹满，胃脘痛，鼻闻焦臭，妨于食，大便难。"本案病机为气滞不行，实热内结。因气滞于腹，故腹满且胀，全腹膨隆，叩之如鼓；实热内结，则大便不通；胃气上逆，则恶心呕吐。故治宜厚朴三物汤行气除满，通腑泄热。

六、厚朴大黄汤

【医案一】

赵果，男，58 岁，1985 年 10 月 12 日初诊。自诉：素患喘证，喜饮酒，昨日与朋友暴饮后，突发气喘、咳嗽、胸闷胀满、不能平卧，呼吸短促，口渴喜饮，大便干结，小便短赤，自服氨茶碱等无效而就诊。细查：舌苔黄，脉沉而有力。此属湿热灼伤肺络，治宜通瘀逐饮，降气平喘。拟方：厚朴 12g，大黄 10g，枳实 8g，葶苈子 12g，大枣 10g。服 1 剂而喘平，再服两剂而病瘥。

【辨证思路】

辨主症：本案患者素有喘疾而暴饮后诱发。症见气喘、咳嗽、胸闷胀满而不能平卧，呼吸短促，口渴喜饮，大便干结。本案以胸闷咳喘为主症，厚朴大黄汤与葶苈大枣泻肺汤主症悉具，正合《金匮要略·痰饮咳嗽病脉证并治》所述："支饮胸满者，厚朴大黄汤主之。""支饮不得息，葶苈大枣泻肺汤主之。"

辨病机：《素问·至真要大论》云："诸痿喘呕，皆属于上。"本案因浊邪阻肺，腑有热结，为肺与大肠脏腑同病。因邪阻于肺，肺气失于宣降，则见咳嗽、气喘、胸闷胀满而不能平卧。肺气不降，大肠腑气不通，则见大便干结而呼吸短促。舌苔黄，脉沉而有力，为邪热内阻、气机不畅之象。因本案肺与大肠脏腑同病，故用厚朴大黄汤合葶苈大枣泻肺汤泻肺平喘，理气通便。

【医案二】

黄某，男，25岁，1988年3月25日初诊。自诉日前曾与朋友暴食后，发腹胀痛、拒按，烦躁、发热，口渴喜饮，纳差，大便3天未行。刻诊：体温38.3℃，腹部按之硬满，痛甚，脉弦紧，苔黄腻。证属阳明腑实积滞证。治宜通腑泄热，消食导滞。方拟厚朴大黄汤：厚17g，枳实8g，大黄10g（后下），服1剂而肠鸣，两剂而泻下秽臭甚多，便即通，诸症减轻。〔陈厚智.经方治疗急症举隅.湖南中医杂志.1990（1）：25〕

【辨证思路】

辨主症：本案病发暴食，症见腹胀痛拒按，烦躁，发热，便秘，口渴喜饮。《金匮要略·痰饮咳嗽病脉证并治》曰："支饮胸满者，厚朴大黄汤主之。"《医宗金鉴》认为，当属："支饮腹满者，厚朴大黄汤主之。"本案主症亦与之相合，故属腹痛当下之症，用厚朴大黄汤效。

辨病机：《素问·至真要大论》云："诸胀腹大，皆属于热。"本案因阳明腑实积滞，大肠气机不通，故见腹胀痛拒按，便秘；因邪热在里，故见烦躁、发热、口渴喜饮等症。因本案病机为积热在里，腑实积滞，大肠不通，故用厚朴大黄汤通腑泄热，轻下燥结，消食导滞。

七、厚朴七物汤

【医案一】

蒋某，男，12岁，1988年10月10日诊。前天下午在学校剧烈运动后，急饮凉气水两瓶，不久即觉身冷，腹胀，痞满，口淡不欲食。刻诊：脘腹胀满，胀痛，偶得矢气后痛稍减，纳呆，泄泻，畏寒，手足不温，舌淡有瘀点，苔薄白腻，脉沉细略滑。证属寒邪内阻，气滞食积。治宜表里双解，温中散寒，消食导滞，行气止痛。方用厚朴七物汤加减：厚朴、枳实、焦山楂、焦神曲、焦麦芽各 15g，桂枝、木香、砂仁各 9g，大枣 10g，生姜 3g，甘草 6g，鸡内金 30g。药后 2 小时左右，即大量矢气，腹胀痛减轻，次日早起脘腹舒畅，知饥欲食。服完两剂，诸症痊愈。〔余祥贵. 厚朴七物汤加减治疗脘腹胀满疼痛. 四川中医，1989（11）：29〕

【辨证思路】

辨主症：本案病发运动后饮入冷饮。患者症见脘腹胀满而痛，泄泻，伴身冷畏寒，手足不温。考《金匮要略·腹满寒疝宿食病脉证治》曰："病腹满，发热十日，脉浮而数，饮食如故，厚朴七物汤主之。"本案畏寒苔薄白腻而病腹满，厚朴七物汤主症俱备，故以厚朴七物汤加减取效。

辨病机：本例患者因剧烈运动，身热汗出之后，饮冷过急，伐伤胃气，外受寒侵，毛窍闭塞，寒为阴邪，其性收引，寒束肌表，阳气不达四末，故畏寒肢冷；寒邪内阻，阳气不运，不得舒展，气血被阻，致中焦气机升降失常，气机郁滞故脘腹胀满疼痛；寒邪内侵，脾胃受伐，食滞中阻，运化无权，故纳呆腹痛而泻。舌淡有点，苔薄白腻，脉沉滑，均为寒盛食滞气血郁阻之象，故以厚朴七物汤加减表里双解为治。

【医案二】

李某，女性，34 岁。患化脓性阑尾炎，行手术后 1 月，腹痛腹胀，大便 5 天未行。腹部 X 线检查可见小肠扩张、积气及多个阶梯液平面，服泻下中药及灌肠不见好转，于 2000 年 12 月 15 日请中医会诊。刻诊：形瘦神疲，腹部隆起，肠鸣腹痛，呕逆频作，曾多次吐黄色苦水及黏液，面白肢凉，口干不饮，肛门排气排便停止，脉沉弦，舌淡晦，左侧有一瘀斑，舌苔白滑。此乃阳虚气滞、肠脏不通之证，法当温阳行气通便。方用厚朴七物汤合附子粳米汤加减：厚朴 30g，大黄 15g，枳实 10g，制附子 6g（先煎），制半夏 10g，桂枝 10g，代赭石 20g，威灵仙 5g。用粳米 100g 煮水（以米熟为度），取汁煎药。嘱取药汁 600mL，第 1 次仅服 50mL；半小时后不吐则再服 50mL，吐止后剩余药汁分两次服下，3 小时服 1 次。药汁如法服完后，腹痛、肠鸣加重，随即解出大便，续予上方加减，调理数日而康。〔陈春发，彭慕斌. 外科急症治验三则. 中国中医急症，2003（06）：544〕

【辨证思路】

辨主症：患者症见腹部胀满疼痛而大便不通，同时形瘦神疲，腹部隆起，呕逆频作，面白肢凉，口干不饮等。《金匮要略·腹满寒疝宿食病脉证治》曰："病腹满，发热十日，脉浮而数，饮食如故，厚朴七物汤主之。""腹中寒痛，雷鸣切痛，胸胁逆满，呕吐，附子粳米汤主之。"两方主症并见，故以合方应用则愈。

辨病机：本案因化脓性阑尾炎术后，肠腑气机不通，又见腑实证，寒热虚实并见之候。因肠腑不通，大肠气机不畅，故见腹痛腹胀，腹部隆起，便闭等症；术后阳气受损，阴寒凝结于内，气血瘀滞，则见面白肢凉，肠鸣切痛，脉沉弦，舌淡晦瘀斑，舌苔白滑等症。此证非温不能散其寒，非下不能去其结，故治以厚朴七物汤合附子粳米汤温下并行，散寒降逆止呕。

八、大黄甘草汤

【医案】

李某，男，20岁，1974年11月10日初诊。患者近半月呕吐，胃脘热痛，大便干燥，舌质红，苔薄黄少津，脉实有力，右关脉滑，精神尚佳，平时喜食烙饼。初认为是胃热上逆之呕吐，拟以清热和胃之法主治，用连苏饮加竹茹、甘草。嘱服两剂。于11月12日复诊，服上方无效。仍每餐刚完即吐（平时不吐），并伴口臭，胃脘灼热、胀痛，大便3日未解，小便短黄，舌质红，苔薄黄少津，脉滑有力。《金匮要略》云："食已即吐者，大黄甘草汤主之。"从证候分析，亦恰合病机，系积热在胃，腑气不通，胃热上冲之呕吐。改用泄热和胃之大黄甘草汤：大黄12g，甘草3g。嘱服两剂。上方服1剂后，食已不吐，大便通畅，服完两剂，诸症消失。〔王廷富．大黄甘草汤治疗呕吐3例．成都中医学院学报.1979（2）：57〕

【辨证思路】

辨主症：本案患者症见食即呕吐，伴胃脘灼热胀痛，大便秘结，小便短黄，舌质红，苔薄黄少津，脉滑有力，正与大黄甘草汤主症相合。仲景《金匮要略·呕吐哕下利病脉证治》云："食已即吐者，大黄甘草汤主之。"故用本方取效。

辨病机：本案患者素喜烙饼，故胃肠积热与平时。《素问·至真要大论》云："诸痿喘呕，皆属于上。"王冰曰："食已即吐，是有火也。"因胃热阻于中焦，胃气上逆，故见食已即吐；胃肠积热上冲，故见口臭；胃肠积热伤津，故大便秘结干燥而小便短黄。舌质红，苔薄黄少津，脉滑有力，皆为中焦胃热之象，故予大黄甘草汤泄热去实，降逆止呕。

第十章　栀子大黄汤类方

栀子大黄汤类方指以栀子和大黄为主药组成的一类方剂。包括茵陈蒿汤、栀子大黄汤和大黄硝石汤3方，主要用于黄疸的治疗。方药的组成有两大特点，一是纯由苦寒之品组成，主要用于黄疸湿热盛而兼里实的证治，如茵陈蒿汤、大黄硝石汤；二是苦寒之品与理气之品相配，主要用于黄疸而病位偏于心中或心下者，如栀子大黄汤。故栀子大黄汤类方在临床主要用于黄疸湿热内阻而偏于热之病证。

一、茵陈蒿汤

【医案】

李某，男，52岁，1971年3月25日初诊。患者自觉腹胀痛，纳呆，全身不爽半月余，近日巩膜轻度黄染，面部及周身皮肤微黄，色尚鲜明，唯眼圈及面颊青黯，整个腹部均胀满。叩之无移动性浊音，肝大右胁下锁骨中线一横指，剑突下两横指，轻度压痛，质中等硬度，边钝，脾未触及，但超声波检查脾较正常为厚。自感厌食油腻，时而恶心，纳食后脘腹更胀，喜饮茶水，大便时干时稀，大便不畅，日2～3次，小便黄如浓茶。脉沉弦滑，舌红略紫，苔厚黄腻，曾检查肝功能：转氨酶＞500U，余在正常范围。结合患者以往曾患过无黄疸性肝炎，诊断为"复发性肝炎"。辨证属阳黄证，热重湿轻，湿热壅滞中焦，胃肠气机不畅。且因病经日久，有肝血瘀滞现象。治宜泄热利湿，佐以化瘀消导，仿茵陈蒿汤加味。处方：茵陈60g，大黄9g（后下），栀子12g，连翘30g，板蓝根24g，金钱草24g，茯苓12g，泽泻9g，丹参30g，郁金12g，麦芽12g，神曲9g，枳实9g，生甘草6g。6剂，水煎服。二诊：服上药后自感腹胀减轻，纳食略增，大便较前畅利，次数未增加，小便仍黄，但量较前增加，黄疸减退。脉弦滑，苔较前稍薄。湿热有减轻之势，仍守原法原方，继进6剂。三诊：黄疸略减轻，面颊青黯稍减，余如前。脉沉弦，舌红略紫，苔黄白相间，根部苔厚。前方加厚朴12g，服6剂。四诊：黄疸变淡，腹胀减轻，食欲增进。脉沉弦有力，舌质微紫，苔薄黄，肝功能检查：转氨酶240U，余如前。上方去枳实，加白芍12g，6剂。五诊：黄疸退去，脘腹不胀，饮食如前，午后感到疲乏，大便日1次。脉沉弦，舌同前。守四诊之方，大黄改为3g，6剂。六诊、七诊：各症续有好转，守五诊之方，共进12剂。八诊：各症基本消退，精神好转。唯午后稍感腹胀，右胁下稍感不舒。肝功能检查：各项均在正常范围。脉缓，舌红，苔薄黄。用五诊之方去大黄、金钱草，板蓝根改为12g，加当归9g，

再服 6 剂，并注意调养。（杜雨茂.伤寒论释疑与经方实验.北京：中医古籍出版社，2004）

【辨证思路】

辨主症：本案患者症见身黄、目黄、小便黄，色鲜明，腹胀满痛，且食后脘腹更胀，大便不畅，茵陈蒿汤主症悉具。本案正合《伤寒论》第 260 条云："伤寒七八日，身黄如橘子色，小便不利，腹微满者，茵陈蒿汤主之。"《金匮要略·黄疸病脉证并治》云："黄疸之为病，寒热不食，食即头眩，心胸不安，久久发黄为谷疸，茵陈蒿汤主之。"故与茵陈蒿汤。

辨病机：《金匮要略》黄疸病脉证并治云："然黄家所得，从湿得之。"本案湿热阻于中焦，湿热交蒸，致肝胆疏泄不利，进而又影响脾胃的升降纳运，使木土同病，湿热并存，故见目黄、身黄、小便黄，且黄色鲜明；湿阻气机不利，故见腹胀满痛，食后脘腹更胀，大便不畅。本案因热重湿轻，湿热壅滞中焦，气机不畅，故用茵陈蒿汤加味以清热利湿，疏利肝胆。

二、栀子大黄汤

【医案】

患者，男，42 岁。身兼多职，应酬繁多，甚者酗酒失态，坐卧不宁，心中懊憹，烦闷躁扰。于 1993 年突发黄疸，身黄、目黄、尿黄，低热口渴，便难而小溲不利，肝区胀满。肝功能检查：黄疸指数（++），谷丙转氨酶 210U。B 超示：脂肪肝，酒精肝。舌质深红，苔黄而干，脉弦滑稍数。辨证：湿热蕴郁，疏泄不利，酒毒入血，肝脏受损。治法：清热利湿，解毒退黄，养肝保肝。方药：栀子大黄汤加味。组成：栀子 15g，大黄 12g，枳实 15g，淡豆豉 10g，郁金 18g，板蓝根 40g，连翘 30g，金钱草 30g，茵陈 30g，瞿麦 30g，葛花 30g。每日 1 剂，水煎分早晚两次温服。复诊：药服 7 剂，便通尿爽，黄疸退半，烦除神安，安然入寐，肝区胀减。继服上方 10 剂，黄疸尽退，脉静身凉，精神好，有食欲。但脂肪肝依然存在，后按上方加山楂 30g，草决明 20g，虎杖 18g，胆南星 10g，山茱萸 20g，女贞子 30g，墨旱莲 20g，效果满意。〔陈锐.栀子大黄汤临床新用.中国社区医师，2011，27（31）：14〕

【辨证思路】

辨主症：本案患者突发黄疸，身黄、目黄、尿黄，低热口渴，小便不利而大便难，且有酗酒病史。《金匮要略》"酒黄疸"等悉具。正如《金匮要略》所云："夫病酒黄疸，必小便不利，其候心中热，足下热，是其证也。""酒黄疸，心中懊憹或热痛，栀子大黄汤主之。"故用栀子大黄汤加味取效。

辨病机：酗酒之人，多湿热内生。《素问·平人气象论》曰："溺黄赤安卧者，黄疸。已食如饥者，胃疸。"本案患者因湿热蕴郁，疏泄不利，酒毒入血，肝脏受损所致。因湿热郁蒸，肝失疏泄，故见发热，身黄、目黄；湿阻气机不利，肝区胀满；湿阻三焦，水道不利，故见小便不利。因本案证属湿热阻滞气机，故治宜清热利湿，解毒退黄，方用栀子大黄汤。加金钱草、茵陈、瞿麦等味者，清利小便，导湿外出。正如《金匮要略》所云："诸病黄家，但利其小便。"

三、大黄硝石汤

【医案】

杜某，男，31天。1978年2月10日就诊。该婴儿分娩1周后出现白睛及皮肤发黄如橘子色，伴见发热，便结，小便短赤量少，烦躁不安，哭吵无常，食欲不佳。检查黄疸指数30mg/dL以上，谷丙转氨酶100U/L。疑为先天性胆道闭锁。经西药治疗半月效果不显。刻诊：白睛及全身皮肤呈深黄色，精神不振，呈嗜睡状，腹部稍隆起，指纹青紫，舌质红，苔黄腻。患儿母亲形体丰腴，妊期过食肥甘辛辣之品，以致湿热内生，蕴蒸中焦，传之于该患儿，致使其湿热内郁中阻，熏蒸于肌肤故发为黄疸。其治当清热利湿，利胆行滞。宜用大黄硝石汤加味：大黄8g，芒硝3g，山栀6g，黄柏5g，虎杖6g。两剂，水煎服，每日服6~8次，每次15~20mL。药进两剂后，白睛及皮肤发黄稍退，但大便仍干结，且两天未下。又进5剂后诸症大减，大便已下，质稀，日一至两次，色稍带黄，小便量增但色仍赤，夜间烦闹不安，腹部按之如鼓。此乃气机不畅，热邪上扰所致。宗前方加川厚朴6g，柏子仁3g。又进5剂后，诸症悉除。查肝功能已恢复正常，乃愈出院，随访3月，未见异常。〔吴三余.胎黄验案.四川中医，1987（3）：17〕

【辨证思路】

辨主症：本案患儿白睛及皮肤发黄如橘子色，伴见发热，便结，小便短赤量少，烦躁不安，哭吵无常，食欲不佳，腹部稍隆起，指纹青紫，舌质红，苔黄腻等。大黄硝石汤主症俱备，正合《金匮要略》所云："黄疸腹满，小便不利而赤，自汗出，此为表和里实，当下之，宜大黄硝石汤。"

辨病机："胎黄"是母体素蕴湿热之毒，遗于胎儿，而小儿出生后脏腑娇嫩，形气未充，脾运不健，湿热内蕴，不能排泄，以致湿热之邪蕴郁不解，湿热交蒸，影响胆之疏泄，浸淫肌肤，故发为身目俱黄；湿热内阻，熏蒸于外，故见发热；湿热上扰心神，则见烦躁不安，哭吵无常；湿热下注，故见小便短赤量少；湿阻气机，大肠传导失司，则见便结而腹部隆起。舌质红，苔黄腻皆为湿热内阻之象。本案因湿热内郁，热盛里实，气机阻滞，故以大黄硝石汤清热利湿，利胆导滞，攻下瘀热为治。

第十一章　柴胡汤类方

柴胡汤类方包括小柴胡汤、大柴胡汤、柴胡加芒硝汤、柴胡加龙骨牡蛎汤、柴胡桂枝汤、柴胡桂枝干姜汤、四逆散等，其中小柴胡汤为基本方。小柴胡汤证表现为口苦，咽干，目眩，往来寒热，胸胁苦满，默默不欲饮食，心烦喜呕等典型的少阳枢机不利和胆气内郁证候；柴胡桂枝汤系小柴胡汤与桂枝汤的合方，该方证除见少阳证候外，尚兼有发热，微恶风寒，肢节烦痛等太阳表证症状；大柴胡汤证则为少阳病兼"热结在里"，可见心下急结，胸中痞硬，呕不止，郁郁微烦，便秘或下利臭秽等里热壅实症状；柴胡加芒硝汤证介于小柴胡汤证与大柴胡汤证之间，其里实不甚，而正气相对偏虚；柴胡桂枝干姜汤证为少阳病而兼痰饮内结或脾家虚寒，可见胸胁满微结，小便不利，渴而不呕，但头汗出，往来寒热或寒多热少，以及腹胀、便溏、纳差等症；柴胡加龙骨牡蛎汤证为病入少阳，邪气弥漫，心神被扰之证，症见胸满烦惊，小便不利，谵语，身重不可转侧等；四逆散证为少阳肝胆气郁，少阳枢机不利，阳气受阻而见四肢厥冷、胸胁苦满，口苦，心烦，脉弦等。本章主要介绍上述方剂的临床有效验案，并通过对主症和病机的分析，以阐述临证使用杂方的方法和思路。

一、小柴胡汤

【医案】

董齐贤病伤寒数日，两胁夹脐痛不可忍，或作奔豚治。予视之曰：非也。少阳胆经，循胁入耳，邪在此经，故病心烦，喜呕，渴，往来寒热，默不能食，胸胁满闷，少阳证也。始太阳传入此经，故有是证。仲景云：太阳病不解，传入少阳，胁下满，干呕者，小柴胡汤主之。三投而痛止，续得汗解。（许叔微.许叔微伤寒论著三种.北京：中国中医药出版社，2015）

【辨证思路】

辨主症：本案主症两胁夹脐痛。少阳经脉起于目锐眦，下耳后，入耳中，其支者，会缺盆，下胸中，贯膈循胁，络肝属胆，故两胁夹脐痛为病在少阳。正如医案中所说，还可伴有"心烦，喜呕，渴，往来寒热，默不能食"等症状。仲景云："伤寒中风，有柴胡证，但见一证便是，不必悉具。"且《伤寒论》第37条云："太阳病，十日以去，脉浮细而嗜卧者，外已解也。设胸满胁痛者，与小柴胡汤。"又第99条云："伤寒四五日，身热恶风，颈项强，胁下满，手足温而渴者，小柴胡汤主之。"可见，伤寒数日后，一旦出现"胁痛"这一典型的少阳证，可判断为"始太阳传入此经，故有是证"，正是小柴胡汤所主。

辨病机：本病见于伤寒数日之后，邪本在太阳，今始入于少阳。邪在少阳，经气不利，则胸胁苦满。少阳为三阳之枢，一旦邪犯少阳，徘徊于半表半里之间，当还有口苦、咽干、目眩、心烦喜呕、往来寒热、默默不欲饮食、脉弦等症状。本案病机为邪入少阳，经气郁滞。故治以和解少阳。少阳枢机畅达，故先胁痛止，而后三焦通畅，汗出而解。

二、大柴胡汤

【医案一】

羽流蒋尊病，其初心烦喜呕，往来寒热。医初以小柴胡汤与之，不除。予诊之曰：脉洪大而实，热结在里，小柴胡汤安能除也？仲景云：伤寒十余日，热结在里，复往来寒热者，与大柴胡汤。二服而病除。（许叔微.许叔微伤寒论著三种.北京：中国中医药出版社，2015）

【辨证思路】

辨主症：本案主症为心烦喜呕，往来寒热，脉洪大而实。心烦喜呕，往来寒热为邪在少阳。故前医给予小柴胡汤，然而药没中的，病仍未除。许叔微诊脉，发现脉洪大而实。少阳病脉弦或弦细，脉洪大而实为热结在里。正如《伤寒论》第136条云："伤寒十余日，热结在里，复往来寒热者，与大柴胡汤。"因此，"与大柴胡汤，二服而病除"。本案辨主症的关键在于脉象，体现了脉症互参的原则。

辨病机：本案病证初看似乎病主要在少阳，进一步诊脉才发现不仅有少阳郁热，更重要的有阳明热结，此为少阳阳明合病。往往起病既有心烦喜呕，往来寒热的少阳病，又见大便干结，腹满胀痛的阳明里实。此时切不可拘泥于"但见一证便是"，用小柴胡汤，而要用大柴胡汤清少阳郁热，同时攻下阳明里实，才能切合病机。

【医案二】

李某，女，患胆囊炎。右季肋部有自发痛与压痛感，常有微热，并出现恶心，食欲不振，腹部膨满，鼓肠嗳气，脉象弦大。投以大柴胡汤加味：柴胡12g，白芍9g，枳实6g，大黄6g，黄芩9g，半夏9g，生姜15g，大枣4枚（擘），金钱草24g，滑石12g，鸡内金12g。连服7剂，食欲见佳，鼓肠嗳气均大减。再进原方4剂，胁痛亦轻，唯微热未退。改用小柴胡汤加鳖甲、青蒿、秦艽、郁金治之。（中国中医研究院.岳美中论医集.北京：人民卫生出版社，1978）

【辨证思路】

辨主症：本案主症为胁痛，伴有发热，纳差，恶心，嗳气，腹部胀满，脉象弦大。本案胁痛表现为右季肋部有自发痛与压痛感，病位在肝胆，通常是胆囊炎的主症。纳差，恶心，嗳气，腹部胀满，是肝胆病影响脾胃消化功能，腑气不通，运化失职。脉弦大是少阳有郁并见阳明有实之象。

辨病机：本案病在少阳，又及阳明，为少阳阳明并病，切合大柴胡汤的病机。从用药加减来看，以大柴胡汤加金钱草、滑石，为清利湿热；加鸡内金，为消食化滞。本案病机为肝胆湿热，胃肠气机阻滞。岳老用大柴胡汤加味，湿热得除，气机得畅，故腹满嗳气大减，胁痛得轻，食欲改善。由于少阳郁热未退，后改为小柴胡汤加减治之。临床以大小柴胡汤加减，治疗胆囊炎确有良效。

三、柴胡加芒硝汤

【医案】

患儿，男，11个月，2014年4月11日初诊。其母亲代诉：发热5天。患儿5天前开始发热，服用美林后热退，药效过后复发热，体温最高达40℃。刻下症：发热，鼻塞，流清鼻涕，咳嗽，痰音重，大便两天未解，舌红苔薄黄，咽部暗红，指纹浮红。诊断：感冒。处方：柴胡15g，黄芩10g，法半夏3g，大枣5g，生姜3g，炙甘草3g，芒硝2g（冲服），蜜麻黄1g，生石膏10g（先煎），苦杏仁2g，鱼腥草10g，3剂。

按语：小儿乃肝旺之体，故而刘志龙教授常用柴胡类方治疗小儿常见病、多发病，如此案。患儿发热反复，类似小柴胡汤的"休作有时"，加之大便两天未解，故而用柴胡加芒硝汤清热通便。此外，患儿有鼻塞、流清鼻涕、咳嗽、痰音重等表证。因此，合用麻杏石甘汤加鱼腥草清内攘外。后回访1剂便通热退，3剂后诸症痊愈。〔吴小秋.刘志龙临证运用柴胡类方经验及验案举隅.中国民间疗法，2018，26（1）：99-101〕

【辨证思路】

辨主症：本案主症为反复发热，伴有鼻塞，流清鼻涕，咳嗽，痰音重，大便不通。本案患儿反复发热5天，有少阳发热休作有时之势，故选用小柴胡汤为主方；鼻塞，流清鼻涕，咳嗽有痰为邪闭太阳，痰浊内生，舌红苔薄黄，咽部暗红，指纹浮红是有化热趋势，故配合麻杏石甘汤加减。大便两日未解，或无腹胀满，阳明腑实证不典型，仅为燥实微结。不用大黄，仅用芒硝在小柴胡汤和解少阳的同时，轻去阳明燥结，使热邪无所依附而从肠道而去。外邪得以宣发，内热得以和解，燥结得下，是故本案获得"1剂便通热退，3剂后诸症痊愈"的佳效。

辨病机：本案病证看上去似乎主要是太阳，但刘志龙教授从反复发热着眼，看到少阳；并从大便不通，看到阳明。故从三阳入手，选用柴胡加芒硝汤合麻杏石甘汤加减，疗效颇佳。柴胡加芒硝汤，功能和解少阳，泄热去实，主治少阳兼阳明里实轻证。一般认为柴胡加芒硝汤证介于小柴胡汤和大柴胡汤之间，邪在少阳，中气已弱，阳明燥结而未全实。

四、柴胡加龙骨牡蛎汤

【医案】

尹某，男，34岁。因惊恐而患癫痫。发作时惊叫，四肢抽搐，口吐白沫，汗出。胸胁发满，夜睡呓语不休，且乱梦纷纭，精神不安，大便不爽。视其人神情呆滞，面色发青，舌质红，舌苔黄白相间，脉象沉弦。辨为肝胆气郁，兼有阳明腑热，痰火内发而上扰心神，心肝神魂不得潜敛之故。治宜疏肝泻胃，涤痰清火，镇惊安神。处方：柴胡12g，黄芩9g，半夏9g，党参10g，生姜9g，龙骨15g，牡蛎15g，大黄6g（后下），铅丹3g（布包），茯神9g，桂枝5g，大枣6枚。服1剂则大便通畅，胸胁之满与呓语皆除，精神安定，唯见欲吐不吐，胃中嘈杂为甚，上方加竹茹16g，陈皮10g，服之而愈。（陈明，刘燕华.刘渡舟验案精选.北京：学苑出版社，2005）

【辨证思路】

辨主症： 本案主症看似发作性的惊叫，四肢抽搐，口吐白沫，此为癫痫发作典型症状。然据此还不足以立方。查患者平素胸胁发满，夜睡呓语不休，乱梦纷纭，精神不安。正合《伤寒论》第107条柴胡加龙骨牡蛎汤"胸满烦惊"的主症。

辨病机： 本案患者平素胸胁发满，夜睡呓语不休，且乱梦纷纭，精神不安，此为肝胆郁滞，痰火扰神。大便不爽，舌质红，舌苔黄白相间，是又兼阳明湿热。一旦肝气夹痰火厥逆，则发为癫痫。柴胡加龙骨牡蛎汤可以疏肝清热，镇惊安神，通降胃腑，主治胸胁苦满，烦躁惊狂不安，时有谵语，身重，难以转侧，常用于癫痫、失眠、神经官能症、梅尼埃病，以及高血压等见有胸满烦惊者。故刘老以柴胡加龙骨牡蛎汤随症加减以治其本。肝火偏盛者，刘老常加龙胆草、夏枯草、栀子；病及血分，加白芍、桃仁、牡丹皮；顽痰凝结不开者，加郁金、胆南星、明矾、天竺黄。

五、柴胡桂枝汤

【医案】

于某，男，43岁，1993年11月29日初诊。左侧肩背疼痛酸胀，左臂不能抬举，身体不可转侧，痛甚之时难以行走，服西药强痛定（布桂嗪）可暂止痛片刻，旋即痛又发作，查心电图无异常。某医院诊为"肩周炎"，患者异常痛苦。刘老会诊时自诉胸胁发满，口苦，时叹息，纳谷不香，有时汗出，背部发紧，二便尚调。视舌质淡，舌苔薄白，切其脉弦。辨为太阳少阳两经之气郁滞不通，不通则痛也。治当并去太少两经之邪，和少阳，调营卫。方选柴胡桂枝汤加片姜黄：柴胡 16g，黄芩 10g，半夏 10g，生姜 10g，党参 8g，炙甘草 8g，桂枝 12g，白芍 12g，大枣 12g，片姜黄 12g。服 3 剂，背痛大减，手举自如，身转灵活，胸胁舒畅。续服 3 剂，诸症霍然而痊。（陈明，刘燕华．刘渡舟验案精选．北京：学苑出版社，2005）

【辨证思路】

辨主症：本案主症为左侧肩背疼痛酸胀，不能抬举，身体不可转侧。肩部为少阳，背部为太阳。太阳少阳两经之气机不畅，气滞血瘀，故见疼痛如此。又见胸胁发满，口苦，时叹息，纳谷不香，脉弦，是邪在少阳；汗出，背部发紧，是邪在太阳。二便尚调，视舌质淡，舌苔薄白，是邪未入里。

辨病机：本案病证邪在太阳、少阳两经，气滞血瘀。应以治疗太少两经之邪为主，活血通络为辅。可参考《伤寒论》第 146 条云："伤寒六七日，发热，微恶寒，支节烦疼，微呕，心下支结，外证未去者，柴胡桂枝汤主之。"以柴胡桂枝汤调和营卫、和解少阳同用，并加片姜黄以活血通络。久痛入络，其血必结，刘老加片姜黄以活血通络止痛。

六、柴胡桂枝干姜汤

【医案】

刘某，男，54 岁。患乙型肝炎，然其身体平稳而无所苦。最近突发腹胀，午后与夜晚必定发作，发时坐卧不安，痛苦万分。刘老会诊经其处，其家属恳请顺路一诊。患者一手指其腹曰：我无病可讲，就是夜晚腹胀，气聚于腹，不噫不出，憋人欲死。问其治疗，则称中、西药服之无算，皆无效可言。问其大便则溏薄不成形，每日两三行。凡大便频数，则夜晚腹胀必然加剧。小便短少，右胁作痛，痛引肩背酸楚不堪。切其脉弦而缓，视其舌淡嫩而苔白滑。刘老曰：仲景谓"太阴之为病，腹满，食不下，自利益甚"，故凡下利腹满不渴者，属太阴也。阴寒盛于夜晚，所以夜晚则发作。脉缓属太阴，而脉弦又属肝胆。胆脉行于两侧，故见胁痛控肩背也。然太阴病之腹满，临床不鲜见之，而如此证之严重，得非肝胆气机疏泄不利，六腑升降失司所致欤？刘老审证严密，瞻前顾后，肝脾并治，选用《伤寒论》的柴胡桂枝干姜汤。柴胡 16g，桂枝 10g，干姜 12g，牡蛎 30g（先煎），天花粉 10g，黄芩 4g，炙甘草 10g。此方仅服 1 剂，则腹胀减半，3 剂后腹胀全消，而下利亦止。（陈明，刘燕华．刘渡舟验案精选．北京：学苑出版社，2005）

【辨证思路】

辨主症：本案主要表现为腹胀满，午后与夜晚发作，伴见大便溏薄，每日两三行，小便短少右胁疼痛，脉弦缓，舌淡嫩苔白滑。《伤寒论》第 273 条太阴提纲证曰："太阴之为病，腹满而吐，食不下，自利益甚，时腹自痛。若下之，必胸下结硬。"本案腹胀满，夜晚发作，大便溏泄，刘老据此辨为太阴里虚寒证。又据脉弦胁痛，辨为少阳证。故本案既要看到太阴的主症腹满便溏，也要看到少阳的主症胁痛。

辨病机：本案病证为少阳兼太阴证。患者患乙型肝炎，本为病在少阳，肝胆气机疏泄不利，表现为口苦、脉弦、胁痛、往来寒热、心烦欲呕等症状。但由于长期服用苦寒清利肝胆的药物，造成脾胃虚寒，又出现腹胀满而大便溏薄，此为病又现太阴。正合《伤寒论》第 147 条云："伤寒五六日，已发汗而复下之，胸胁满微结，小便不利，渴而不呕，但头汗出，往来寒热，心烦者，此为未解也，柴胡桂枝干姜汤主之。"柴胡桂枝干姜汤疏利肝胆，兼温太阴虚寒，故"仅服 1 剂，则腹胀减半，3 剂后腹胀全消，而下利亦止"。

七、四逆散

【医案】

李某，男，32 岁。年龄虽壮，却患阳痿。自认为是肾虚，遍服各种补肾壮阳之药，久而无功。视其两目炯炯有神，体魄甚佳，而非虚怯之比。切其脉弦有力，视其舌苔白滑略厚。除阳痿外，兼见胸胁苦满，口苦，心烦，手足冰冷。细询患病之由，乃因内怀忧恚心情，久而不释，发生此病。肝胆气郁，抑而不伸，阳气受阻，《伤寒论》所谓"阳微结"也。气郁应疏之达之，而反服补阳壮火之品，则实其实，郁其郁，故使病不愈也。当疏肝胆之气郁，以通阳气之凝结。处方：柴胡 16g，黄芩 10g，半夏 14g，生姜 8g，党参 10g，炙甘草 10g，白芍 15g，枳实 12g，大枣 7 枚。仅服 3 剂而愈。（陈明，刘燕华.刘渡舟验案精选.北京：学苑出版社，2005）

【辨证思路】

辨主症：本案主症为阳痿，伴胸胁苦满，口苦，心烦，手足逆冷，切其脉弦有力，舌苔白滑略厚。胸胁苦满，口苦，心烦，切其脉弦有力为小柴胡汤证。患者两目炯炯有神，体魄甚佳，手足逆冷，可知阳气不虚，而是阳气郁滞之象。正如《伤寒论》第 318条四逆散证之"四逆"。患者之前自认为肾虚，遍服各种补肾壮阳之药，久而无功，也正反证本案非肾虚，不宜用补益药物。病本不虚，补则实其实，郁滞反而更甚，所以病不能愈，应该用四逆散加减治疗。

辨病机：本案病证常见于青壮年，阳气本不虚弱，亦非纵欲伤肾。从症状来看，本案病机为肝胆气郁，少阳枢机不利，阳气受阻，进而导致阳痿不举。刘老认为这就是《伤寒论》所谓"阳微结"也，所以用四逆散加减治疗。四逆散中柴胡疏解肝郁，使郁热外透，用为君药；芍药养血敛阴，与柴胡相配，一升一敛，郁热透解而阴不伤，为臣药；佐以枳实行气散结，以增强疏畅气机之效；炙甘草缓急和中，又能调和诸药，为使药。本案以小柴胡汤合四逆散，正可"疏肝胆之气郁，以通阳气之凝结"。服药后枢机得开，气机畅达，阳郁得伸，阳痿可愈。

第十二章　茯苓桂枝白术甘草汤类方

茯苓桂枝白术甘草汤类方包括茯苓桂枝白术甘草汤、茯苓桂枝甘草大枣汤、茯苓甘草汤、五苓散、茵陈五苓散、猪苓汤、猪苓散、牡蛎泽泻散、茯苓杏仁甘草汤、甘姜苓术汤、泽泻汤、茯苓戎盐汤、茯苓泽泻汤、葵子茯苓散，以及小青龙汤的加减变化方，包括茯苓桂枝五味甘草汤、桂苓五味甘草去桂加干姜细辛汤、桂苓五味甘草去桂加干姜细辛半夏汤、桂苓五味甘草去桂加干姜细辛半夏杏仁汤、桂苓五味甘草去桂加干姜细辛半夏杏仁大黄汤等。这些方剂多用茯苓、桂枝、泽泻、白术等健脾燥湿、温阳化饮的药物，治疗饮邪内停的病证。比如茯苓桂枝白术甘草汤温阳健脾，利水降冲，治疗脾阳虚不能制水，水停胸胁所致心下逆满，气上冲胸；茯苓桂枝甘草大枣汤温通心阳，化气行水，治疗脐下悸者，欲作奔豚；茯苓甘草汤温中化饮，通阳利水，治疗腹泻，心悸；五苓散利水渗湿，温阳化气，治疗头痛发热，小便不利，口渴，水入即吐。病机不同，选方不同，功效各异，充分体现了《伤寒论》辨证施治的运用。本章主要介绍上述方剂的临床有效验案，并通过对主症和病机的分析，以阐述临证使用杂方的方法和思路。

一、茯苓桂枝白术甘草汤

【医案】

陆某，男，42岁。形体肥胖，患有冠心病、心肌梗死而住院，抢治两月有余，未见功效。现症：心胸疼痛，心悸气短，多在夜晚发作。每当发作之时，自觉有气上冲咽喉，顿感气息窒塞，有时憋气而周身出冷汗，有濒死感。颈旁之血脉又随气上冲，心悸而胀痛不休。视其舌水滑欲滴，切其脉沉弦，偶见结象。辨为水气凌心，心阳受阻，血脉不利之水心病。处方：茯苓30g，桂枝12g，白术10g，炙甘草10g。此方服3剂，气冲得平，心神得安，心悸、胸痛及颈脉胀痛诸症明显减轻。但脉仍带结，犹显露出畏寒肢冷等阳虚见证。乃于上方加附子9g，肉桂6g，以复心肾之气。服3剂手足转温，而不恶寒，然心悸气短犹未痊愈，再于上方中加党参、五味子各10g，以补心肺脉络之气。连服6剂，诸症皆瘥。（陈明，刘燕华.刘渡舟验案精选.北京：学苑出版社，2005）

【辨证思路】

辨主症：本案主症为心胸疼痛，心悸气短，多在夜晚发作，发作时，自觉有气上冲咽喉，顿感气息窒塞，周身出冷汗。《伤寒论》第67条茯苓桂枝白术甘草汤证原文有述："心下逆满，气上冲胸。"其症状与本案类似。又查其舌水滑欲滴，切其脉沉弦，是阳虚有痰饮之象，正宜用茯苓桂枝白术甘草汤治疗。

辨病机：本案病证刘老名之为"水心病"，是由于其病机是阳气不足，水饮不化，水气上冲，扰乱于心，血脉阻滞所致。临床上心胸疼痛有气滞、痰阻、寒凝、瘀血等不同。本案为阳虚有痰饮，阳虚是其本，痰饮是其标，宜标本同治。茯苓桂枝白术甘草汤能温阳化饮，正和本案病机。方中茯苓、白术以健脾化饮，桂枝、炙甘草以温振阳气。刘老仅用原方，3剂后诸症明显减轻，又随证加减，加附子、肉桂以温心肾之阳，加党参、五味子以补心肺之气，数剂后，病即痊愈。

二、茯苓桂枝甘草大枣汤

【医案】

张某，男，54岁。患者诉脐下跳动不安，小便困难，有气从小腹上冲，至胸则心慌气闷、呼吸不利而精神恐怖。每日发作四五次，上午轻而下午重。切其脉沉弦略滑，舌质淡，苔白而水滑。辨证：此证气从少腹上冲于胸，名曰"奔豚"。乃系心阳上虚，坐镇无权，而下焦水邪得以上犯。仲景治此证有二方：若气冲而小便利者，用桂枝加桂汤；气冲而小便不利者，则用茯苓桂枝甘草大枣汤。今脐下悸而又小便困难，乃水停下焦之苓桂枣甘汤证。疏方：茯苓30g，桂枝10g，肉桂6g，炙甘草6g，大枣15枚，用甘澜水煮药。仅服3剂，则小便畅通而病愈。（刘渡舟.新编伤寒论类方.太原：山西人民出版社，1984）

【辨证思路】

辨主症：本案主症为发作性脐下跳动不安。伴有小便困难，气从小腹上冲，至胸则心慌气闷、呼吸不利而精神恐怖，此为典型的奔豚证。正如《伤寒论》第65条所说："发汗后，其人脐下悸者，欲作奔豚，茯苓桂枝甘草大枣汤主之。"刘老辨此证用药，又从小便利与不利着眼：若气冲而小便利者，用桂枝加桂汤；气冲而小便不利者，则用茯苓桂枝甘草大枣汤。本案脐下悸而又小便困难，故用苓桂枣甘汤。

辨病机：本案病机为阳气受损，水饮内动，向上冲逆。脐下跳动不安是水邪内动，气从小腹上冲，凌心犯肺则心慌气闷、呼吸不利，小便不利正是水饮内停之象。茯苓桂枝甘草大枣汤以茯苓淡渗利湿以治本，桂枝通阳化饮，降逆平冲以治奔豚，炙甘草、大枣培土以制水，甘澜水取其轻扬不助水湿。全方通阳降逆，培土制水，故能药到病除。

三、茯苓甘草汤

【医案】

阎某，男，26岁。心下动悸不安，三五日必发生一次腹泻，泻则悸轻。然不数日，证又复除。脉弦，而小便尚可，舌苔白滑。辨为胃中停饮，饮与气相搏之证。若胃中之饮下趋于肠间，则大便作泻而胃饮则减，证候随之减轻。然去而旋生，则又悸动不安。为疏：茯苓24g，生姜24g，桂枝10g，炙甘草6g。药有十余剂，逐渐而安。（刘渡舟.新编伤寒论类方.太原：山西人民出版社，1984）

【辨证思路】

辨主症： 本案主症为心下动悸不安，伴三五日一次腹泻，泻则悸轻。脉弦，舌苔白滑，是痰饮内停之象。心下悸动是因为胃中停饮上犯，周期性腹泻是因为胃中停饮下趋肠道。临床还可有四肢不温、呕吐清涎等症。

辨病机： 本案病机为水停中焦，上犯下趋。水饮内停，当有阳虚。阳虚有痰饮，为何不用真武汤或苓桂术甘汤？茯苓甘草汤可看作苓桂术甘汤去白术加生姜。前者用白术重在健脾益气，后者重用生姜在于温散水饮。《伤寒论》第73条曰："伤寒，汗出而渴者，五苓散主之；不渴者，茯苓甘草汤主之。"可见，五苓散与茯苓甘草汤均有汗出伤阳、内有停饮的病机。口渴者用五苓散，不渴者用茯苓甘草汤。而真武汤阳虚为甚，自当不同。

四、茯苓桂枝五味甘草汤

【医案】

张某，女，45岁，农民。因情志因素致阵发性脐下悸3月，每日发作1～2次。发作时自觉从少腹有气上冲，胸闷喉痒，唇麻齿抖，语言不利，面色潮红。并有冷气下行，足冷腿软，步履艰难。近1月来症状加剧，头痛畏光，视力减退。发作完毕，一如常人。苔薄白，脉滑数有力。此属冲气上逆，治拟平冲降气。服桂苓五味甘草汤15剂，诸症消失。〔赵建萍.桂苓五味甘草汤临床新用.甘肃中医，2002（6）：12-13〕

【辨证思路】

辨主症： 本案主症为阵发性脐下悸动，发作时自觉有气从少腹上冲，发作后，一如常人。《金匮要略·奔豚气病脉证治》曰："奔豚病，从少腹起，上冲咽喉，发作欲死，复还止，皆从惊恐得之。"本案正是奔豚发作。《金匮要略·痰饮咳嗽病脉证并治》又有："青龙汤下已，多唾口燥，寸脉沉，尺脉微，手足厥逆，气从小腹上冲胸咽，手足痹，其面翕热如醉状，因复下流阴股，小便难，时复冒者，与茯苓桂枝五味甘草汤。"

与案中"气从小腹上冲胸咽""面色潮红""冷气下行"颇类，故赵建萍选用茯苓桂枝五味甘草汤，获得良效。

辨病机：本案病证由情志因素诱发，似可考虑用奔豚汤。但医案作者从发作症状中发现足冷腿软、面色潮红等肾气不足、虚阳浮越之象，此时的气机上冲，也当责之于肾虚不能固守于下。故不用奔豚汤，而用茯苓桂枝五味甘草汤。茯苓桂枝五味甘草汤原是为服小青龙汤后阳虚夹饮，浮阳上越所设。尤在泾注解此方："方中以茯苓桂枝以抑冲气，使之下行，然逆气非敛不降，故用五味子之酸敛其逆气，土厚则阴火自伏，故以甘草之甘补其中也。"医案作者在临床运用此方常用剂量为：茯苓、桂枝各 12g，甘草 9g，五味子 24g，可供参考。

五、桂苓五味甘草去桂加干姜细辛半夏杏仁大黄汤

【医案】

和泉屋清兵卫之母，年五十余，曾下血过多，已后面色青惨，唇色淡白，四肢浮肿，胸中动悸，短气不能步行，时下血，余与六君子汤加香附、厚朴、木香，兼用铁沙丸（铁沙、干漆、莎草、苍术、厚朴、橘皮、甘草）。下血止，水气亦减，然血泽不能复常。秋冬之交，咳嗽胸满甚，遍身洪肿，倚息不能卧，一医认为水肿与利水之剂无效。余诊之曰：恐有支饮，先治其饮，则咳嗽浮肿自得其道，因与苓甘姜味辛夏仁黄汤加葶苈子，服之二三日，咳嗽满减，浮肿忽消散，余持此案治水肿数人，故记以示后学。（浅田宗伯，陆雁.浅田宗伯方论医案集.北京：人民卫生出版社，2009）

【辨证思路】

辨主症：本案主症为咳嗽胸满，遍身洪肿，倚息不能卧。《金匮要略·痰饮咳嗽病脉证并治》曰："咳逆倚息不得卧，小青龙汤主之。"本案似乎可以用小青龙汤。然患者曾下血多，血泽不能复常。《金匮要略·痰饮咳嗽病脉证并治》曰："所以然者，以其人血虚，麻黄发其阳故也。"故不用麻黄，而选用桂苓五味甘草去桂加干姜细辛半夏杏仁大黄汤加减。

辨病机：本案病证为支饮，饮邪阻滞心胸，故咳嗽胸满，肺的宣发肃降失职，故遍身洪肿，倚息不能平卧；血虚不可发汗，故不用小青龙汤；饮邪夹热，胃热上冲，故医案用桂苓五味甘草去桂加干姜细辛半夏杏仁大黄汤治疗。

六、五苓散

【医案】

一程姓患者，症见高热口渴，谵语不眠，小便短赤，脉浮洪大。连给大剂人参白虎

汤 3 剂，不但症状无减，口渴反而增剧。我素遵家训（家父谓：伤寒方治病效若桴鼓，但用之不当，祸亦不浅，凡伤寒用药逾 3 剂而病不减者，就要退让高明，万勿固执己见，贻误患者，先祖有"伤寒不过三"遗训），因此向患者告辞，请其改延他医。可是患者苦苦挽留，诚恳之情，又使我难以推却。

正踌躇间，恰病者邻居程某来访，谓：他不知医理，但闻乡前辈某曾治一患者，口渴喜热饮，后用桂附之类云云。我猛然大悟，急问病者，喜热饮否？答道：喜热饮，虽至手不可近，亦一饮而尽。再细察其舌，质红无苔而滑。因思：脉浮洪大，发热，虽似白虎证，但口渴喜热饮实非白虎汤所宜。此乃无根之火上浮，故口渴喜热，舌红而滑；虚火扰及神明，故谵语，火不归位，膀胱气化失职，故小便短赤。当按膀胱蓄水证治之。选用五苓散改汤剂，桂枝用肉桂以引火归元（每剂用桂八分研末，分两次冲服）。仅两剂，热退口和，小便清利。后调理半月复元。（俞长荣 . 伤寒论汇要分析 . 福州：福建科学技术出版社，1964）

【辨证思路】

辨主症：本案主症为高热渴喜热饮，伴谵语不眠，小便短赤，脉浮洪大，舌红苔滑。本案容易误诊为身大热、口大渴、脉洪大的白虎加人参汤证，然用之无效。关键在口渴而喜热饮，舌苔滑，不是热证，而是饮证。参照《伤寒论》第 72 条曰："发汗已，脉浮数，烦渴者，五苓散主之。"水饮内停口渴，当用五苓散。

辨病机：本案病证病机为阳虚水蓄膀胱，津凝不滋，虚热烦扰，故用五苓散化气行水。蓄水去，则津液得布，虚热无所依附，渴止热退而病愈。

方中重用泽泻为君，以其甘淡，直达肾与膀胱，利水渗湿。臣以茯苓、猪苓之淡渗，增强其利水渗湿之力。佐以白术、茯苓健脾以运化水湿。《素问·灵兰秘典论》谓："膀胱者，州都之官，津液藏焉，气化则能出矣。"膀胱的气化有赖于阳气的蒸腾，故方中又佐桂枝温阳化气以助利水，解表散邪以祛表邪。

本方在《伤寒论》中原治蓄水证，乃由太阳表邪不解，循经传腑，导致膀胱气化不利，而成太阳经腑同病。太阳表邪未解，故头痛微热；膀胱气化失司，故小便不利；水蓄不化，郁遏阳气，气不化津，津液不得上承于口，故渴欲饮水；其人本有水蓄下焦，饮入之水，不得输布而上逆，致水入即吐，故此又称"水逆证"。

七、茵陈五苓散

【医案】

姜某，男，26 岁。久居山洼之地，又值春雨连绵，雨渍衣湿，劳而汗出，内外交杂，遂成黄疸。前医用清热利湿退黄之剂，经治月余，毫无功效，几欲不支。就诊时，黄疸指数 85mg/dL，转氨酶高达 500U/L。察其全身色黄而暗，面色晦滞如垢。问其二便，大便溏，日行二三次，小便甚少。全身虚浮似肿，神疲短气，无汗而身凉。视舌质淡，苔白而腻，诊脉沉迟。脉证合参，辨为寒湿阴黄之证。治宜温阳化湿退黄。疏方：茵陈30g，茯苓15g，泽泻10g，白术15g，桂枝10g，猪苓10g，附子10g，干姜6g。初服日进两剂，3天后诸症好转；继则日服1剂，3周痊愈。化验检查，各项指标均为正常。（陈明 刘燕华．刘渡舟临证验案精选．北京：学苑出版社，1996）

【辨证思路】

辨主症： 本案主症为全身色黄而暗，面色晦滞如垢，为黄疸之阴黄的表现。大便溏，小便少，舌质淡，苔白而腻，脉沉迟，均为寒湿之象。全身虚浮，神疲短气，无汗而身凉，是寒湿伤阳之象。

辨病机： 本案病证为阴黄，患者往往过食生冷或过用寒凉，寒湿阻于中焦，肝胆疏泄不利，胆汁外溢而为黄疸。寒湿为阴邪，易伤阳气，故黄疸而色晦暗。本案以茵陈五苓散加减以温阳化湿退黄。茵陈可以利湿退黄，五苓散可以温阳化气，使湿邪从小便而去，所谓"治湿不利小便，非其治也"。加附子、干姜以温阳气。

八、猪苓汤

【医案】

患者患慢性肾盂肾炎，因体质较弱，抗病功能减退，长期反复发作，经久治不愈。发作时有高热、头痛、腰酸、腰痛、食欲不振、尿意窘迫、排尿少，有不快与疼痛感。尿常规检查：混有脓球、上皮细胞、红细胞、白细胞等。尿培养：有大肠杆菌。中医诊断：属淋证范畴。此为湿热侵及下焦。治宜清利下焦湿热，选张仲景《伤寒论》猪苓汤。猪苓12g，茯苓12g，滑石12g，泽泻18g，阿胶9g（烊化兑服）。水煎服6剂后，诸症即消失。（中医研究院．岳美中医案集．北京：人民卫生出版社，1978）

【辨证思路】

辨主症： 本案主症为小便不利，具体为尿意窘迫、排尿少，有不快与疼痛感。伴有高热、头痛、食欲不振、腰酸、腰痛。《伤寒论》第223条曰："若脉浮，发热，渴欲饮水，小便不利者，猪苓汤主之。"

辨病机： 本案患者患慢性肾盂肾炎，长期反复发作，经久治不愈。肾虚在先，湿热留恋，故成此证。猪苓汤治疗水热互结下焦，有伤阴之象者，可以清利湿热兼养肾阴，正符合本案病机。

九、猪苓散

【医案】

杨某，女，7个月，1979年9月20日诊。患儿发病已两天，经西医诊断为小儿单纯性消化不良，曾用西药效果不佳。大便稀，呈蚕花状，每日10余次，小便少，伴有轻微呕吐，精神不振，舌质红苔白，脉细数，体温38℃。用猪苓散加半枝莲两剂，诸症痊愈。〔杨昔年．猪苓散加半枝莲治疗小儿单纯性消化不良．陕西中医，1981（6）：11〕

【辨证思路】

辨主症：本案主症为大便稀溏，日10余次。伴小便少、呕吐、发热、舌质红苔白、脉细数。《金匮要略呕吐哕下利病脉证》云："呕吐而病在膈上，后思水者，解，急与之。思水者，猪苓散主之。"本条呕吐为饮邪所致，与本案类似。其思水者，为饮停于胃，呕后饮邪欲解，津液有不足，胃阳尚未恢复。本案有发热，脉细数，病邪有热伤津液之势，故可以用猪苓散加减治疗。

辨病机：本案病证为小儿单纯消化不良。病机为脾虚不运，湿滞胃肠，积而化热。患儿大便稀溏、小便少、呕吐，是脾虚湿滞，舌质红，脉细数，发热是湿郁化热之象。猪苓散用猪苓、茯苓、白术健脾利水，湿去脾胃健运则呕吐止，湿去热无依附则热易退，更加半枝莲以清热利尿。

十、牡蛎泽泻散

【医案】

患者贾某，女，56岁，1979年8月23日入院，住院号：79/3619，患者过去有慢性支气管炎。入院前1周开始发热，继而咳嗽痰黄，咯之不畅，气短，胸膺闷痛。急诊查白细胞$10.3×10^9$/L，中性粒细胞75%；胸部X线示右下胸腔积液。乃以胸膜炎收入病房。体检：体温38℃，呼吸较短促，但无发绀、气管居中，右下肺背部第8肋开始叩之浊音，呼吸音下降，支气管语音和语颤均下降，心脏（－）。苔薄，体胖，舌边见瘀斑，脉沉细。次日胸部X线检查证实为右下胸腔积液，血沉测定为35mm/h。入院当天中医辨证为痰饮日久，新感外邪，引动宿疾，饮停胸胁，脉络受阻。治以牡蛎泽泻散为主，合小陷胸汤复方化裁。

服药3剂，体温降至正常，胸闷胸痛已愈，右下肺背部听诊呼吸音有所上升，叩诊浊音好转，支气管语音、语颤亦有增强。进药5剂后，两肺呼吸音相等，恢复正常，右下肺背部叩诊转为清音，支气管语音、语颤亦恢复正常。当即胸片复查，示右下胸腔积液已全部吸收。其胸水吸收之快，令人惊奇。〔张鸿祥，周佩青．牡蛎泽泻散治胸水．上

海中医药杂志 .1983（5）：29-30〕

【辨证思路】

辨主症：本案主症为咳嗽痰黄，胸膺闷痛，胸部 X 线示右下胸腔积液。伴有发热气短等症。牡蛎泽泻散为腰以下水肿而设。《伤寒论》第 395 条云："大病差后，从腰以下有水气者，牡蛎泽泻散主之。"但该方以逐水清热、化痰散结为主。方中牡蛎、海藻、栝楼根、蜀漆都是化痰软坚散结之药。无论水饮痰结在何处，均可选用。

辨病机：本案病机为新感外邪，引动宿疾，饮停胸胁，脉络受阻。故用牡蛎泽泻散加减，以清热化痰逐水，消肿散结通络。方中牡蛎、栝楼根软坚散结，泽泻、蜀漆、葶苈子、商陆、海藻逐水化痰消肿。合上小陷胸汤，加强了清热化痰、宽胸散结的作用。牡蛎泽泻散药力峻猛，若非邪气盛实者，应当慎用。张仲景在方后注说"小便利，止后服"，说明此方不宜久服。

十一、茯苓杏仁甘草汤

【医案】

富某，女，56 岁，干部，1985 年 4 月 5 日就诊。症见：心动悸，脉结代。心电图：频发室性期前收缩。经中西药（中药如炙甘草汤等；西药如氯化钾、乙胺碘呋酮等）治疗不效。伴胸闷窒塞、短气、脘闷、纳呆、恶心欲吐，一日中之大半倚卧床榻，动之稍剧即短气动悸不已。观其体丰、面白、舌略胖、苔薄白润。拟茯苓杏仁甘草汤加味：茯苓 30g，杏仁 10g，炙甘草 10g，枳壳 10g，水煎，日 1 剂。1 剂入咽，短气窒塞大减；3 剂毕，期前收缩消失，脉缓匀齐，纳增，追访至今未再发。〔陈津生 .运用经方治疗心律失常 .北京中医杂志 1988（3）：19〕

【辨证思路】

辨主症：本案主症为心动悸，脉结代。伴胸闷窒塞、短气、脘闷、纳呆、恶心欲吐，体丰、面白、舌略胖、苔薄白润。患者胸闷窒塞、短气，与《金匮要略·胸痹心痛短气病脉证治》轻证相似。原文曰："胸痹，胸中气塞，短气，茯苓杏仁甘草汤主之，橘枳姜汤亦主之。"患者脘闷、纳呆、恶心欲吐，体丰、面白、舌略胖、苔薄白润，符合水饮偏盛的茯苓杏仁甘草汤证。

辨病机：本案心动悸，脉结代，若为阴阳两虚，投炙甘草汤当有效。然患者一派痰饮壅盛、阳气不通畅之象。改用茯苓杏仁甘草汤以祛湿通阳，又加枳壳以逐痰宽胸。由于方药切中病机，故仅服 3 剂即愈。

十二、甘姜苓术汤

【医案】

徐某，女，29岁，广播员，1985年10月4日初诊。主诉：臀部冷痛两年。两年前生小孩时，正值酷暑之际，则满月就席地睡了一夜。继则出现臀部冷痛，得温则减，余无不适。舌淡苔白津润，脉缓。所求中医老师为其诊治，多以风湿痹痛，脾阳虚辨证，方用独活寄生汤或香砂六君子汤等加减，均不见效。辨证：寒湿阻滞证（肾着病）；立法：温运寒湿。选方：肾着汤。白术15g，茯苓15g，干姜12g，炙甘草8g，两剂。10月7日二诊：冷痛已大大减轻。守方加味：白术15g，茯苓15g，干姜12g，炙甘草8g，鹿角胶10g，两剂。病痊愈。〔曹正.甘姜苓术汤的临床运用.实用中医药杂志.1998（2）：27-28〕

【辨证思路】

辨主症：本案主症为臀部冷痛，得温痛减，余无不适。得之于产后酷暑之际，席地睡卧。《金匮要略·五脏风寒积聚病脉证并治》第16条云："肾着之病，其人身体重，腰中冷，如坐水中，形如水状，反不渴，小便自利，饮食如故，病属下焦，身劳汗出，衣里冷湿，久久得之，腰以下冷痛，腹重如带五千钱，甘姜苓术汤主之。"可见，本案主症臀部冷痛，类似甘姜苓术汤证之"身体重，腰中冷"。

辨病机：本案病机为寒湿痹阻肌肉经络，阳气不行，故腰部酸胀疼痛。患者为产妇，尚未满月，阳气受损未复，又正值酷暑，虽天气炎热，但夜晚地气寒湿，夜卧于地，寒湿侵袭。舌淡苔白津润，脉缓，正是寒湿之象。由于邪气尚在经络肌肉，故余无不适。故用干姜苓术汤补土制水，散寒祛湿。其中，干姜温中散寒，茯苓、白术、炙甘草健脾燥湿。因本案患者产后阳气不足，故二诊加鹿角胶温肾阳，以助药力。

十三、泽泻汤

【医案】

朱某，男，50岁，湖北潜江县人。头目冒眩，终日昏昏沉沉，如在云雾之中。两眼懒睁，双手颤抖，不能握笔写字。迭经中西医治疗，病无起色，颇以为苦。视其舌肥大异常，苔呈白滑而根部略腻，切其脉弦软。疏《金匮要略》泽泻汤：泽泻24g，白术12g。服第1剂，未见任何反应。患者对其家属说：此方药仅两味，吾早已虑其无效，今果然矣。孰料第2剂后，覆杯未久，顿觉周身与前胸后背漐漐然汗出，以手拭汗而黏，自觉头清目爽，身感轻快之至。又服3剂，继出微汗少许，久困之疾从此而愈。（陈明，刘燕华.刘渡舟临证验案精选.北京：学苑出版社，1996）

【辨证思路】

辨主症： 本案主症为头目冒眩，终日昏昏沉沉，如在云雾之中。伴见舌胖大，苔白滑而根部略腻，脉弦软。《金匮要略·痰饮咳嗽病脉证并治》曰："心下有支饮，其人苦冒眩，泽泻汤主之。"本案舌脉是痰饮之象，主症为头晕昏冒，故符合泽泻汤证。

辨病机： 本案病机为痰饮困阻，清阳不升。饮邪停于心下，清阳被遏，不能上升头目而养神，故头目冒眩，终日昏昏沉沉。阳气不充养于筋脉，则两手发颤。本案治以泽泻汤利水除饮，健脾制水，使饮去阳达，汗出而解。

十四、茯苓泽泻汤

【医案】

苟某，男，42 岁，1962 年 8 月 22 日诊。自诉患呕吐两年 4 个月，先朝食暮吐，或暮食朝吐；半年后不定时呕吐，吐的次数不等，吐出物水食混杂，大便稀溏。巴中县医院诊断为慢性胃炎。刻诊：面色萎黄，形体消瘦，精神不振，面部和下肢浮肿，舌质淡，苔薄白，津润，脉象缓滑。此为脾虚水滞之胃反证。拟用健脾利水之法主治，方用茯苓泽泻汤：茯苓 15g，泽泻 15g，白术 12g，生姜 10g，桂枝 10g，甘草 3g。服 1 剂后，呕吐停止，精神仍差，胃纳正常，浮肿大减。又进两剂，以资巩固，并嘱严禁生冷食物，加强营养。两月左右恢复健康，参加农业生产。〔王廷富.茯苓泽泻汤治愈胃反二例.四川中医，1986（8）：47-48〕

【辨证思路】

辨主症： 本案主症为呕吐，表现为先朝食暮吐，或暮食朝吐，后不定时呕吐，吐出物水食混杂。朝食暮吐，或暮食朝吐是胃反，后呕吐水食混杂，是脾虚有水饮。《金匮要略·呕吐哕下利病脉证治》茯苓泽泻汤证曰："胃反，吐而渴欲饮水者，茯苓泽泻汤主之。"其证表现为呕吐后口渴，饮水又呕的反复发作，正符合本案主症。就诊时大便稀溏，面色萎黄，形体消瘦，精神不振，面部和下肢浮肿，舌质淡苔薄白而润，脉象缓滑，均是脾虚水饮内停的表现。

辨病机： 本案病机为脾虚水饮内停。患者呕吐两年余，脾胃虚寒，失其健运，既不能为胃行其津液，又不能运化水谷精微，中焦升降失职，水饮留滞，胃气上逆则呕。故治以温健脾胃，化饮降逆，用茯苓泽泻汤。脾胃健运，水饮消退，故呕吐止。

十五、葵子茯苓散

【医案】

袁某，23岁，1996年5月21日诊：产后次日早晨即发现小便点滴而下，渐至闭塞不通，小腹胀急疼痛。西医拟诊为膀胱麻痹、尿路感染，经用青霉素、庆大霉素等药，治疗5天未效，无奈放置导尿管以缓解小腹胀痛之苦。闻其语音低弱，少气懒言；观其面色少华，舌质淡，苔薄白；察其脉缓弱。处方：炒冬葵子（杵碎）、茯苓、党参各30g，黄芪60g，焦白术12g，桔梗3g。第1剂服后，小便即畅通自如，小腹亦无胀急疼痛感。3剂服完，诸症悉除，一如常人。〔周德清，王乃汉．葵子茯苓散在产后病中的活用实例．浙江中医杂志．1997（7）：309〕

【辨证思路】

辨主症：本案主症为小便不利，表现为闭塞不通，小腹胀急疼痛。伴有语音低弱，少气懒言，面色少华，舌质淡，苔薄白，脉缓弱等一派气虚症状。《金匮要略·妇人妊娠病脉证并治》云："妊娠有水气，身重，小便不利，洒淅恶寒，起即头眩，葵子茯苓散主之。"本案气血不足、小便不利与以上条文类似，故选用葵子茯苓散加减治疗。

辨病机：本案患者产时失血耗气过多，致肺脾气虚，不能通调水道，膀胱气化不及，故产后小便不通。《素问·灵兰秘典论》曰："膀胱者，州都之官，津液藏焉，气化则能出矣。"故恢复膀胱气化是关键。取葵子茯苓散化气行水，滑利窍道；加桔梗宣肺化痰，提壶揭盖，以利通调水道；党参、黄芪、焦白术补益肺脾之气虚，助膀胱气化复元，故小便自通。

第十三章　干姜附子汤类方

干姜附子汤类方包括干姜附子汤、四逆汤、茯苓四逆汤、通脉四逆汤、白通汤、白通加猪胆汁汤，这些处方组成相似，均用附子、干姜，其证亦颇近似，均以恶寒蜷卧、精神萎靡、四肢厥逆、下利清谷、呕吐、脉微欲绝为主症。但干姜附子汤峻补回阳，用于阳虚阴盛，格阳于外，有阳气欲脱之势；四逆汤证重在回阳救逆，用于阳衰阴盛证；若阳虚阴伤，兼烦躁者用茯苓四逆汤。若阴盛格阳，真阳欲脱，除有四逆汤证外，兼面色赤、反不恶寒、汗出、咽痛等症，轻则用通脉四逆汤回阳复脉，重则用通脉四逆加猪胆汁汤回阳固脱，使阴阳顺接。若少阴虚寒下利，阳气衰微，阴寒内盛，寒来困阳，致使阳气抑郁不达者，则用白通汤破阴以通阳；若阳虚且被阴寒之气格拒而出现虚阳上浮者，可用白通加猪胆汁汤通阳复脉，滋阴和阳。本章主要介绍上述方剂的临床有效验案，并通过对主症和病机的分析，以阐述临证使用杂方的方法和思路。

一、干姜附子汤

【医案】

夏某，男婴。高热不退已十五日。曾延西医治疗，因不明原因治而无效，转诊于胡老。患儿骨瘦如柴，高热不退，上午热重，烦躁哭啼，午后反而安静。面色淡黄，不欲吮乳，大便稀少，小便时清时黄，脉虚数。证属阴寒内盛，虚阳外越，急投仲景干姜附子汤。方用：干姜9g，附子6g。此方仅服两剂，热退而愈。〔胡谷塘，建平医院，胡国英.胡翘武老中医经方治验拾英.陕西中医，1986（3）：114-115〕

【辨证思路】

辨主症：本案主症为高热不退。就诊时上午热重，烦躁哭啼，午后反而安静。《伤寒论》第61条云："下之后，复发汗，昼日烦躁不得眠，夜而安静，不呕，不渴，无表证，脉沉微，身无大热者，干姜附子汤主之。"所述烦躁症状与本案正相符合。

辨病机：本案患儿高热不退十五日，迁延失治，至阳虚阴盛，格阳于外，有阳气欲脱之势，虚阳得上午阳气能与邪争，故上午烦躁。此烦躁发热，非阳盛所致，故不可误用清热，不见表证，以不可误用发表，故用干姜附子汤峻补回阳。本方所治正是因为阳气将脱，不可缓图，故与四逆汤，而不用甘草，防其掣肘，纯用辛热走窜。方后亦注明要顿服，可见病势急迫。本案患儿仅服两剂，便可热退而愈。

二、四逆汤

【医案】

唐某，男，75岁。冬月感寒，头痛发热，鼻流清涕。自服家存羚翘解毒丸，感觉精神甚疲，并且手足发凉。其子恳求刘老诊治。就诊时，见患者精神萎靡不振，懒于言语。切脉未久，则侧头欲睡。握其两手，凉而不温。视其舌则淡嫩而白。切其脉不浮而反沉。脉证所现，此为少阴伤寒之证候。肾阳已虚，老怕伤寒，如再进凉药，必拔肾根，恐生巨测。法当急温少阴，与四逆汤：附子12g，干姜10g，炙甘草10g。服1剂，精神转佳。再剂，手足转温而愈。（陈明，刘燕华.刘渡舟验案精选.北京：学苑出版社，2005）

【辨证思路】

辨主症：本案主症为头痛发热，鼻流清涕。伴见精神萎靡，手足厥逆，脉沉。《伤寒论》第281条云："少阴之为病，脉微细，但欲寐也。"本案患者精神萎靡，但欲寐，是少阴阳虚阴盛之象。又《伤寒论》第92条云："病发热头痛，脉反沉，若不差，身体疼痛，当救其里。"故虽发热头痛，鼻流清涕，但脉沉，当救其里，救里宜用四逆汤。

辨病机：本案病证为少阴伤寒，病机为阳虚感寒。患者年事已高，冬月感寒，故寒邪直入少阴，表现为一派少阴阳虚之象，故当以四逆汤急救回阳。四逆汤临床用于阳虚欲脱，冷汗自出，四肢厥逆，下利清谷，脉微欲绝，疗效显著。本案不可拘泥于表证，当解表散寒，更不可误用寒凉，发汗伤阳、寒凉伤阳均当戒之。

三、茯苓四逆汤

【医案】

左季氏，女，65岁，社员。患慢性肾炎、肾性高血压10余年。初诊：神疲欲寐，语声细微，头目眩晕，心烦难眠，四肢厥逆，下肢浮肿，按之凹陷，小便不利。脉沉微，舌尖微红，苔白滑。血压200/120mmHg。尿常规：尿蛋白（+++），颗粒管型（+），红细胞（+）。此属阴盛阳浮，水气不化所致之水肿。急宜甘温骤补，复阳化气，方用四逆汤加味：附子6g，干姜5g，炙甘草6g，党参9g，茯苓12g，3剂。二诊：病见起色，语声清晰，水肿渐退，腰痛复作，血压160/100mmHg，余症同前。效不更方，上方加桑寄生12g，杜仲12g，益母草12g，续服5剂。三诊：肿已退尽，余症悉消，血压130/90mmHg，尿常规：尿蛋白（+）。嘱服桂附地黄丸以固疗效。〔徐宏成.四逆汤治验三则.广西中医药，1980（1）：30-40〕

【辨证思路】

辨主症： 本案主症为水肿，表现为下肢浮肿，按之凹陷。伴见小便不利，神疲欲寐，语声细微，头目眩晕，心烦难眠，四肢厥逆，脉沉微，舌尖微红，苔白滑。水肿，小便不利，苔白滑，是阳虚不能化气。神疲欲寐，语声细微，头目眩晕，四肢厥逆，脉沉微，是阳虚之象。心烦难眠当是阳虚烦躁。《伤寒论》第69条曰："发汗，若下之，病仍不解，烦躁者，茯苓四逆汤主之。"未经汗下而烦躁属阳盛，既经汗下后而烦躁属阳虚，故本案可用茯苓四逆汤治疗。

辨病机： 本案病证为阳虚气化不利所致水肿。患者患慢性肾炎、肾性高血压10余年。正气亏虚，表现为一派阳虚之象，中间现烦躁。故用茯苓四逆汤回阳救逆，化气行水。茯苓四逆汤由四逆汤加茯苓、人参而成，方以四逆汤为主，回阳救逆，加人参而益气生津，扶正固本，阳复阴生。重用茯苓，甘淡健脾渗湿，使水湿之邪从小便去，茯苓并能安神，定魂魄，除烦而宁心。本案用茯苓泽泻汤收效后，随症加减，取得了较好的疗效。

四、白通加猪胆汁汤

【医案】

谷某，男，1岁。因发热、泄泻，自用西药治疗无效，而住儿科病房。诊断为中毒性消化不良并脱水，经用多种抗生素及体液疗法病情无改善，遂邀余会诊。症见呕吐泄泻仍频，完谷不化已1周，发热烦躁四肢厥冷，口渴思饮水入而呕吐。面黄山根筋青，目眶凹陷露睛，神呆，舌红少津，脉微细欲绝。诊为少阴病，阴盛格阳证。有阳脱阴竭之象，病势危殆，亟拟白通加猪胆汁汤，处方：川附片15g，干姜6g，葱白2寸，童便25mL，猪胆汁5mL。1剂开水煎两次，如法煎成，每次100mL，分5次服完（隔两小时服一次）。连投两剂而转危为安。后以六君子汤合益黄散调理，病遂痊愈。〔廖泉滢，廖伯筠.白通加猪胆汁汤的临床应用.云南中医杂志.1986（3）：29-31〕

【辨证思路】

辨主症： 本案主症为呕吐泄泻仍频，完谷不化。患儿吐泻已1周，伴发热烦躁四肢厥冷，脉微细欲绝，口渴思饮水入而呕吐。发热烦躁，非真热，而是阴盛格阳于上的表现。《伤寒论》第315条曰："少阴病，下利，脉微者，与白通汤。利不止，厥逆无脉，干呕烦者，白通加猪胆汁汤主之。"本案正符合白通加猪胆汁汤证。山根亦即鼻梁，为足阳明胃之脉络，小儿乳食过度，胃气受损，则青黑之纹横截于山根。本案面黄山根筋青，提示脾胃虚寒。

辨病机： 本案病证是由患儿发热泄泻失治误治所致，病机为阳脱阴竭，阴盛格阳。患儿呕吐泄泻日久，四肢厥冷，脉微欲绝，是阳气亡脱之象。口渴，目眶凹陷露睛，舌红少津，是阴液欲枯之象。发热烦躁，为阴阳格拒。白通加猪胆汁汤为《伤寒论》少阴病阴盛格阳、救逆要方。凡属阳气衰微、伤阴脱液者，皆有奇效。

第十四章　甘草干姜汤类方

甘草干姜汤类方包括甘草干姜汤、理中丸（或汤）、大建中汤和吴茱萸汤。本类方证相近，均有脾胃阳虚之腹痛、呕吐、畏寒怕冷等症。甘草干姜汤证为阳虚阴伤，偏于阳虚，尤其偏脾胃阳虚，出现手足厥冷、咽干烦躁、吐逆者；理中丸或汤证尚有寒湿内盛之下利、多唾等，故方中用干姜、白术相伍，温中健脾燥湿；大建中汤证则偏于阴寒内盛，主要以腹痛为主，且痛势剧烈，因此，用干姜、蜀椒配伍温中祛寒；吴茱萸汤则是肝胃同病，虽然表现有呕吐、下利，但兼有胸满、头痛、脉沉弦或弦迟等，因此，重用吴茱萸温胃暖肝。本章主要介绍上述方剂的临床有效验案，并通过对主症和病机的分析，以阐述临证使用杂方的方法和思路。

一、甘草干姜汤

【医案】

左某，男，71 岁，1975 年 11 月 26 日就诊。心境不旷，复因劳累，晨起突然吐血数口，一天连续吐血四次，每次吐血量 10 ～ 40mL，色暗红，夹有血块。翌日晨起又吐血数口，遂来门诊诊治。查患者面颊浮红，间或有稀白痰涎咯出，脘腹轻微胀满，倦怠不思饮食，小便素频，余沥不尽，舌质淡嫩，苔薄，脉虚大而数。诊为阳虚吐血，拟加味甘草干姜汤治之（黑甘草 30g，黑干姜 15g，炒青皮 12g，炒牡丹皮 12g，竹茹 30g）。服 1 剂吐血即止，仅痰中略带血丝，再剂获痊愈。〔袁熙骏 . 曹仁人经验三则 . 山东中医杂志 .1984（5）：33-34〕

【辨证思路】

辨主症： 本案主症为吐血，表现为一天连续吐血四次，每次吐血量 10 ～ 40mL，色暗红，夹有血块。患者吐血量大且颜色为暗红，又伴有面颊浮红，间或有稀白痰涎咯出，脘腹轻微胀满，倦怠不思饮食，小便素频，余沥不尽，舌质淡嫩，苔薄，脉虚大而数等症状，为脾胃阳气虚寒之象。《伤寒论》第 29 条云："伤寒脉浮，自汗出，小便数，心烦，微恶寒，脚挛急，反与桂枝，欲攻其表，此误也。得之便厥，咽中干，烦躁，吐逆者，作甘草干姜汤与之，以复其阳。"《金匮要略》又云："肺痿吐涎沫而不咳者，其人不渴，必遗尿，小便数，所以然者，以上虚不能制下故也。此为肺中冷，必眩，多涎唾，甘草干姜汤以温之。若服汤已渴者，属消渴。"因此，本案主症与甘草干姜汤相似。

辨病机：本案主症为吐血，患者年逾古稀，素体阳虚，脾胃乃后天之本，为气血之本，有统血、摄血的功能，脾胃阳气虚弱，失于固摄，复因七情内伤，劳伤阳络而致吐血。脾胃阳虚，腐熟运化水谷功能减弱，故患者间或有稀白痰涎咯出，脘腹轻微胀满，倦怠不思饮食。阳虚不能制寒，虚寒累及下焦，故小便素频，余沥不尽；虚阳浮越，故面颊浮红。因此，本案病机为脾胃虚寒，失于摄血，运用加味甘草干姜汤以复其阳，从阳统阴。方中黑甘草甘温，用量必须大于黑干姜，以补气升阳；干姜温中散寒，守而不走，温复阳气。两药皆炒黑存性，"血见黑则止"，愈增止血之力。佐以降气之炒青皮、行血之炒牡丹皮，乃宗前贤治血证"宜降气不宜降火""宜行血不宜止血"之旨；竹茹味甘性微寒，反佐辛热之黑干姜，共同达到温中补脾、复阳止血的作用。

二、理中丸或汤（人参汤）

【医案】

黄某，女，35岁。患水肿新瘥，面部仍有轻微浮肿，面色淡黄，唇色不荣。近日胃脘作痛，绵绵不休，口中干燥，大便3日未通。脉象沉涩，舌白而干。我拟理中汤1剂，方用：党参12g，白术9g，干姜6g，炙甘草9g。门人问：口燥便秘而用理中汤，岂不怕使燥结更甚吗？我说：此证乃脾虚中阳不振，运化失司，水津不布。津液不上输，故口燥舌干；不下行，故大便秘。证属太阴里虚寒，而非阳明里实热证。从患者以往病史及当前面色、脉象可知，其痛绵绵不休，腹无便结，不拒按，是虚痛。故用理中汤温中健脾，使脾阳振奋，津液得行，所有症状即可解除。次日复诊，大便已通，口舌转润，胃脘痛随之而减，遂与六君子汤以善其后。（俞长荣.伤寒论汇要分析.福州：福建科学技术出版社，1964）

【辨证思路】

辨主症：本案主症为胃脘作痛，绵绵不休，为虚寒痛表现。患者虽有口中干燥，大便3日未通症状，但无阳明实热证兼症表现，而伴有面部轻微浮肿，面色淡黄，唇色不荣，脉象沉涩，舌白而干等脾阳虚兼症。因此，认为本案主症符合理中汤主症。

辨病机：本案病证胃脘作痛，绵绵不休，为中焦阳虚，温煦不及，寒凝气滞，不通则痛。脾胃阳虚运化水谷，化生气血功能减弱，故面色淡黄，唇色不荣。脾阳虚，水液输布失常，故面部轻微浮肿，舌白而干，口中干燥，甚则大便不通。因此，本案病机为脾胃虚寒，故用理中汤温中健脾，振奋脾阳，津液得行，大便得通。本案口燥便秘而用理中汤，是根据"塞因塞用"反治法原理治之。

三、大建中汤

【医案】

李某，男，38岁，1982年夏季就诊。两天前患肠梗阻，术后当晚剧烈腹痛，大汗淋漓，辗转不安，呻吟不止，每日需注射盐酸哌替啶缓解。刻诊：腹痛发无定时，夜间多发，发则上冲皮起，出现头足样物，痛而拒按，痛甚欲呕，舌淡嫩，苔薄白，脉沉弦有力，余无异常。《金匮要略》云："心胸中大寒痛，呕不能饮食，腹中寒，上冲皮起，出现有头足，上下痛而不可触近，大建中汤主之。"方以蜀椒15g，干姜12g，党参10g，饴糖30g（烊化）。一剂知，两剂瘥，继以健脾和胃、温中散寒法巩固。〔曹茂林.大建中汤治验举隅.山西中医，1993（3）：43〕

【辨证思路】

辨主症：本案主症为腹痛，表现为发无定时，夜间多发，发则上冲皮起，出现头足样物，疼痛剧烈，大汗淋漓，痛而拒按，痛甚欲呕。又见舌淡嫩，苔薄白，脉沉弦有力等兼症表现。正合《金匮要略》所说："心胸中大寒痛，呕不能饮食，腹中寒，上冲皮起，出现有头足，上下痛而不可触近，大建中汤主之。"

辨病机：本案病证腹痛发于术后，且发无定时，夜间多发，为阳虚寒凝所致。发则上冲皮起，出现头足样物，为寒气上下攻冲，充斥内外所致。虽疼痛剧烈而拒按，但发无定时，痛无定处，且有舌淡嫩，苔薄白，脉沉弦有力等兼症。因此，并非实证，而是严重的虚寒证。寒邪犯胃，胃气被迫上逆，故痛甚欲呕。因此，本案病机为脾胃阳虚，中焦寒甚，故运用大建中汤温阳补虚，建中缓急。

四、吴茱萸汤

【医案】

罗某，男，35岁，于1963年8月13日诊治。初患外感，发热恶寒，无汗身痛，项背强直不舒，投以葛根汤加味，服后汗出热退，项强好转，但头痛不止，经三次会诊，辨为阳热之证，先后投大剂白虎汤和祛风清热药无效，邀业师段彩庭老中医诊治。症见：面色青黑，精神困疲，头痛如劈，位在额颠，以布裹头，冲墙呼痛，舌无苔多津，鼻流清涕，四肢厥冷，呕吐涎沫，脉象弦滑。此为寒药伤阳，阳虚寒盛，阴寒之气上犯清阳之位，治宜温降。方用：吴茱萸、生姜、潞党参各30g，大枣12枚（擘）。服后头痛立止，诸症减轻。继服3剂而愈。〔唐祖宣.吴茱萸汤的临床辨证运用.新中医，1982（1）：20-22〕

【辨证思路】

辨主症： 本案主症为头痛，位在额颠，表现为头痛如劈，以布裹头，冲墙呼痛，疼痛剧烈且烦躁。又见舌无苔多津，鼻流清涕，四肢厥冷，呕吐涎沫，脉象弦滑等症状。《伤寒论》云："少阴病，吐利，手足逆冷，烦躁欲死者，吴茱萸汤主之。"《金匮要略》又云："干呕，吐涎沫，头痛者，茱萸汤主之。"本案主症额颠头痛，疼痛剧烈且烦躁，四肢厥冷，呕吐涎沫等，认为符合仲景所言吴茱萸汤证。

辨病机： 本案病证头痛，部位在颠额。阳明经脉循于面额，厥阴经脉与督脉会于颠顶。又见舌无苔多津，鼻流清涕，四肢厥冷，呕吐涎沫，脉象弦滑等虚寒兼症表现，且先投大剂白虎汤和祛风清热药无效。因此，认为本案病机为阴寒之邪循厥阴肝经上逆，浊阴上犯所致，故应用吴茱萸汤温中降逆，散寒止痛，使阴寒之邪不上凌，经脉舒畅，头痛自愈。吴茱萸既可温胃散寒，又可降厥阴逆气，为治疗厥阴头痛之要药。唐老认为，临床治疗头痛时吴茱萸用量在 15 ～ 30g 为宜。

第十五章　附子汤类方

仲景在《伤寒论》和《金匮要略》中创立了以附子为首的许多方剂，据统计，《伤寒杂病论》中有 32 方不同程度地运用了附子，为经方应用较多者之一，如祛湿止痛的桂枝附子汤、桂枝附子去桂加白术汤、甘草附子汤、附子汤；温阳化气行水的真武汤；功专缓急、止痛扶阳的芍药甘草附子汤；祛寒除湿的寒疝良方附子粳米汤、大乌头煎、乌头桂枝汤、赤丸；疗寒湿历节的乌头汤、近效术附汤；疗阳虚失精的天雄散；疗大实寒胸痹的九痛丸等，皆以附子温阳为先导，取其大辛大热之性以和调阴阳。归其病由，则不出虚实两端，实乃风、寒、湿邪三气杂至，痹阻于肌肉、关节，即发为外湿；虚乃气血阴阳不足，风寒湿趁虚而入，停于上焦、中焦或下焦，气血因而胶着不畅，不通则痛。

一、真武汤

【医案】

乡里市人姓京，鬻绳为业，谓之京绳子，其子年近三十，初得病，身微汗，脉弱，恶风。医者误以麻黄汤汗之。汗遂不止，发热，心痛，多惊悸，夜间不得眠卧，谵语，不识人，筋惕肉𥆧，振振动摇。医者以镇心惊风药治之。予视之曰："强汗之过也。"仲景云："脉微弱，汗出恶风者，不可服青龙汤。服之则筋惕肉𥆧，此为逆也。"唯真武汤可收之。仲景云："太阳病发汗，汗出不解，其人仍发热，心下悸，头眩，身𥆧动，振振欲擗地者，真武汤主之。"予三投而大病除。次以清心丸竹叶汤解余毒，数日瘥。
〔（宋）许叔微.伤寒九十论.上海：上海大东书局，1936〕

【辨证思路】

辨主症：《伤寒论》第 82 条云："太阳病发汗，汗出不解，其人仍发热，心下悸，头眩，身𥆧动，振振欲擗地者，真武汤主之。"本案中亦是如此，过汗后出现多惊悸，夜间不得眠卧，谵语，不识人，筋惕肉𥆧，振振动摇，符合真武汤主症。

辨病机：患者开始出现"身微汗，脉弱，恶风"，明显是太阳中风证，应使用桂枝汤，而医生却使用了峻汗剂麻黄汤，导致"汗遂不止，发热，心痛，多惊悸，夜间不得眠卧，谵语，不识人，筋惕肉𥆧，振振动摇"。因误用过汗法使阳气大量随汗外泄，阳不敛阴则汗遂不止；此时的发热不是表证未解，而应为阳气内虚，虚阳外浮所致；心痛，多惊悸，夜间不得眠卧，谵语，不识人，皆是因为阳气亏少，气化不利，水液不归正途，水气内动而凌心；《素问·生气通天论》云："阳气者，精则养神，柔则养筋。"今阳气虚不能温煦筋脉肌肉，同时因阳气大量丢失后，水液得不到正常运化，则浸渍筋脉肌肉，致筋惕肉瞤，振振动摇。本证为太阳病误汗亡阳，阳虚水停，用真武汤温肾暖脾以化气，气化则阳通，阳通则水液得以正常运行，水行经利，则心痛、惊悸、筋惕肉瞤等诸症自止。

二、附子汤

【医案】

刘某，患背冷如冰，脊骨不可按摩，虽衣重裘不暖，四时皆然，而饮食工作则如故。医有作风寒治者，有作肾虚治者，甚至作痰饮治者，且曾用针灸治疗数月，均不效，历有年矣。今冬彼来城视兄，其兄道衡与余友善，邀为诊治，详述致病经过。诊其脉沉而细微，背冷脊疼如昔。即书附子汤原方与服：附子5钱，芍药3钱，白术3钱，党参4钱，茯苓3钱，4剂病未改善，沉思是证是药，当属不谬，其所以疗效不高者，药力之未足欤？又嘱再服4剂，每次加吞金液丹1钱，一日两次，仍未减轻，乃于原方加鹿角胶3钱，补骨脂、枸杞子、狗脊、千年健各4钱。外用紫金桂附膏（中药店有售）溶化于方形布块成一圆圈，中置白砒细末1钱，烘热贴背心冷处。又服药3剂，寒痛均减。唯贴处起粟形作痒，知为胶药砒末之力居多，不再服药，专用膏药贴如前法，5日一换，半月症状消失，欣然还乡。（曹家达.金匮发微.福州：福建科学技术出版社，2007）

【辨证思路】

辨主症：《伤寒论》云："少阴病得之一二日，口中和，其背恶寒者，当灸之，附子汤主之。"又曰："少阴病，身体痛，手足寒，骨节痛，脉沉者，附子汤主之。"本案中患者脉沉而细微，背冷脊疼，与原文中提到的"身体痛，手足寒，骨节痛，脉沉者"相类似。

辨病机：阳气亏虚，内寒易生，不能温煦机体而见背冷如冰，寒性收引、凝滞，阻遏经脉气血，气血不通则脊骨疼痛不可按摩，虽衣重裘不暖，四时皆然。幸而饮食工作则如故，说明胃气尚存，脾胃为后天之本，土居中央以养四脏，有胃气则生，此病尚有转机。再观脉沉而细微，说明阳气鼓动无力，脉象蛰伏而虚弱。阳气虚衰，不能温养筋骨肌肉，寒湿留滞背脊的肌肉骨节，则背冷脊疼如昔。故本病主要病机在于阳气虚弱，寒湿弥漫。

三、桂枝附子汤

【医案】

杨某，女，60岁，四川省温江县永宁乡农民。既往有风湿病病史。1974年8月初，患者身觉不适，畏寒，头昏，身痛。某日正弯腰时，忽感腰部剧烈疼痛，不能伸直，头上直冒冷汗，遂倒床不起。邀范老诊治，按太阳证风湿论治，十余日痊愈。辨证：腰痛如割，不能转侧，身觉阵阵畏寒发热，手脚麻木。面色青暗，唇乌，舌质微红，苔白滑腻，触双手背微凉，脉浮虚。此为太阳证，风湿相搏，卫阳已虚。法宜温经散寒，祛风除湿，以桂枝附子汤主之。处方：桂枝 15g，制附片 60g（久煎，1 个半小时），生姜 30g，炙甘草 10g，大枣 30g。4 剂。上方连服 4 剂后，诸症悉减。再服 4 剂，基本痊愈。从此行走、劳动如常。1979 年 6 月追访，患者谈及 5 年前病愈以后，未再复发。（范开礼，徐长卿．范中林六经辨证医案选．北京：学苑出版社，2007）

【辨证思路】

辨主症：《伤寒论》指出："伤寒八九日，风湿相搏，身体疼烦，不能自转侧，不呕不渴，脉浮虚而涩者，桂枝附子汤主之。"本例诸症如"腰痛如割，不能转侧，身觉阵阵畏寒发热，手脚麻木，脉浮虚"，与原文基本吻合，故可用之。

辨病机：风寒湿杂至，痹着肌表，阻滞营卫，气血不利，故腰痛如割，不能转侧，身觉阵阵畏寒发热，手脚麻木。体受寒湿，外伤筋骨，日久致阳虚者则脉浮虚。按原方投之，仅药量斟酌变化。加重桂枝，发散在表之风寒，通阳化气；配以生姜，使风邪从皮毛而出；加重附子，温经散寒止痛，助肾阳，而立卫阳之基；佐以炙甘草、大枣，益中州，和营卫，则风寒湿三气除而搏自解。

四、桂枝附子去桂加白术汤

【医案】

刘某，女，71 岁，退休职工，1982 年 7 月 22 日初诊。全身关节痛，阴雨天较重，不能转侧，自汗，小便利，大便干 1 年，屡治未愈，舌苔薄白，脉寸关浮，诊断：风湿痹。辨证：阳气不足，湿气留着。治则：助阳散湿，祛风温经。处方：白术 12g，炮附子 9g，生姜 9g，甘草 9g，大枣 3 个，3 剂。服后全身关节疼痛大减，大便已通畅，自汗止，又服 3 剂，症状消失。（刘景祺．经方验．呼和浩特：内蒙古人民出版社，1987）

【辨证思路】

辨主症：《金匮要略·痉湿暍病脉证治》云："伤寒八九日，风湿相搏，身体疼烦，不能自转侧，不呕不渴，脉浮虚而涩者，桂枝附子汤主之。若大便坚，小便自利者，去桂加白术汤主之。"桂枝附子去桂加白术汤即白术附子汤，无疑是桂枝附子汤之类变证，强调了"身体疼烦，且大便坚，小便自利"为主，本案中的症状亦见"全身关节痛，小便利，大便干 1 年"，与原文症状类似。

辨病机：白术附子汤不用解表祛风之桂枝，君以温运之白术、炮附子，可测其在表之风邪已去，而寒湿之邪仍羁留于肌肉骨节，故全身关节痛，阴雨天较重，不能转侧；

寒湿久羁，必伤脾肾之阳气。伤脾之阳，则肌肉失养，胃肠枯涩，故大便干。肾阳虚则寒水不温，关门不固，津液不藏，故小便利。脉寸关浮，已露真阳内虚、卫阳虚浮之兆。病机应以"寒湿羁留，脾肾阳虚"为当。

五、甘草附子汤

【医案】

杨某，男，42 岁，煤矿工人。患关节炎已 3 年，最近加剧，骨节烦疼，手不可近，并伴有心慌气短、胸中发憋，每到夜晚则尤重。切其脉缓弱无力，视其舌胖而嫩。辨为心肾阳虚，寒湿留于关节之证。为疏：附子 15g，白术 15g，桂枝 10g，炙甘草 6g，茯苓 10g，薏苡仁 10g。服 3 剂而痛减其半，心慌等症亦佳。转方用桂枝去芍药加附子汤，又服 3 剂，则病减其七。乃书丸药方而治其顽痹获愈。（刘渡舟.新编伤寒论类方.太原：山西人民出版社，1984）

【辨证思路】

辨主症：《伤寒论》第 175 条曰："风湿相搏，骨节烦疼，掣痛不得屈伸，近之则痛剧，汗出，短气，小便不利，恶风不欲去衣，或身微肿者，甘草附子汤主之。"本案用甘草附子汤，主要是在辨证中抓住了两个主症：一是周身骨节烦疼而不可近；二是心悸气短、胸满，与原文主症相符。

辨病机：对本方证的认识有两种意见。以《医宗金鉴》为代表的，则拘于条文中"风湿"二字，认为本方是祛风湿之邪的汗剂。以章虚谷为代表的，则认为本证是脾肾两虚、营卫虚极、表里皆虚、邪痹不出，本方是大补脾肾之阳，不必散邪而寒湿自去。我们认为章氏的说法是比较正确的。本方共 4 味药，附子配白术，而有术附汤之义，用以扶阳气而祛寒湿，故能治身体痛、骨节痛。桂枝配炙甘草，即桂枝甘草汤之义，用以振奋心阳，而治短气与小便不利。所以，从小便不利、汗出恶风、短气等症来看，本证实为风寒湿三邪伤于心脾肾三脏，正虚而邪恋。至于方后注云"得微汗出则愈"，并非桂枝发汗的作用。尤在泾说："云得微汗则解者，非正发汗也，阳复而阴自解耳。"其说当从。

六、乌头汤

【医案】

董某，女，60 岁，家属。患者于 14 年前因冬季受寒，致周身关节疼痛，1953 年住某医院治疗，用石膏固定，疼痛虽止而肩肘挛急不能屈伸，于 1957 年 7 月 11 日入院。患者左臂肘不能活动，右臂肘不能屈伸，手仅能举至颏，两膝盖和脚腕强直，行走艰难，六脉迟弱，诊断为寒痹。针肩髃、肩贞、曲池、膝眼、阳陵泉、解溪等穴，隔日一次；服乌头汤日 1 剂，分两服，共服 30 剂；外用生乌头细末，醋调熬膏敷患处，外用布包裹，日一换。共敷 10 次。左手能上举至颠，膝盖、脚腕柔和，行走正常，于 8 月 12 日出院。〔苏礼. 黄竹斋中风病医案选评. 中国医药学报.1990（3）：97-98〕

【辨证思路】

辨主症：《金匮要略·中风历节病脉证并治》云："病历节不可屈伸疼痛，乌头汤主之。"乌头汤的主症：疼痛，不可屈伸，或足跗肿痛，活动不利。本案中患者肩肘挛急不能屈伸，符合原文主症。

辨病机：寒为阴邪，其性凝滞，易阻遏经络，血气受阻，发为痛痹。本证寒气偏盛，寒夹湿流注于关节、筋骨，导致气血痹阻"不可屈伸"而冷痛。尤在泾在《金匮要略心典》中称该方为"寒湿历节之正法也"。故临床治疗风寒湿痹，多获良效。近年来亦不乏用该法治疗类风湿关节炎、坐骨神经痛、肩周炎、腰椎骨质增生而取效者，但乌头汤中，乌头大辛大热，过量可引起中毒，故临床使用制乌头为宜，如法久煎，用量从小量开始逐渐增加，以防止毒副作用的发生。

七、附子粳米汤

【医案】

彭某，初夜半来谓："家母晚餐后腹内痛，呕吐不止。煎服姜艾汤，呕痛未少减，且加剧焉，请处方治之。"吾思年老腹痛而呕，多属虚寒所致，处以砂半理中汤。黎明彭君仓卒入，谓服药后腹痛呕吐如故，四肢且厥，势甚危迫，恳速往。同诣其家，见伊母呻吟床第，辗转不宁，呕吐时作，痰涎遍地，唇白面惨，四肢微厥，神疲懒言，舌质白胖，按脉沉而紧。伊谓："腹中雷鸣剧痛，胸膈逆满，呕吐不止，尿清长。"凭证而论，则为腹中寒气奔迫，上攻胸胁，胃中停水，逆而作呕，阴盛阳衰之候。《灵枢·五邪》有云："邪在脾胃……阳气不足，阴气有余，则寒中肠鸣腹痛。"《金匮要略》叙列证治更切："腹中寒气，雷鸣切痛，胸胁逆满，呕吐，附子粳米汤主之。"尤在泾对此亦有精辟之论述："下焦浊阴之气，不特肆于阴部，而且逆于阳位，中虚而堤防撤矣。故以附子补阳祛阴，半夏降逆止呕，而尤赖粳米、甘草，培令土厚而使敛阴气也。"其阐明病理，译释方药，更令人有明确之认识。彭母之病恰切附子粳米汤，可以无疑矣！但尚恐该汤力过薄弱，再加干姜、茯苓之温中利水以宏其用。服两剂痛呕均减，再两剂痊愈。改给姜附六君子汤从事温补脾胃，调养十余日，即健复如初。（赵守真. 治验回忆录. 北京：人民卫生出版社，1966）

【辨证思路】

辨主症：《金匮要略·腹满寒疝病脉证并治》云："腹中寒气，雷鸣切痛，胸胁逆满，呕吐，附子粳米汤主之。"主症即是"腹痛，胸胁逆满，呕吐"。本案中患者"腹痛呕吐，痰涎遍地"，与原文中主症相似，用本方较为恰当。

辨病机：《灵枢·五邪》云："邪在脾胃，阳气不足，阴气有余，即寒中肠鸣腹痛。"说明脾胃阳虚，寒气上逆，造成腹痛、呕吐、肠鸣的病证。附子粳米汤正为此而设，仲景用此方治疗寒邪内阻、阴寒湿浊上犯之腹痛呕吐。需要注意此方中的对药，即附子和半夏，这个是属于"十八反"的范畴，炮制煎煮方法一定要得当。

八、赤　丸

【医案】

石某，男，4岁。患结核性脑膜炎而入院治疗。余随石季竹老中医会诊：患儿昏迷不醒，痰声辘辘，双目斜视，四肢厥冷，时而抽搐。苔白微腻，指纹青黯。乃属痰浊蒙闭心包，肝风内动。宜《金匮要略》赤丸方损益：制川乌、法半夏、石菖蒲各6g，茯苓9g，细辛1g，远志5g，生姜汁5滴，竹沥10滴。2剂后，吐出小半碗痰涎，神清厥回，肝风遂平。续经中西药治疗3月而愈。〔马先造.半夏、贝母不反乌头.上海中医药杂志.1983（11）：39〕

【辨证思路】

辨主症：赤丸出自《金匮要略·腹满寒疝宿食病脉证治》，主治"寒气，厥逆"。关于本方的适应证，前贤也有一些补充。如《金匮要略今释》说："但云寒气厥逆，则证不备具。依方，当有水气之变。水为阴类，其在胃腑内者，古人谓之痰饮。治痰饮，大法宜温药，故曰寒气。"即寒气往往指的是胃中寒饮，出现腹痛、呕吐、心下悸等，本案还有厥逆一证，这些症状都与案中主症契合。

辨病机：寒饮内生，饮聚成痰，痰浊上扰，引动肝风，此风内起于寒饮，其症见患儿昏迷不醒，痰声辘辘，双目斜视，四肢厥冷，苔白微腻，指纹青黯。寒饮去则痰浊无内生之源，故用赤丸。

九、大乌头煎

【医案】

1973年6月，有干部沈某，50余岁，有多年宿恙，为阵发性腹痛，因旧病复发，自外地来京住我院。1959年曾在我院做阑尾炎手术，术后并无异常。此次诊为"胃肠神经官能症"。自述每发皆与寒冷疲劳有关。患者腹痛频作，痛无定位，唯多在绕脐周围一带，喜温可按，痛甚以至汗大出。查舌质淡，苔薄腻而滑，脉沉弦。诊系寒气内结，阳气不运。寒则凝泣，热则流通。寒者热之，是为正治。曾投理中汤，药力尚轻，若不胜病，非大乌头煎不可，故先小其量以治之。乌头用4.5g，以药房蜜煎不便，盖蜜煎者缓其毒也，权以黑豆、甘草以代之。两剂后，腹痛未作，汗亦未出，知药证相符，乌头加至9g。4剂后复诊，腹痛已止，只腹部微有不适而已。见腻苔已化，舌转嫩红，弦脉缓和，知沉寒痼冷得乌头大热之品，涣然冰释矣。病者月余痊愈出院。〔魏龙骧.续医话四则.新医药学杂志.1978（12）：16〕

【辨证思路】

辨主症：《金匮要略·腹满寒疝病脉证治》云："腹痛，脉弦而紧，弦则卫气不行，即恶寒，紧则不欲食，邪正相搏，即为寒疝。寒疝，绕脐痛，若发则白汗出，手足厥冷，其脉沉弦者，大乌头煎主之。"本案中亦出现腹痛多在绕脐周围，喜温可按，痛甚以至汗大出，脉沉弦。大乌头煎证俱备，故投之立效。

辨病机：本条所论之证，阴寒极盛，痼结于内，症见腹痛剧烈，肢冷汗出。仲景治以乌头一味，药专力猛，竣逐阴邪，散寒止痛；蜜煎既可解其毒性，又可延长药效时间。因本方药力竣猛，仲景方后注明用量且考虑患者体质，从小量开始，不知渐增，不可一日再服。

十、乌头桂枝汤

【医案】

袁某，青年农妇，体甚健，经期准，已育子女三四人矣。一日，少腹大痛，筋脉拘急而未少安，虽按亦不住，服行经调气药不止，迁延十余日，病益增剧，迎余治之。其脉沉紧，头身痛，肢厥冷，时有汗出，舌润，口不渴，吐清水，不发热而恶寒，脐以下痛，痛剧则冷汗出，常觉有冷气从阴户冲出，痛处喜热敷。此由阴气积于内，寒气结搏而不散，脏腑虚弱，风冷邪气相击，则腹痛里急，而成纯阴无阳之寒疝。窃思该妇经期如常，不属于血凝气滞，亦非伤冷食积，从其脉紧肢厥而知为表里俱寒，而有类于《金匮要略》之寒疝。其谓："腹痛脉弦而紧，弦则卫气不行，即恶寒；紧则不欲食，邪正相搏，即为寒疝。"又"寒疝腹中痛，逆冷，手足不仁，若身疼痛，灸刺诸药不能治，抵当乌头桂枝汤主之"。本病症状虽与上引《金匮要略》原文略有出入，而阴寒积痛则属一致。处以乌头桂枝汤：制乌头4钱，桂枝6钱，芍药4钱，甘草2钱，大枣6枚，生姜3片。水煎，兑蜜服。上药连进两剂，痛减厥回，汗止人安。换方当归四逆加吴茱萸生姜汤：当归5钱，桂枝2钱，细辛1钱，芍药、木通各3钱，甘草、吴茱萸各2钱，生姜3片，以温通经络，清除余寒，病竟愈。（赵守真.治验回忆录.北京：人民卫生出版社，1966）

【辨证思路】

辨主症：本案中对于主症及相应病机描述清楚，出现少腹痛、冷汗出、肢厥冷、头身痛、口不渴、舌体润，与《金匮要略》乌头桂枝汤主症相合，故以乌头桂枝汤治疗取效。

辨病机：本案论述寒疝兼有表证的治法。本案寒疝腹痛为内外俱寒。内之阳气亏虚，阴寒内结，故少腹痛；阳虚寒凝血滞，四末失于温煦濡养，则肢厥冷；外有寒袭肌表，营卫不和，所以头身痛。故用乌头桂枝汤治之。

十一、《近效》术附汤

【医案】

患者周某，男，25岁，干部。眩晕每日发作3～4次，尤以清晨为甚。感觉天旋地转，眼前昏花缭乱，头重脚轻，站立不稳。觉屋床倾动，摇摇晃晃，眼前发黑，时时呕恶，但未吐出。休息片刻后稍感减轻。心下满，食欲不振，脉沉微细，舌色淡白。参合以上脉证，证与《近效》术附汤证相合，故以该方加减：附子18g，白术12g，炙甘草6g，灵磁石15g，共奏温经补阳、重镇摄纳之力。其原方连用两剂，眩晕减轻。继用两剂，眩晕基本消失，脉转有力，舌色接近正常。但觉心下痞满，干呕不思食，微见眩晕，为中阳未复，再以温阳降逆安胃为治。方用术附合二陈汤：陈皮9g，半夏9g，茯苓9g，白术9g，附子6g，生姜6g，炙甘草6g。共服4剂而愈。〔吴茂荣.运用"近效术附汤"治疗阳虚眩晕的一点体会.辽宁中医药杂志.1980（2）：11〕

【辨证思路】

辨主症：本案中"眩晕每日发作3～4次"，且伴随恶心、心下痞满、食欲不振等症，正好符合《近效》术附汤主症，即"头重眩，苦极，不知食味"，故为正治。

辨病机：《金匮要略》载，《近效》术附汤治"风虚头重眩，苦极，不知食味，暖肌补中益精气"。《金匮要略论注》云："肾气空虚，风邪乘之，漫无出路，风夹肾中浊阴之气，厥逆上攻，致头中眩苦至极。兼以胃气虚，不知食味，此非轻扬风剂可愈。"可知此条头重眩苦极，乃阳虚眩晕之重证。主要是肾中阳虚，夹浊阴之气上逆所致。方中附子属大辛大热，气味俱厚，是温经回阳的要药；白术、炙甘草甘缓，能调补脾胃，协同附子温暖其脾肾，使中焦之气升降正常，浊阴之气下流。此方药味虽少，但力专效捷，三药合用，以治头重苦眩。可知该条眩晕不是由于阳盛，而是由于阳虚。临床时除应注意兼证外，脉候最为重要。因阳虚之脉是沉微与浮虚，细心辨察，病情即可了然，治法才有所循。

十二、天雄散

【医案】

程某，男，29岁。初诊主诉，婚后两年未育，曾在本院泌尿科检查，生殖器无异常。爱人无妇科疾患。患者行精液常规检查，精子活动度 30%，精子数 3100 万 /mL。自觉乏力，阴寒囊缩，舌淡红，苔薄白，脉沉细。方用天雄散加减：制附子 10g（先煎），桂枝 10g，生龙骨 30g，白芍 10g，小茴香 6g，生姜 6g，大枣 10g，炙甘草 10g。服上方 14 剂后复查精液常规，精子活动度 55%，精子数 5400 万 /mL，异常精子率 3%。上方附子量增至 15g。继服 20 剂，精子活动度 70%，精子数 7700 万 /mL，异常精子率为 9%。阴寒囊缩症已缓。上方再加荔枝核 10g，橘核 10g。继服 20 余剂，其爱人怀孕。〔李文瑞，李秋贵，张根腾. 男性不育治验. 中医杂志.1985（7）：50-51〕

【辨证思路】

辨主症:《金匮要略》无相应原文，《外台秘要》载天雄散治男子失精。《金匮要略·血痹虚劳病脉证并治》曰："男子脉浮弱而涩，为无子，精气清冷。"本案为男子精子减少症，与《外台秘要》所载天雄散主症相合，也符合《金匮要略》精气清冷无子的表现。

辨病机:此例为肾阳不足，阴寒内盛，故精冷清稀，精子数不足，精子活动度低下，而导致不育。方选天雄散，取其壮阳助火，温经散寒，方中再加生姜、荔枝核、橘核、小茴香等以增强温经散寒之力；方中白芍敛阴以助阳，并防助阳药物伤阴；大枣、炙甘草调和诸药，共奏壮阳祛寒、温散寒邪之功。

十三、九痛丸

【医案】

患某，男性，74 岁，初诊日期：2015 年 1 月 26 日。主诉：间断胸痛 16 年，加重 4 天。患者于 1999 年因受寒劳累后出现胸痛，就诊于北京急救中心住院治疗，诊断为急性心肌梗死，予输液治疗后（具体药物不详），症状缓解出院。2002 年，患者因胸痛反复发作，就诊于北京朝阳医院，诊断为"冠心病，不稳定型心绞痛，陈旧性心肌梗死"，冠脉造影提示冠脉三支病变，予冠脉旁路移植术治疗，术后胸痛程度及发作频率较前明显缓解。同年，又因心慌，就诊于某医院，诊断为"心律失常，房颤"，曾予口服盐酸胺碘酮片治疗，症状稍有缓解，后未系统治疗。其后，患者定期就诊于我院门诊，接受口服灯盏生脉胶囊、丹蒌片等中成药治疗，但胸痛、心慌仍间断发作，症状未见明显缓解。2015 年 1 月 22 日下午，患者因劳累、受凉后突发心前区疼痛，疼痛放射至左上臂，自行吸氧，舌下含服速效救心丸，1 小时后症状缓解。近 4 天来，上述症状于饥饿、饱食、受凉后反复加重，今日就诊于本院急诊，考虑急性心肌梗死，予硝酸甘油、丹红注射液等药物治疗，症状未见明显缓解，遂前往我处以求诊治。刻下症：频繁发作心前区疼痛，疼痛剧烈，严重时不能忍受。每次疼痛持续 10～15 分钟，一受寒则诱发，以刺痛为主，偶可放射至左上臂，几乎每天均发作心前区疼痛，今晨 2 点小便后受寒，即发作疼痛，疼痛持续 20 分钟，动则气喘，胸前区不适，平素全身怕冷，少量白痰，不稠易咳，时有心慌，双下肢轻度水肿，口干，纳眠差，尿频尿急，尿淋沥不尽，夜尿3次，大便每日两次，成形。舌淡暗，苔白腻，中间部分无苔，脉弦滑。辅助检查：心肌肌钙蛋白Ⅰ（CTNI）16.445μg/L。心电图提示心房颤动，频发室性期前收缩，室内传导阻滞，陈旧性下壁心肌梗死，$V_1 \sim V_6$ T波低平。西医诊断：急性冠脉综合征，急性非ST段抬高性心肌梗死（广泛前壁），冠脉旁路移植术后，永久性心房颤动。中医诊断：真心痛，证属心阳痹阻，沉寒痼冷，血瘀湿停。治则：温通心阳，活血利湿。方用九痛丸合桂枝茯苓丸合当归贝母苦参丸：炮附子15g（先煎），党参13g，干姜13g，制吴茱萸13g，桂枝15g，茯苓15g，桃仁15g，白芍15g，牡丹皮15g，当归20g，苦参20g，滑石10g，浙贝母20g。急煎1剂，水煎服，日1剂，分两次服用。服用5剂药后胸痛已愈，全身怕冷明显缓解。遂将炮附子降至10g，制吴茱萸降至9g，余药不变。服用7剂药后尿频尿急症状亦明显减轻，心肌肌钙蛋白Ⅰ降至0.254μg/L。随访患者2个月，病情稳定，未见明显不适。〔吴海芳，尹湘君，何庆勇.何庆勇运用九痛丸治疗急性心肌梗死的经验.中国中医急症，2015（9）：1556-1558〕

【辨证思路】

辨主症：《金匮要略·胸痹心痛短气病脉证治》曰："九痛丸治九种心痛……兼治卒中恶，腹胀痛，口不能言；又治连年积冷，流注心胸痛，并冷肿上气，落马坠车血疾等，皆主之。忌口如常法。"张仲景用九痛丸治疗九种心痛，亦可治中恶不通、沉寒痼冷而致胸痛及冷肿上气，还可治疗外伤类疾病。关于此方主治，后世医家有不少论述。如唐代孙思邈在《备急千金要方·卷十三》中说："九痛丸治九种心痛：一虫心痛，二注心痛，三风心痛，四悸心痛，五食心痛，六饮心痛，七冷心痛，八热心痛，九去来心痛。此之谓九痛。此方悉主之……好好将息，神验。"解释了九痛的具体含义。明代王肯堂和清代尤在泾俱认为九痛丸可用来治疗大实寒心痛类疾病。本案患者"平素畏寒，每因受凉而诱发心痛"，符合"心痛，遇寒诱发或加重"的九痛丸主症。

辨病机：本案患者为老年男性，平素嗜食膏粱厚味，吸烟日久，遂致化运失司，瘀血水湿，诸邪互扰，阻遏阳气，阳气受阻，荣卫相干，阳损阴胜，阴寒蓄结，经脉凝滞，结塞不通，瘀血诸邪，愈发积结，久之以成心阳痹阻、沉寒痼冷、血瘀湿停之证。患者心阳痹阻，阳损阴胜，遂其症可见"平素畏寒，每因受凉而诱发心痛"，符合"心痛，遇寒诱发或加重"的九痛丸方证。患者"心前区疼痛，以刺痛为主，舌淡暗"，此为久病成瘀、瘀血痹阻经脉的表现，符合桂枝茯苓丸证。又患者阳气受损，州都之官化气失司，津液难出，小便失约，水湿难行，湿停生热，故可见"双下肢轻度水肿，尿频尿急，淋沥不尽，夜尿3次"，符合当归贝母苦参丸证。综合本案四诊信息，据方证辨证，遂用九痛丸合桂枝茯苓丸合当归贝母苦参丸，三方合用，共奏温通心阳、活血利湿之功。

第十六章　大黄附子汤类方

温下方剂治法的论述，始见于《黄帝内经》,《素问》载"中满者，泻之于内""其实者，散而泻之"及"寒者热之"等。仲景所著《伤寒论》《金匮要略》书中首次出现温下方剂，分别为大黄附子汤、三物备急丸、白散，以及巴豆、杏仁两药所组成之方，原书中并未对其命名，只载其可"通治飞尸鬼击病"，后《肘后备急方》将其命名为"飞尸走马汤"。同时，仲景还提出温下方剂可治疗寒实结胸证，温下方剂的主治病证主要有寒实结胸证、寒凝胁痛及心腹痛三个方面。

一、大黄附子汤

【医案】

钟某，腹痛有年，理中四逆辈皆已服之，间或可止。但痛发不常，或一月数发，或两月一发，每痛多为饮食寒冷所致。自常以胡椒末用姜汤冲服，痛得暂解。一日，彼晤余戚家，谈其痼疾之异，乞为诊之。脉沉而弦紧，舌白润无苔，按其腹有微痛，痛时牵及腰胁，大便间日一次，少而不畅，小便如常。吾曰："君病属阴寒积聚，非温不能已其寒，非下不能荡其积，是宜温下并行，而前服理中辈无功者，仅祛寒而不逐积耳。依吾法两剂可愈。"彼曰："吾固知先生善治异疾，倘得愈，感且不忘。"即书予大黄附子汤：大黄4钱，乌附3钱，细辛钱半。并曰："此为金匮成方，屡用有效，不可为外言所惑也。"后半年相晤，据云：果两剂而瘥。噫！经方之可贵如是。(赵守真.治验回忆录.北京：人民卫生出版社，1966)

【辨证思路】

辨主症：《金匮要略》曰："胁下偏痛，发热，其脉紧弦，此寒也，以温药下之，宜大黄附子汤。"本论中腹痛有年，痛发不常，或一月数发，或两月一发，每痛多为饮食寒冷而导致。脉沉而弦紧，舌白润无苔，大便间日一次，少而不畅，符合大黄附子汤主症。

辨病机：腹痛每因饮食寒冷诱发，又见脉弦紧，舌苔白润，经久不愈，服温药稍缓，此阴寒凝结成实也，故但服理中四逆辈，虽已其寒而不能去其实，隔靴搔痒终不愈也。张秉成《成方便读》中说："胁下偏痛，发热，其脉弦紧，此阴寒成聚，偏着一处，虽有发热，亦是阳气被郁所致。是以非温不能散其寒，非下不能去其积，故以附子、细辛之辛热善走者搜散之，而后大黄得以行其积也。"当以温中兼通，下其内结，方能奏效，用大黄附子汤正为对证之方，"果两剂而瘥"。

二、白散（桔梗白散）

【医案】

任某，男，25岁，襄樊市粮食局工人，住院号 26095。1981 年 12 月 25 日入院。患者素嗜烟酒，并有胸膜炎病史，其人痰湿素盛。时值寒冬，劳动后汗出脱衣受凉而病，遂发胸胁胀痛，痛甚如锥刺，咳嗽痰多，泛恶欲呕，伴有头晕目眩，纳食不馨，大便未行，无发热气急，曾用中西药治疗十余日，无明显好转而住院治疗。症如上述，舌淡红，苔白厚，脉弦滑有力。证属寒实结胸，治当温下寒实，涤痰破结，用《伤寒论》三物白散。处方：巴豆霜 5g，贝母 15g，桔梗 15g。上三味共研末，每次 1.5g，温开水调服。患者当日服 1.5g，腹泻稀溏便 4 次。次日上午、下午各服 1.5g，先腹痛灼热，肠中鸣响，继之泻下稀水便，中夹有痰涎样白冻 6 次后，头晕目眩、泛恶欲呕消失，胸痛好转，咳痰减少。观患者病邪尚盛，正气未伤，舌脉同前，故继用散剂 3 日，腹泻达 30 余次之多。患者泻后虽觉乏力，但食欲增加，胸部仍有隐痛，白苔转薄，脉细缓，即停服散剂，投以六君子汤善后，共住院 13 天，诸症消除，痊愈出院。〔王治强，包高文，丁春年，等.三物白散治疗寒实结胸 1 例.中医杂志.1982（7）：7〕

【辨证思路】

辨主症：《伤寒论》第 146 条云："寒实结胸，无热证者，与三物白散。"《金匮要略》里引用《外台秘要》桔梗白散："治咳而胸满，振寒脉数，咽干不渴，时出浊唾腥臭，久久吐脓如米粥者，为肺痈。"本案患者胸胁胀痛，咳嗽痰多，泛恶欲呕，素嗜烟酒，苔白厚，脉弦滑有力，符合三物白散（桔梗白散）原文中的主症。

辨病机：《伤寒论》第 146 条云："寒实结胸，无热证者，与三物白散。"寒实结胸，病因为胸胁心下部位素有寒饮结聚，主症有胸胁或心下硬满而痛，常大便稀溏，但阴寒凝结，气滞不通时，亦可不大便。《黄帝内经》云："寒者热之。""其实者，散而泻之。"因此，对寒实凝聚之证，非热药不足以祛其寒，非峻药不足以破其结滞，而三物白散为温下寒实，涤痰破结之峻剂。散中以巴豆霜为主药，性味极辛极烈，攻寒逐水，破结搜邪，力量峻猛；桔梗开提肺气，《神农本草经》谓其主治胸痛；贝母能消郁结之痰。服药后，寒水之邪结于上者，可吐之而出，结于下者，可泻下而去。应用时必遵"大毒治病十去其六""衰其大半而止，过者死"之训，当照顾患者正气，密切注意病情变化。此例患者尽管一日泻下数次，但正气尚盛，故续用之。根据脉证，判断邪去大半，即可停用，故而改用六君子汤以善其后。

三、走马汤

【医案】

翟某，女，65 岁，农民，2007 年 10 月 11 日就诊。患慢性支气管炎 21 年，慢性阻塞性肺气肿 9 年，慢性肺源性心脏病 4 年。5 日前不慎感受风寒，出现咳嗽阵作、气紧、胸闷、动则气促、心悸，伴恶寒无汗、头身疼痛等症，在家服中药单方。中午进食后 1 小时突然出现呼吸困难、喉中痰鸣、辘辘有声、口角流痰涎、神志恍惚、言语不清，伴面色青灰，四肢发凉，冷汗不断，卧床不起等症。急诊收入我科抢救，查体：体温 36.5℃，心率 96 次 / 分钟，呼吸 24 次 / 分钟，血压 120/80mmHg，体胖，神识模糊，高枕卧位，指端及口唇明显发绀。舌质黯红，苔白厚腻，脉滑有力。口中多白稀痰，喉中痰鸣辘辘；气管居中，桶状胸，肋间隙增宽，双肺呼吸动度一直急促，语颤减弱，叩诊为过清音，双肺呼吸音减弱，满布喘鸣音和痰鸣音；剑突下心搏明显，心率 96 次 / 分钟，律齐，心音遥远，各瓣膜听诊区无病理性杂音；腹部饱满，按之有抵抗，肝脾（－），移动性浊音（－），肠鸣音活跃。余（－）。西医诊断：慢性肺源性心脏病，肺心功能失代偿，急性右心衰竭；慢性支气管炎急性发作；慢性阻塞性肺气肿。中医诊断：肺胀，脾肾阳虚，寒痰内闭。立即行西医抢救：间断吸痰，保持呼吸道通畅，持续低流量给氧，利尿强心等，虽经抢救半小时，患者病情无好转，特别是喉中痰涎不断上涌，呼吸道不能持久保持通畅。给予走马汤：杏仁 2 粒，巴豆（去皮心熬）1 枚，两味以纱布包裹捣碎，加鲜开水 50mL 绞取白汁 30mL，上药 20mL 顿服，10 余分钟后患者开始腹泻，排出大量气体及稀大便，随后排出痰涎约 400mL。患者随即喉中痰鸣消失，发绀迅速减轻，呼吸困难缓解，神志清楚，无须吸痰和吸氧而呼吸匀和。查患者生命体征平稳，自诉感觉良好。停止抢救，给予抗感染、化痰止咳平喘、补液等对症治疗，同时以华盖散合三子养亲汤口服，治疗 5 日后出院。
〔梁尚军 . 走马汤急重症验案三则 . 内蒙古中医药，2009（7）：53〕

【辨证思路】

辨主症： 走马汤属于巴豆制剂，因其泻下之效迅猛，如走马，故名走马汤，其制作简单，效果肯定，属治疗中医急症的良剂。《金匮·腹满寒疝宿食病脉证治》将本方列为附方，本方主治"中恶，心痛腹胀，大便不通"。该方的辨证要点是：发作急剧，有剧烈心胸腹部疼痛及大便不通症状，属于寒实证者。本案中喉中痰涎不断上涌，呼吸道不能持久保持通畅，属于呼吸道急症，故以此方中巴豆荡涤脏腑痰涎，杏仁利气宣肺，肺与大肠相表里，协同巴豆通利泻下，急攻其邪，荡除积秽，急下祛邪，但求一通皆通，通则不痛。

辨病机： 本案病机属于寒实内结，升降受阻，主因臭秽恶毒之气，从口鼻而入于心肺肠胃，气血不行，脏腑被寒浊秽毒壅塞。以此方急下祛邪，扫除积秽。本方作用迅猛剧烈，应根据患者的年龄体质等酌情掌握剂量，中病即止，不可滥用。

四、三物备急丸

【医案】

曹某，女，45岁，工人。患者原有血吸虫病史，脾脏已切除。近年来大便三至五日一解，形细而量少，继则腹部渐膨。一日去外地探亲，忽觉腹部疼痛剧烈，大便三日未解，至当地县医院诊断为"肠梗阻"，建议手术治疗。患者因寓居客地，诸多不便，要求给予保守治疗。经灌肠、服药后，大便虽解而量少，腹痛得减而膨存。乃出院回家，前来邹老处要求服中药治疗。视舌暗而不鲜，切脉弦而微数。诊为宿垢留于肠间，即投三物备急丸（胶囊）1g。四至五小时后，腹中雷鸣，解下粪便甚多，且臭气满室，腹膨随即消失。嘱服糯米粥一碗，调理脾胃以善其后。〔陈雅琴.邹维德运用三物备急丸的经验点滴.江苏中医杂志.1983（6）：13〕

【辨证思路】

辨主症：《金匮要略》杂疗方中引《备急千金要方》述三物备急丸："主心腹诸卒暴百病，若中恶客忤，心腹胀满，卒痛如锥刺，气急口襟，停尸卒死者。"本方宜治寒实冷结重证或暴急寒实之证，出现腹胀痛较剧、四肢厥冷等表现时，则可速投三物备急丸以攻逐寒积。本案见腹胀痛，舌暗而不鲜，切脉弦而微数，与三物备急丸主症类似。

辨病机：患者因外出探亲，或因外感寒邪直中，或因过食失宜而导致的大寒内凝，出现"寒结"。病机主要因为寒实冷结，闭阻阳气，水湿内停，肠道失于传导之证。"寒结"一证可暴急发病，也可为很多慢性疾病或全身性疾病的并发症，大凡导致肠道蠕动减弱、敏感性降低的因素，均可致"寒结旁流"，如慢性肠炎、结肠炎、溃疡性结肠炎、肠麻痹、胆结石等。此外，现代人多喜饮冷、嗜食鱼蟹及生冷瓜果，从而导致脾阳被伤，也易造成寒结。

第十七章　芍药归芎地黄阿胶类方

《难经·十二难》谓"血主濡之",为有形之物,润养五脏六腑,是构成和维持人体生命活动的基本物质之一。血盛则形盛,血衰则形萎,血败则形坏。熟地黄、当归、白芍、川芎、阿胶均为补血要药,熟地黄味甘,性微温,质润而腻,为滋阴补血之要药;当归甘温质润,长于补血,兼能活血;白芍酸甘质柔,归肝脾经,功擅养血敛阴,并可缓挛急而止腹痛;川芎辛散温通,上行头目,下行血海,为血中之气药,顺其血性而防血滞,长于活血行气,与当归相伍,则畅达血脉之力益彰;阿胶味甘气平微温,补血止血,养阴润肺,乃生阴之灵药。熟地黄、当归、川芎、白芍即四物汤,组方动静结合,刚柔相济,补血而不滞血,行血而不伤血,温而不燥,滋而不腻,被誉为补血调血之良方。《本草思辨录》曰:"阿胶为补血圣药,不论何经,悉其所任。味浓为阴,阿胶之味最浓,用必以补,不宜补者勿用。"故一切血证者,无论外伤瘀血作痛、妇人诸疾,还是其他内伤杂病,凡属营血虚滞之证,需补血养血、调血和血者,皆可以四物汤及阿胶为根本,随证施治,化裁配伍,灵活变通,师其法而不泥其方,临床应用必能屡获良效。

一、芍药甘草汤

【医案】

罗某,女,64岁,门诊号3225,1964年7月12日初诊。患者左侧面颊阵发性剧痛已有两周,曾经某医院诊断为"三叉神经痛"。近来发作次数更加频繁,每因吞咽或说话而引起剧痛,痛时闭目流泪,翘嘴咬牙,历十余秒钟可得暂停,旋止旋作,日渐精神萎靡,头晕目眩,食饮皆废,脉缓大,舌上无苔,中见裂纹。投以养血祛风法(药用四物汤加细辛、钩藤、姜虫等)两剂乏效。乃改用芍药甘草汤,方用芍药(酒炒)1两,甘草(蜜炙)4钱。服两剂后疼痛若失,唯感痛处尚有麻木感,守原方续服两剂,诸症悉除。至今虽操劳家务,7个月来未曾复发。〔陈汉雄.芍药甘草汤治愈三叉神经痛一例.江西医药,1965,5(7):909〕

【辨证思路】

辨主症:《伤寒论》第29条可见:"伤寒,脉浮,自汗出,小便数,心烦,微恶寒,脚挛急,反与桂枝,欲攻其表,此误也。得之便厥,咽中干,烦躁,吐逆者,作甘草干姜汤与之，以复其阳；若厥愈足温者，更作芍药甘草汤与之，其脚即伸。"故"拘挛急痛"往往是芍药甘草汤的主症，在临床上本方可用于各种痉挛疼痛，如胃肠痉挛疼痛、腓肠肌痉挛、三叉神经痛等，本案主症发作性面颊阵发性剧痛，与"拘挛急痛"同类，故用之获效。

辨病机：因肝主筋，筋病则拘挛急痛。患者开始时辨为肝血不足，筋失濡养，虚风内动而发为三叉神经痛，侧重养血祛风法，忽略了筋脉拘挛的特点，未予和营舒筋之品，故效果不佳。再诊认识到该病为肝之阴血亏虚所致的筋脉挛急而疼痛，改用芍药甘草汤酸甘化阴，和营养血，舒其筋而缓其拘急，单刀直入，故有良效。

二、芍药甘草附子汤

【医案】

张某，男，25岁，1983年11月9日初诊。患者因呕吐咖啡样物伴柏油样大便两天，于11月1日收住我院内科，经止血、镇静、纠酸、支持对症等处理，患者呕血停止，潜血转阴，但仍见胃脘部疼痛，每夜以热水袋熨后方可入眠。曾予山莨菪碱、阿托品及中药元胡止痛片等治疗，未见缓解。患者舌淡苔白，脉沉细，痛时大汗淋漓，辗转反侧，捧腹屈膝。证属阳虚寒凝，气血郁滞，治以温中散瘀、行气止痛，拟芍药甘草附子汤为治：芍药30g，甘草10g，附子30g。附片用法同上，每日1剂，每次100mL，每日4次口服，服上方1剂后，疼痛减轻，3剂后疼痛缓解，嘱其常服理中丸调理，随访至今，未见复作。〔胡献国.经方辨证应用举隅二例.北京中医杂志.1986（1）：37-38〕

【辨证思路】

辨主症：《伤寒论》第68条原文指出："发汗，病不解，反恶寒者，虚故也，芍药甘草附子汤主之。"本方主症见"汗出，恶寒"，临床常用于寒邪所致的疼痛，疗效较优。本案中胃脘部疼痛且大汗淋漓，以热水袋熨后可缓解，符合芍药甘草附子汤主症。

辨病机：患者因失血之后，气虚血少，血行不畅，脏腑虚弱，寒邪客胃，故见胃脘冷痛，痛时大汗淋漓。成无己释云："今发汗病且不解，又反恶寒者，营卫俱虚也，汗出则营虚，恶寒则卫虚，与芍药甘草附子汤以补营卫。"故以芍药合甘草酸甘化阴，养血和营，缓急止痛，伍以附子之辛热，温中散瘀止痛，故阴霾得以祛除，气血得以流畅，疼痛得到缓解。

三、炙甘草汤

【医案】

刘某，读书有心得，善诗文，作画饶有大家风味，一彬彬儒雅君子也。1946年春，间为世叔唐老撰书寿屏，大伤神思，因而饮食少进，心怔忡特甚，夜烦不能卧，逐致肌肉瘦消，一日揽镜而惊，延李医治之。认为心血虚损，用归脾汤补血安神以固其本，进退十余日，效果不显。又作水气凌心、脾不运化为治，进茯苓桂枝甘草大枣汤、四君子汤合剂，加辰砂末冲服，数剂亦不效。因是远邀于余，刘君乃素善，伊猝见之下，悲泣不已，谈及往事，并谓可治否？吾详询病程经过，沉心脉之，细数而无力，五十动中间有一二歇止，舌润尖红，虚里跳动急迫，衣外隐约可见，夜难成寐，寐则汗出，小便微黄，大便亦不润，神疲不欲动诸候。审是病久阴虚血亏气弱之证，殊非健脾利水之药所能治。仲景之炙甘草汤原为阴分虚心动悸之神方，与其脉结代心怔忡相符合。许其可治，并婉词慰解之。竟用炙甘草汤加莲心、龙骨、牡蛎、龟甲等味。4 剂动悸稍安，盗汗亦止，夜可睡三四小时，脉象亦视前有神，但阴分尚虚，心血亏损，尤宜安神静养，大进补益，始能稳定成效。改进清心补血汤（党参、茯苓、当归、芍药、川芎、熟地黄、麦冬、五味子、陈皮、栀子、甘草、酸枣仁），吞送琥珀养心丹（药店有售），每日 1 剂，半月心神安定，脉不见结代，已呈缓和有神之象，改处酸枣仁汤（党参、黄芪、当归、茯苓、陈皮、甘草、酸枣仁、远志、莲子肉、茯神、生姜、大枣），补气益血安神定志。又 10 剂，成效大著，精神饮食均佳，善后处以大剂归脾汤，去木香，加何首乌、益智仁、远志，补心宁神，健脾滋肾，因脾胃为生化之源，肾为先天之本，脾肾一旺，病安从来。服此月余，又营养食物增进，肌肉丰润，病体复原，且较往昔为健。

（赵守真. 治验回忆录. 北京：人民卫生出版社，1966）

【辨证思路】

辨主症：《伤寒论》第 177 条云："伤寒，脉结代，心动悸，炙甘草汤主之。"主症即"脉结代，心动悸"，本案中患者出现了心怔忡特甚，脉五十动中间有一二歇止，即为结代脉，符合炙甘草汤的主症表现，故用之效验。

辨病机：因长期思虑过度，使情志失遂，进而导致阴阳失调，阴血暗伤，精气亏虚，心神失养，故而出现了"心怔忡特甚，夜烦不能卧"，脉结代诸症，符合炙甘草汤之心之阴血不足、阳气虚弱的病因病机。临床上炙甘草汤广泛应用心之阴阳俱不足导致的各种病证，如功能性心律不齐、期外收缩等。

四、当归四逆汤

【医案】

患者闽某，男性，32 岁，农民，1961 年 3 月初诊。3 个月来头顶每日阵发掣痛，昼夜不休，无呕吐，自觉时冷时热，胸闷不舒，某医误诊为结核性脑膜炎，迭用抗生素等药而头痛不减，形瘦食减，面容苍白，常终夜失眠，恶闻音响，惧怕亮光，故喜塞牖闭户，垂帐孤眠，稍闻吵闹，则痛势更剧，四肢厥冷，脉细如丝，舌质淡白不泽。拟方：当归 3 钱，桂枝钱半，生白芍 2 钱，北细辛 8 分，炙甘草钱半，木通 8 分，熟酸枣仁 4 钱，大枣 20 枚。上方连服 10 剂，头痛逐日减轻，复诊时诉大便干燥，常间日而行。原方加细生地黄、火麻仁各 3 钱，再服 3 剂，头痛告愈，大便、食欲亦转正常，唯形瘦未复，且时有失眠，稍劳则心悸乏力，乃以六味地黄加当归以善其后。〔朱春庐，盛燮荪.当归四逆汤临床应用经验.中医杂志.1964（5）：30-31〕

【辨证思路】

辨主症：本方出自《伤寒论·辨厥阴病脉证并治》，原文第 351 条云："手足厥寒，脉细欲绝者，当归四逆汤主之。"本病案尽管头痛突出，但四肢厥冷、脉细如丝为辨证之眼目，符合当归四逆汤的主症表现。

辨病机：头痛的原因颇多，治法自亦各异，此例之所以诊为厥阴头痛者，盖足厥阴之脉，上额而与督脉交会于颠，故凡营阴久虚、肝不藏血，若加风寒，则头痛经久不已。此类患者每见面容㿠白，精神委顿，倦怠嗜卧，形寒肢冷，脉细如丝；其痛势绵绵而不剧，或时作时止，经久不愈，更与一般风寒头痛不同。本案有形瘦、面色苍白、失眠以及时寒时热等症，显系营血本虚，寒邪外袭，而有营卫不和之象，故用当归四逆汤，养血祛寒、调和营卫而取效也。

五、当归四逆加吴茱萸生姜汤

【医案】

患者齐某，男性，年 9 岁，住湘潭二十区荆山乡，两脚满生冻疮，据云，患此已两年余，多方调治，均未效，其症：初患时稍痒，后渐痛肿发热，掌不能落地，至暑热天，患处稍结疤痕，后又发烂痛痒，苦闷已极。中西治冻疮药及杀菌消肿药用过，多无效，至余诊时，所见症状，患处皲裂疼痒，表面浮起，摸之如有痛脓；行走时只能用两脚趾履地，扶杖慢跛数步而已。处方以当归四逆汤加吴茱萸生姜汤，煎服 4 剂。当归 3 钱，白芍 3 钱，桂枝 3 钱，木通 2 钱，细辛 8 分，甘草 1 钱，吴茱萸钱半，生姜 3 钱，大枣 4 枚，水煎服。外涂药用：川芎 1 钱 8 分，蜀椒 8 分，白芷 4 分，防风 4 分，盐 4 分（上 5 味用不下水猪脂，煎至白芷焦黄色，去药滓，再煎熬 15 分钟，用瓷杯盛之，放冷水内浸凉，时刻涂搽患部）。经治约 1 周，步履如常人，迄今未曾复发。〔左庆云.当归四逆汤治愈顽固冻疮.江西中医药，1954（1）：71〕

【辨证思路】

辨主症：当归四逆汤，原仲景以治厥阴病"手足厥寒，脉细欲绝者"之主方，若其人内有久寒者，则当归四逆加吴茱萸生姜汤主之。冻疮多生于手足，多发于手足厥阴之热，本案冻疮严重且日久不愈，符合当归四逆加吴茱萸生姜汤之"内有久寒"的表现，故用之收效良验。叶橘泉医师编著《古方临床之运用》亦云："当归四逆汤治冻疮，奏效甚速。"本案外用方出自孙思邈《备急千金要方》治手足皲痛之外涂药方，亦为治冻疮妙法。

辨病机：本案据其脉证，为寒伤厥阴，血脉凝滞，营卫失运，真阳、气血不能温养四末所致，故出现冻疮，主要为血虚寒凝于肌肤。《素问·五脏生成》指出："故人卧血归于肝……卧出而风吹之，血凝于肤者为痹，凝于脉者为泣，凝于足者为厥。"故用当归四逆汤温经散寒，养血通脉。

六、胶艾汤

【医案】

于某，女，40岁，1993年11月29日初诊。患者素来月经量多。近月余淋沥不断，某医院诊断为"功能性子宫出血"。经色鲜红、质稀，头晕乏力，腰酸腿沉，口渴，口苦，便干，舌体胖大，舌边有齿痕，苔白，脉沉按之无力。此证属于气血两虚兼有虚热。古人云：冲为血海，任主胞胎。今冲任不固，阴血不能内守，而成漏经。治当养血止血，益气养阴调经。方用《金匮要略》之胶艾汤加味。阿胶珠12g，炒艾叶炭10g，川芎10g，当归15g，白芍15g，生地黄20g，麦冬20g，太子参18g，炙甘草10g。服7剂而血量大减，仍口苦、腰酸、大便两日一行。于上方加火麻仁12g，又服7剂，诸症皆安。（陈明，刘燕华，李方.刘渡舟临证验案精选.北京：学苑出版社，1996）

【辨证思路】

辨主症：《金匮要略·妇人妊娠病脉证并治》曰："妇人有漏下者，有半产后因续下血都不绝者，有妊娠下血者，假令妊娠腹中痛，为胞阻，胶艾汤主之。"本案脉证为月经淋沥不止、质地稀，头晕乏力，舌胖，脉沉无力等，与原文"妇人有漏下"之胶艾汤主治病证相符。

辨病机：本案病机为气血两虚，冲任不固。冲为血海，任主胞胎。冲任调和，则血海、胞脉充盛，月事以时下。若血虚冲任失养，气虚冲任不固，则可使经血频至，甚则淋沥不止。故治疗以益气血，调冲任，止崩漏，处以胶艾汤。方用阿胶珠、炒艾叶炭以养血固冲；以生地黄、川芎、当归、白芍滋阴养血调经；炙甘草调和诸药，甘温益气；太子参益气扶虚。本案经血质地清稀，而色鲜红，又见口渴，此为血出日久，伤及阴津之象，故加麦冬以养阴生津。古人云："崩漏血多物胶艾。"此言治疗之常规也。加滋阴之品，或益气摄血之药，则是其加减变化灵通之处也。凡妇人下血属于虚证者，本方辄可用之。

七、当归芍药散

【医案】

张某，女，26岁，职工家属，因妊娠7个月，腹部胀痛二旬来诊。患者曾到莱阳中心医院检查,胎位正常。近1周腹部胀痛持续不止,胀甚时自觉腹部较常高起。诊见患者神疲乏力,面色少华,舌淡苔润,脉弦无力。当时认为证属气虚而滞,治应宽中理气,补气固胎。方用"三奇汤"加味(黄芪、枳壳、紫苏梗、防风)两剂。二诊腹部胀痛如故,全身沉重,时有恶心欲呕,不思饮食。据"气行则血行,气滞则血滞"之理,改用补气活血、理气消胀止痛之剂,投以紫苏饮加减(紫苏梗、党参、陈皮、当归、川芎、白芍、甘草、大腹皮、葱头、生姜、大枣)两剂。三诊:胀气略消,但疼痛不减。考虑前两诊收效不大,又细询病史。患者叙及,平素白带甚多,而孕后至今如故。这明确提示体内湿气较重,而全身沉重、恶呕纳呆等症,亦与"湿"合。于是,按照"活血利气止痛、健脾利湿止带"的治则,改用当归芍药散加味(当归、川芎、白芍、白术、泽泻、茯苓、大腹皮)治疗。3剂后患者痛止胀消,胃和食进,白带亦显著减少。随访患者逾期顺利分娩。〔王吉甫.妊娠腹痛"治验心得.山东医药,1978(4):40〕

【辨证思路】

辨主症:本案妊娠腹部胀痛为主症,正符合《金匮要略·妇人妊娠病脉证并治》中所说:"妇人怀妊,腹中疠痛,当归芍药散主之。"又云:"妇人腹中诸疾痛,当归芍药散主之。"在临床上,此方常用于治疗妇科病的诸腹痛。其所引起之腹痛,表现大多是既有腹痛,又见白带增多,并伴有腰痛等。

辨病机:曹颖甫认为:"妇人腹中疾病,大要由于水湿太甚,血菀不通"之咎。该例腹痛伴有带下,且面色少华,神疲乏力,腹部胀痛,是血虚肝络不和。《素问·五运行大论》曰:"气有余,则制己所胜而侮所不胜。"血虚肝旺,必制其所胜之脾,脾虚湿下渗而成带下。用当归芍药散治疗,健脾抑木,养血止痛。

八、温经汤

【医案】

周某,女,51岁,河北省滦县人,1960年5月7日初诊。患者已停经3年,于半年前偶见漏下,未予治疗。1个月后,病情加重,经水淋沥不断,经色浅,夹有血块,时见少腹疼痛。经唐山市某医院诊为功能性子宫出血,经注射止血针,服用止血药,虽止血数日,但少腹胀满时痛,且停药后复漏下不止。又服中药数十剂,亦罔效,身体日渐消瘦,遂来京诊治。诊见面色㿠白,五心烦热,午后潮热,口干咽燥,大便秘结。7年前曾小产一次,舌质淡红,苔薄白,脉细涩。证属冲任虚损,瘀血内停。治以温补冲任,养血祛瘀,投以温经汤:吴茱萸9g,当归9g,川芎6g,白芍12g,党参9g,桂枝6g,阿胶9g(烊化),牡丹皮6g,半夏6g,生姜6g,炙甘草6g,麦冬9g。服药7剂,漏下及午后潮热减轻,继服上方,随证稍有加减。服药20剂后,漏下忽见加重,夹有黑紫血块,血色深浅不一,腹满时轻时重。患者甚感忧虑。岳老诊其脉象转为沉缓,五心烦热、口干咽燥等症大为减轻,即告患者,脉症均有好转,下血忽见增多,乃为佳兆，系服药之后，体质增强，正气渐充而带血行之故。此瘀血不去，则新血不生，病亦难愈。并嘱继服原方 6 剂，隔日 1 剂。药后连续下血块 5 日，之后下血渐少，血块已无，腹胀痛基本消失。又服原方 5 剂，隔日服。药后下血停止，唯尚有便秘，但亦较前好转，以麻仁润肠丸调理两周而愈。追访 10 年，未见复发。〔王明五，岳沛芬.岳美中验案选录.北京中医，1985（1）：7〕

【辨证思路】

辨主症：《金匮要略·妇人杂病脉证并治》云："妇人年五十所，病下利数十日不止。暮即发热，少腹里急，腹满，手掌烦热，唇口干燥，何也？师曰：此病属带下，何以故？曾经半产，瘀血在少腹不去。何以知之？其证唇口干燥，故知之，当以温经汤主之。"本案中患者停经 3 年，后见漏下不止，少腹疼痛，兼见五心烦热，午后潮热，口干咽燥，符合温经汤原文中所述症状。

辨病机：妇人年届五十左右，冲任虚损，天癸将竭。该患者经断 3 年复漏血不止，是因曾经小产，内有瘀血，冲任虚损所致。长期下血不止则耗伤津液，津失濡养，故见口干咽燥、大便秘结等症。阴血耗损，不能藏阳，故见午后潮热等症。此气血虚弱，内有瘀血，非破瘀消癥药物所宜；若用固涩止血之药，则使瘀血内停，亦为不可。而当缓消其癥，以温药治之，是以血得温则行也。服温经汤数剂之后，下血加剧，但是岳老洞察全貌，明辨病情，指出此乃正气祛邪外出之佳兆，消除患者疑惧心理，守方继服，经治两月余，终获痊愈。

九、当归散

【医案】

房某，女，31 岁，工人，1976 年 6 月中旬来诊。患者自诉 1974 年 3 月怀孕，孕后 2 个月，自觉全身疲乏困怠，食欲欠佳。3 个月后妇检，胎不活泼，当即住院观察。住院 1 个月后检查胎死腹中，即行手术治疗。1975 年春又怀孕，2 个月后又觉疲乏困倦，饮食减少。当时又入院观察 2 个月后妇检，胎死腹中，又行手术治疗。1976 年 6 月中旬来诊时，又怀孕 2 个月余，自觉疲乏无力，困倦不适，饮食减少，与前两次受孕时情况无异，要求中医治疗。

望患者精神倦怠，舌无苔，脉沉细无力略数。辨证：脉沉细无力，为气血虚弱，平素胞寒脾虚之象，脉略数为热；脾虚则食难消，失去滋养之源，故致胎死腹中。采用《金匮要略》当归散加味，养血健脾，清热祛湿，加滋阴温阳胞宫、调理气血之剂而收全功。处方：白术 15g，茯苓 15g，当归 15g，白芍 15g，熟地黄 15g，黄芩 15g，川芎 10g，阿胶 15g，艾叶 5g，甘草 5g。复诊：服 3 剂后自觉精神转佳，饮食渐增，效不更方，继服 1 个月。三诊：自述体力增强，饮食多进，日渐好转。诊其脉滑有力，续用原方再服 1 个月，以巩固疗效。四诊：妊娠已 5 个月，无不良感，妇检胎位正常。诊其脉滑而有力，断为气血已充盈，胎已得养而停药观察，于 1977 年 2 月顺产一健康女孩。〔梁国卿.妇科临床验案一则.辽宁中医杂志.1980（8）：38〕

【辨证思路】

辨主症：《金匮要略》云："妇人妊娠，宜常服当归散主之。"原文"常服"需灵活看待，主要指妊娠而血虚有湿者宜常服之，并非为所有妊娠者常服之药。本案主症为怀孕两月余，全身疲乏困怠，食欲欠佳，与当归散所主病证相符。

辨病机：胎之所养在血，血得热则枯，胎之根蒂于脾，脾喜燥而恶湿。因此，养血清热、健脾祛湿为治此病之本。汪昂《医方集解》云："此养血活血兼健脾胃而安胎怀孕者最宜。"又曰："此足太阴厥阴冲任药也，冲任血盛则能养血而安胎。川芎、芍药能养血而益冲任，又怀孕宜清热养血，血不妄行则胎安；黄芩养阴退阳，能除胃热；白术补脾燥湿亦除胃热，脾胃健则能运化精微取汁为血以养胎。"朱丹溪称黄芩、白术为安胎之圣药。今用当归散为主方，加熟地黄以成古方四物汤，为治血之总剂，能生血活血养血，使血运于全身以为养；阿胶以滋阴补血；茯苓利湿宁心；艾叶能理气血而逐胞中之寒湿；甘草调和诸药，共同收功，故获显效。

十、当归生姜羊肉汤

【医案】

刘某，女，27 岁。产后第 5 天，患者感腹部冷痛，得温少舒，恶露量少色暗，舌淡苔白，脉细弱无力。系产后血虚肝寒之腹痛证，用当归生姜羊肉汤加味治之：当归10g，羊肉 500g，生姜、大茴香、肉桂、葱白适量盐少许。共煮取汤，以汤煮挂面，加入鸡蛋，与羊肉共食之，1 剂而愈。〔李翠萍，马文侠.《金匮》方治疗妇科肝病举隅.国医论坛，1987（4）：38〕

【辨证思路】

辨主症：在《金匮要略·妇人产后病脉证治》指出："产后腹中痛，当归生姜羊肉汤主之，并治腹中寒疝，虚劳不足。"在《金匮要略·腹满寒疝宿食病脉证治》也有提及："寒疝腹中痛，及胁痛里急者，当归生姜羊肉汤主之。"腹中痛往往是本方的主症，在本案中很明显地提及了产后第 5 天所出现的腹部冷痛，得温少舒，符合本方主症。

辨病机：肝主藏血而养筋，产后血虚，寒动于中，少腹失其温煦，故筋脉挛急而痛。《素问·脏气法时论》云："肝苦急，急食甘以缓之。"《素问·至真要大论》亦云："寒淫于内，治以甘热，佐以苦辛。"方药为当归与羊肉同用，补虚温肝散寒；生姜合羊肉，并加味大茴香、肉桂、葱白温通阳气，散寒除湿。使肝脾阴阳得补，阳气通行无阻，诸药合用，则腹中冷痛可除。对于妇人产后及平人虚劳不足之腹痛，即血虚内寒所致者，均有良效。

十一、赤小豆当归散

【医案】

言某，女，30 岁，1982 年 2 月 10 日初诊。10 年前发病，无明显诱因。口腔溃疡反复发作，烦躁，口苦咽干不欲饮，咽痛，不敢进硬或热食物，乍寒乍热，夜寐不宁，纳食不香。阴部瘙痒，会阴部溃疡，带下色黄。每次发作达 2～3 月之久。诊断为"白塞病"。见其面色黧黑，口腔多处溃疡，散在于舌体、唇、两颊部及牙龈，牙缝间可挤出脓液。脉沉细涩，舌苔黄白厚腻。证属湿热内壅，久蕴成脓。治宜清热解毒，渗湿排脓。方取甘草泻心汤合赤小豆当归散、排脓散。处方：党参 12g，炙甘草 15g，黄连 5g，黄芩 10g，干姜 10g，当归 10g，赤小豆 20g，赤芍 12g，枳实 10g，桔梗 6g，大枣 5 枚。6 剂。

二诊：服上药后，牙龈已不渗脓，口腔溃疡好转，而下阴瘙痒明显。此湿热转趋下焦，宜兼清下焦湿热。上方去黄芩，加黄柏 10g，茯苓 15g。12 剂。另用苦参 60g，煎汤熏洗下阴。药后口腔溃疡愈合，下阴瘙痒已止。1 年后随访未再复发。〔张其昌，张旭东. 运用经方验案四则. 中医杂志.1985（12）：11-12〕

【辨证思路】

辨主症：《金匮要略·百合狐惑阴阳毒病证治》云："病者脉数，无热，微烦，默默但欲卧，汗出，初得三四日，目赤如鸠眼；七八日，目四眦黑。若能食者，脓已成也，赤小豆当归散主之。"主症常见咽喉、前后二阴溃疡等，常伴有湿毒不化则酿脓的表现，本案主症与原文相符，又有"纳食不香"等脾虚表现，为虚实错杂，方用仲景《金匮要略》之甘草泻心汤合赤小豆当归散加减。

辨病机：本病例中气不足，复因湿热内蕴，久而酿脓，故用甘草泻心汤和中补虚，苦降辛通；合赤小豆当归散、排脓散清热渗湿，破滞散结，解毒排脓。温清并用，祛瘀生新，上下兼治。再以苦参汤熏洗，除湿杀虫，内服外治结合。虽援用古方，而配合得宜，颇见功力。

十二、当归贝母苦参丸

【医案】

焦某，女，18 岁，1982 年 3 月 27 日初诊。主诉：小便不利，头面及四肢浮肿半年余。现病史：近半年来小便不利，渐至头面及四肢浮肿。当地以"肾盂肾炎"治疗无效。肿甚时每用氢氯噻嗪，尿利后肿消。药停后又复如前，且有加重之趋势。症见小便淋涩不畅，伴灼热感；毛发焦枯不泽，口鼻干燥，口渴喜饮，善食易饥，大便干燥，数日一解极度困难，自觉烦热，以手足为甚，月经尚未初潮，近二三年有时鼻衄，血量不多，脉细弦，舌胖淡，苔白腻稍黄。方用当归贝母苦参丸：当归30g，川贝母15g，苦参15g，水煎服5剂。嘱其停服其他中西药。二诊（4月3日）：服上方尿利（一夜小便2000mL左右），浮肿大减，大便通畅，日一行。口鼻干燥，口渴心烦均减。脉较前为缓，舌淡苔白稍腻。效不更方，原方继服6剂。三诊（4月12日）：二便自调，自觉困倦，嗜卧不起，面部仍有轻度浮肿，脉缓弱，舌胖较前减，苔白稍腻。药后热清郁解，津液回水道通，困倦嗜卧，脉缓弱，乃向愈之征兆。治疗仍守上方，加百合30g，知母10g，6剂。嘱可再服数剂。经随访，其症至今未发作。〔杨恒茂.《金匮要略》当归贝母苦参丸效用探讨.陕西中医，1984（9）：8-9〕

【辨证思路】

辨主症：《金匮要略·妇人妊娠病脉证并治》曰："妊娠，小便难，饮食如故，当归贝母苦参丸主之。"所以其主治为小便难，本案中患者主诉主要就是小便不利，正好符合。

辨病机：患者大便秘结，数日一解，毛发焦枯不泽，口鼻干燥，口渴喜饮，潮热，乃血虚津亏，热自内生，失于濡润所致；衄血为虚热伤及肺络；小便淋涩不畅，为肺气郁结，水之上源不清，膀胱津少，无以为溺之故；水肿者，因其水无出路，潴留体内水湿泛溢而成。治宜养血润燥，开肺郁，利水道。

十三、肾气丸

【医案】

陈某，男，28岁，碾米职工，住马巷镇友民街。患者平时常遗精滑泄，咳嗽胸痛。某日因努力举重，突觉两胁下暴痛，连及胸背少腹。先后经许多医生诊治，多数认为气血劳郁，服行气破血药无效。据诉现在少腹胸胁满痛，小便后稍松，每一咳嗽，则全身震痛更剧。小便淋沥不畅，大便稀溏。痰涎胶浊，口干不喜饮。夜间时有遗精、盗汗。察其形容瘦削，颜色憔悴，爪甲黯淡。脉象右手浮大无力，左手濡细带涩。舌质红，前段无苔，后段灰白斑剥。诊断：肾阳衰弱的虚劳证。治则：补肾温阳，运气利水，以济生肾气丸加味。处方：熟地黄5钱（砂仁1钱半拌捣），山茱萸3钱，茯苓3钱，怀山药3钱，牡丹皮3钱，炒泽泻3钱，车前子3钱，熟附片1钱半，肉桂1钱（另包后煎），服两剂。二诊：小便稍畅，少腹胀痛略减，后段舌苔转薄，脉象如前。依原方加陈皮、半夏各1钱半，接服3剂。三诊：盗汗已止，痰嗽亦轻，胸胁少腹之牵引胀痛渐见缓解，大便已实，脉转濡缓，舌尖部之薄苔渐生。又照原方守服10余剂。继用金匮肾气丸早晚各服2钱。3个月后康复如常。〔朱清禄.以济生肾气丸为主治疗水肿、虚劳各一例.福建中医药，1964（5）：31-32〕

【辨证思路】

辨主症：《金匮要略·血痹虚劳病脉证并治》说："虚劳腰痛，少腹拘急，小便不利者，八味肾气丸主之。"其主症常见"腰痛，少腹拘急，小便不利"。本案中即以少腹胸胁满痛、小便淋沥不畅、大便稀溏为主症，与原文主症相近，脉象右手浮大无力，左手濡细带涩，亦显示虚象。

辨病机：患者素常遗精滑泄，肾虚则子盗母气，肺之化源衰竭而清肃不行，气化失宣。初时气虚血滞，不通而痛，尚非实有瘀积之征，但前医屡用攻破药物，消耗气血，致虚而更滞，滞而更痛。肾虚不能化气，故小便不利；命门火衰，不能温运脾土，则大便濡泄；水谷不能化生精血，反生痰涎，而致咳逆喘满。且盗汗遗精，种种病情，皆是气阴两虚、肾阳衰弱的见证。其舌之前半段无苔，阳虚不能生气也；后半段灰白斑剥，气虚不能化湿也。脉见右尺浮大无力，是龙雷火动，有虚阳上越之征；左见濡细带涩，更为气虚血滞之征。综上，其病机为肾气衰弱。

十四、薯蓣丸

【医案】

姜某，女，76岁，1984年11月13日初诊。患白内障（双侧）12年，近3年来病情加重，头痛头晕，视物昏蒙不清，两眼仅有光感，心烦不安，动时心慌，四肢酸软无力，食欲不振，面黄消瘦，舌质略红，舌苔薄白，脉沉细无力。患者虚损之体，脾胃虚弱，中土不运，精气不能上荣于目，故见眼疾。拟扶正祛邪之薯蓣丸加减治之。处方：薯蓣30g，当归12g，桂枝6g，干地黄12g，神曲12g，豆黄卷12g，川芎9g，麦冬10g，白芍10g，白术10g，杏仁10g，党参15g，柴胡9g，桔梗10g，茯苓10g，阿胶15g，防风12g，甘草3g，大枣5枚，枸杞子15g，菊花10g，石斛12g，日服1剂，分早晚两次服。服药25剂，头痛头晕好转。继服55剂，食欲增，四肢酸软无力明显好转，视力有所恢复，能视眼前手动。舌质正常，苔薄白，脉沉细。此时患者已符合手术指征，动员患者去眼科手术治疗。患者考虑年老体弱，谢绝手术治疗，继服前方65剂，诸症明显好转，体力恢复，自行停药，随访1年余，未见复发。〔姜彩兰，苏万庆.薯蓣丸的临床应用.山东中医杂志.1987（6）：23〕

【辨证思路】

辨主症：《金匮要略·血痹虚劳病脉证并治》云："虚劳诸不足，风气百疾，薯蓣丸主之。"宋代《太平惠民和剂局方·卷五》里载有"大山芋丸"，其处方的药物组成和制作与《金匮要略》薯蓣丸完全相同，主治"诸虚百损，五劳七伤，肢体沉重，骨节酸疼，心中烦悸，唇口干燥，面体少华，情思不乐，咳嗽喘乏，伤血动血，夜多异梦，盗汗失精，腰背强痛，脐腹弦急，嗜卧少气，喜惊多忘，饮食减少，肌肉瘦瘁"。又治风虚头目眩晕，心神不宁，及病后气不复常，渐成劳损。本案中主症见视物昏蒙，日渐加重，瞳神变为纯白，神疲乏力，头晕目眩，面色萎黄，食欲不振，舌淡苔白，脉细弱或沉细无力。可见虚劳诸不足、风气百疾等表现。

辨病机：病机特点是虚劳诸不足，即气血阴阳亏虚、脏腑虚损；"风气百疾"说明邪气致病的多样性，既有外来的风邪和风邪夹杂的寒、暑、湿、燥、火等邪气致病，又有阴血亏虚所致之内生风邪扰动而致病。用于治疗气血阴阳俱虚及在此基础上与"风"相关的多种慢性虚损性疾病，疗效显著。治疗慢性虚损性疾病一定要以缓图功，切不可操之过急。

十五、酸枣仁汤

【医案】

患者李某，男，41岁。心前区疼痛1年，自觉有心跳停止感，片刻始能恢复，心电图示：冠状动脉供血不足。经常怕冷，睡眠较差，头晕头痛。既往有神经衰弱病史。肥胖，颜面稍暗，舌质红，舌苔薄黄，脉弦而代，心率78次/分钟，心律不齐，每20～30秒有一次期前收缩与代偿间歇。处方：全栝楼30g，薤白10g，半夏10g，桂枝6g，川芎10g，炒酸枣仁25g，茯神12g，知母6g，炙甘草10g。连服7剂，心绞痛已消失，头晕头痛减轻，共服28剂后，诸症消失，复查3个月未复发。〔孙德华.王占玺老中医运用酸枣仁汤的经验.黑龙江中医药，1985（4）：3-4〕

【辨证思路】

辨主症：《金匮要略·血痹虚劳病脉证并治》云："虚劳虚烦不得眠，酸枣仁汤主之。"主症可见失眠、口渴咽干、舌红少苔等症。本案中亦可见到睡眠较差，既往有神经衰弱病史，故可使用本方。

辨病机：胸痹乃由胸阳不振、痰浊痹阻所致，兼有眠差，舌红，苔薄黄等阴虚证，治疗则非宣阳则痹不通，非益阴则神不安，用栝楼薤白半夏汤，枳实薤白桂枝汤合酸枣仁汤，既有宣阳通痹之功，又有益阴安神之用，胸阳得宣，心神得宁，故药后诸症得除。

十六、奔豚汤

【医案】

郑某，女，30岁。患者性格执拗，胸襟狭隘，与邻居不和，忧愁喜怒。1983年9月3日突感少腹踊踊，似有一股血气由脐下直中咽喉，惕惕不宁，胸胁憋闷，呼吸受阻，双眼紧闭，难以支持而卧床。家人问其病状，不言不语，以手示意心中不适。急诊求治于某院，诊为癔病，针刺人中及暗示疗法，两小时后恢复常态，步行回家。以后 5 个月中曾发病 3 次，症状同首次发作，诊断与处置亦尽然。1984 年 2 月 19 日，患者再次发病，症状同上所述，2 月 20 日邀余诊治。经针灸强刺激及暗示诱导，使气还于下，再治宜疏肝解郁，平冲降逆。方选仲景奔豚汤：甘草 6g，川芎 6g，当归 10g，黄芩 8g，白芍 10g，法半夏 10g，葛根 10g，生姜 1 片，桑白皮 15g，水煎服。进药 6 剂，患者诸症有所减轻，舌苔正常，原方去黄芩，继进 6 剂。随访观察 9 个月，未再复发。〔孙会文 . 奔豚汤治疗癔症 . 黑龙江中医药，1986（1）：43-44〕

【辨证思路】

辨主症：《金匮要略·奔豚气病脉证治》曰："奔豚病，从少腹起，上冲咽喉，发作欲死，复还止。"本案患者少腹踊踊，似有一股血气由脐下直中咽喉，且神志抑郁，长吁短叹，脉弦，舌质红苔黄，诊为肝郁气逆之奔豚病，符合奔豚汤主症。

辨病机：此案乃为肝失条达，怫郁气结，横肆无束，攻冲上窜所致。尤在泾言："此奔豚气之发于肝郁者。肝欲散，以姜、夏、生葛散之；肝苦急，以甘草缓之；芎、归、芍药理其血；黄芩、李根下其气。"此案之状与奔豚汤药证相符，故获效治。

十七、白术散

【医案】

孙某，女，29 岁，工人，1978 年 3 月 5 日初诊。患者妊娠 4 月余，3 天前因饮食不慎而致上腹部隐痛不舒，泛吐清水，不思饮食，大便溏薄，日 1 ~ 2 次。昨起伴腰骶酸楚，小腹胀坠疼痛，虽经服西药未见好转。形体肥胖，舌淡苔薄白微腻，脉弦滑。拟健脾温中、除湿安胎，白术散加减。药用：焦白术 9g，蜀椒 5g，牡蛎 15g，制川芎 3g，砂仁 3g，紫苏梗 6g，焦六曲 12g，菟丝子 10g，制狗脊 12g，炒白芍 9g，炙甘草 5g，4剂。药后腹痛减，胃纳增，后继服 5 剂，诸症均除。〔张秀萍，周维顺 . 浅谈《金匮要略》的安胎法及其临床应用 . 浙江中医学院学报 .1990（5）：6-7〕

【辨证思路】

辨主症：《金匮要略·妇人妊娠病脉证并治》云："妊娠养胎，白术散主之。"白术散是一个养胎的方剂，此方有助于胎儿的发育，通过加减，此方还可以治疗妊娠期间腹痛等疾病。本案即是一个妊娠 4 月余的腹部疼痛患者，符合白术散的主治病证。

辨病机：白术散主要用来治疗因脾虚寒湿中阻而致的胎动不安，用以健脾温中，除湿安胎。方中焦白术健脾燥湿为安胎要药，牡蛎生津，蜀椒祛寒湿，制川芎温行血气，寒湿去则胎自安矣。本方用于治疗脾虚寒湿阻滞、气血不和的妊娠腹痛，亦能够获得理想的效果。

十八、黄土汤

【医案】

谢某，女，24岁，农民。初诊：1974年5月1日，患鼻衄已5年，每次来鼻血量多，半月来并有腹痛，痛在心下，头晕，但月经正常。舌净无苔，脉缓弱。辨证：连年鼻衄，月经正常，说明与经闭之逆从口鼻而出者不同。其腹痛，头晕，晕甚时看不见物，脉缓弱，皆由脾虚失摄，气血两虚，肝气乘脾犯胃，肝胃不和所致。治则：补益脾胃、清肝止痛止血，拟用黄土汤加减治之。处方：白术9g，制附子6g，阿胶9g，黄芩9g，生地黄9g，甘草9g，赤石脂24g，水煎服，两剂。二诊：5月9日，药后鼻衄大减，仅偶有少量流出，兼有口渴，脉略大，肝火未清，宜清泻肝火，缓解胃痛。处方：柴胡12g，黄芩9g，甘草6g，玄参12g，生地黄12g，泽泻9g，车前子6g，赤石脂24g，竹叶9g，栀子9g，水煎服，1剂。三诊：5月11日，服上方后胃痛大减，脉缓弱，应补益脾脏，增强统摄功能，投归脾汤为治。处方：当归9g，白术9g，黄芪9g，党参9g，远志9g，茯神9g，木香6g，甘草6g，酸枣仁9g，龙眼肉9g，水煎服，1剂。四诊：5月20日，上方服后，夜间又流少许鼻血，脉沉弱，仍应以黄土汤为治，增强其摄血功能，守5月1日方再服。7月26日，患者来诊说，鼻衄已基本痊愈。〔叶缓卿.鼻衄.新中医，1981（4）：28〕

【辨证思路】

辨主症：《金匮要略·惊悸吐衄下血胸满瘀血病脉证治》云："下血，先便后血，此远血也，黄土汤主之。"尤在泾《金匮要略心典》中说道："下血先便后血者，由脾虚气寒，失其统摄之权，而血为之不守也。脾去肛门远，故曰远血。"本方临床常用于治疗脾脏虚寒，不能统摄血液而出现的出血性疾病。本案鼻衄5年，舌净无苔，脉缓弱，皆由脾虚失摄、气血两虚所致，符合黄土汤原文主症。

辨病机：鼻衄有虚有实，虚证宜补宜温，实证宜清宜泻。本案鼻衄5年，失血既多，脉又缓弱，应属虚寒病证，在血液方面，心主血，肝藏血，脾统血，脾不统摄，可致鼻衄，黄土汤是治疗脾脏虚寒、不能摄血的主方，方中黄土即灶心土，改用赤石脂涩温止血；白术、制附子、甘草温中祛寒；生地黄、阿胶养血止血；黄芩苦寒，与附子相配伍，可防其温燥太过，药后鼻衄逐渐停止。胃痛乃因肝火干扰，予泻肝汤以清泻肝经之火，肝火平息，胃痛解除，在用温补药时，又无助长温燥的顾虑，故运用归脾汤和黄土汤等温补脾脏药物，可收到较好的疗效。

第十八章　赤石脂汤类方

本章节赤石脂汤类方包含了赤石脂禹余粮汤和桃花汤两个处方，皆出自仲景《伤寒论》。两方皆有涩肠固泻止痢之功，主治泄泻下利等。赤石脂禹余粮汤由赤石脂和禹余粮两味药组成，具有收敛、涩肠、止泻的功效，主治下利不止，滑脱不禁，脉沉细无力。桃花汤由赤石脂、干姜、粳米组成，温中、涩肠、止痢，主治虚寒血痢证，症见下痢日久不愈，便脓血，腹痛喜温喜按，小便不利，舌淡苔白，脉迟弱或微细等。此章节列举了两方医案，并主要从辨主症和辨病机两个方面进行了论述。

一、赤石脂禹余粮汤

【医案】

治李萍槎：老先生玉体清瘦，淡泊宁静以御神，病邪无从窃入，虽食饮素约，然三日始一更衣，出孔比入孔尤约，故精神有余，足以虑周当世，而中外倚毗壮猷也。偶因大便后寒热，发作有时，颇似外感。其实内伤，非外感也。缘素艰大便，努争伤气，故便出则阴乘于阳而寒，顷之稍定，则阳复胜阴而热也。若果外感之寒热，何必大便后始然耶？医者先治外感不应，谓为温热，而用滑利之药治之，致向来燥结者，转变肠澼，便出急如箭，肛门热如烙。又用滑石、木通、茯苓、泽泻等，冀分利小便以止泻。不知阴虚，自致泉竭，小便从何得来。于是食入不能停留，即从下注，将肠中之垢，暗行祛下，其臭甚腥，色白如脓，虽大服人参，而下空反致上壅，胸膈不舒，喉间顽痰窒塞，口燥咽干，彻夜不寐，一切食物，唯味薄质轻者，胃中始爱而受之。久久阴从泻伤，阳从汗伤，两寸脉浮而空，阳气趋于上也。关尺脉微而细，阴气趋于下也。阴阳不相维，附势趋不返矣。议用四君子汤为补脾之正药，去茯苓以其淡渗恐伤阴也，加山茱萸以收肝气之散，五味子以收肾气之散，宣木瓜以收胃气之散，白芍以收脾气及脏气之散。合之参术之补，甘草之缓，再佐升麻之升，俾元气下者上而上者下，团聚于中不散，斯脉至上盛，腹不至雷鸣，汗不至淋漓，肛不至火热，庶饮食可加，便泻渐止，是收气之散为吃紧关头，故取味重复，借其力专。又须大剂药料煎浓膏，调禹余粮、赤石脂二末频服，缓咽为佳。古云：下焦有患者难会，须用余粮赤石脂。盖肠之空，非此二味不填，肠垢已去，非此二味不能复其黏着之性。又况误以石之滑者之，必以石之涩者救之，尤有同气相求之妙。人参、白术、炙甘草、净山茱萸、升麻、北五味子、宣木瓜、杭白芍。八味共煎，浓缩为膏。赤石脂、禹余粮二味共研极细末。用膏一匙，调服二味细

末，每次 1.5g，缓咽频服，不拘次数。（喻嘉言 . 寓意草 . 北京：中国医药科技出版社，2011）

【辨证思路】

辨主症： 本案主要表现为泄泻，关尺脉微而细，正如仲景在《伤寒论》所载："此利在下焦，赤石脂禹余粮汤主之。复利不止者，当利其小便。"

辨病机： 患者之疾，经多次误治，因而变化多端，杂药乱投，伤阴伤阳，阴阳不相维，上下不相交，气乱于中，脾失所主，故胃呆土崩，下利不止，饮食难进，病情危急。其病机为脾虚，下元不固，下焦滑脱，统摄无权。喻氏剖析翔实，拟以四君子汤加减，又以禹余粮、赤石脂为末调服，中下兼治，既以涩滑固脱治其标，又以助火生土治其本。二石皆土之精气所结，赤石脂色赤入心，助火生土，余粮甘平，色黄入脾，实胃而厚肠。二药合用，能涩滑固脱，有吸附作用，善能吸附毒物，保护黏膜。

二、桃花汤

【医案】

李某，女，40 岁，1976 年 5 月初诊，患者自 6 个月前患急性痢疾，经服四环素、黄连素等，便脓血经久不愈，面黄肌瘦，神萎，苔黄腻，脉弱无力，恶寒偏甚，遂以桃花汤加味。赤石脂 25g，干姜 9g，粳米 10g，太子参 10g，服 3 剂后脓血明显好转，连服 10 剂而愈。（王占玺 .《伤寒论》临床研究 . 北京：科学技术文献出版社，1983）

【辨证思路】

辨主症： 该患者主要症状为便脓血，具体表现为便脓血经久不愈，面黄肌瘦，神情萎靡，舌苔黄腻。此起因是 6 个月前患急性痢疾，仲景《金匮要略》载有："下利便脓血者，桃花汤主之。"桃花汤乃仲景为虚寒下利便脓血所设，此案患者脉弱而无力，恶寒偏甚，正合此证，故以桃花汤治之。

辨病机： 此案患者面黄肌瘦，神情萎靡，脉弱而无力，为久病气血亏虚之象，恶寒偏重，乃脏气虚寒，故其病机可辨为脏气虚寒，气血不固，滑脱不禁。此患者下利反复不愈，时轻时重，所下脓血，色多紫暗，赤白相间，且伴有腹部隐隐作痛，喜按喜温，纳少倦怠，四肢不温。故以桃花汤温中涩肠以固脱，加太子参益气。桃花汤中赤石脂为君药，因其色如桃花，故又叫桃花石，其性温味甘涩而质重，功可涩肠固脱，干姜温中散寒，粳米补虚安中。诸药相合，见效明显。

第十九章　黄芩黄连汤类方

本章节为黄芩黄连汤类方，共收录 7 首方剂，其中 6 首出自《伤寒论》，分别是黄芩汤、黄芩加半夏生姜汤、黄连汤、黄连阿胶汤、干姜黄芩黄连人参汤、白头翁汤；另外一首出自《金匮要略》，即白头翁加甘草阿胶汤。而白头翁汤在《伤寒论》和《金匮要略》中皆有记载。黄芩、黄连皆为苦寒之品，具有清热燥湿、泻火解毒之功效。此 7 首经方中，或含有黄芩，如黄芩汤、黄芩加半夏生姜汤；或含有黄连，如黄连汤、白头翁汤、白头翁加甘草阿胶汤；或是二药皆有，如黄连阿胶汤、干姜黄芩黄连人参汤。针对每一首经方，本章节分别列举案例，并分别从辨主症和辨病机两个方面进行了阐述。

一、黄芩汤

【医案】

王某，男，30 岁，1953 年 4 月 11 日初诊。患者病初恶寒，后则壮热不退，目赤舌绛，烦躁不安，便下赤痢，微带紫暗，腹中急痛，欲便不得，脉象洪实。余拟泄热解毒，先投以黄芩汤：黄芩、白芍各 12g，甘草 3g，大枣 3 枚。服药两剂，热退神安痛减，于 13 日改用红痢枣花汤，连服 3 剂获安。〔倪少恒.黄芩汤医案.福建中医药杂志.1965，9（5）：1012〕

【辨证思路】

辨主症：本案主症为热利腹痛，具体表现为初恶寒，后壮热不退，目赤舌绛，烦躁不安，便下赤痢，腹中急痛，欲便不得，亦应兼有口苦、小便短赤、脉弦数等。本案黄芩汤主症悉具，正合仲景《伤寒论》所载："太阳与少阳合病，自下利者，与黄芩汤。"

辨病机：表邪入里化热，郁于少阳，内迫肠胃，故见热证下利；又有少阳郁热，气机不利，故见腹中急痛而又欲便不得，因而其病机可辨为少阴邪热内迫阳明，胃肠功能失职。施以黄芩汤清肠胃热以止利，散少阳郁以止痛。方中黄芩苦寒，清泄里热，治肠澼下利；芍药酸寒坚阴，而止下利，缓急止痛。甘草、大枣益气和中，调补正气。现代临床上多用黄芩汤来治疗热利，后世治疗痢疾的著名方剂"芍药汤"，即从本方演化而来，因而汪昂《医方集解》称黄芩汤为"万世治利之祖方"。

二、黄芩加半夏生姜汤

【医案】

王某，男，28 岁，初夏迎风取爽，而头痛身热，医用发汗解表药，热退身凉，头痛不发，以为病已愈。又三日，口中甚苦，且有呕意，而大便下利黏秽，日四五次，腹中作痛，且有下坠感。切其脉弦数而滑，舌苔黄白相杂。辨为少阳胆热下注于肠而胃气不和之证。黄芩 10g，白芍 10g，半夏 10g，生姜 10g，大枣 7 枚，甘草 6g。服 3 剂而病痊愈。（刘渡舟 . 新编伤寒论类方 . 太原：山西人民出版社，1984）

【辨证思路】

辨主症：本案主症下利腹痛，具体表现为口苦且有呕意，大便黏而臭秽，一日多次，腹痛且有下坠感，脉弦数而滑，舌苔黄白相杂，此系仲景所论下利兼呕之表现。本案黄芩加半夏生姜汤主症悉具，正合仲景《伤寒论》所载："太阳与少阳合病，自下利者，与黄芩汤；若呕者，黄芩加半夏生姜汤主之。"

辨病机：本案以邪郁少阳为主。少阳有邪，则胆气郁滞，横犯肠胃，上逆于胃则呕吐，下迫于肠则下利。少阳疏泄不利，气机不畅，则腹痛，里急后重，肛门灼热，正合黄芩加半夏生姜汤之证机，故三投而愈，该方中黄芩苦寒，清泄里热，治肠澼下利；白芍酸寒坚阴，而止下利，缓急止痛；甘草、大枣益气和中，调补正气。又有呕意，故加半夏、生姜，以和胃降逆止呕。

三、黄连汤

【医案】

王某，男，45 岁，1965 年 8 月 30 日初诊。患者于 1965 年 8 月 29 日晚间，突然出现胃脘疼痛，呕吐不已，呕吐物初为食物，后为痰沫，次晨吐出绿色胆液，饮水即吐，乃来我院门诊。按其痛处确在脐上部，脉象弦数，舌尖边赤，苔黄薄。证属胸中有热，胃中有寒，寒热不调，阴阳升降失常，法当和解。处方：黄连 3g，淡干姜 2.4g，法半夏 9g，潞党参 9g，川桂枝 3g，甘草 2.4g，大枣 3 枚。嘱服 1 剂，徐徐饮之，以防将药呕出。8 月 31 日复诊：药后呕吐已止，唯胃脘部尚有微痛。仍宗原方，以巩固疗效。5 个月后随访，并未复发。（高德 . 伤寒论方医案选编 . 长沙：湖南科学技术出版社，1981）

【辨证思路】

辨主症：本案的主症为胃痛、呕吐，具体表现为突然出现胃脘疼痛，呕吐不止，呕吐物先为食物，后为痰沫，翌晨又为绿色胆液，且饮水即吐。脉来弦数，舌尖边红，苔薄黄。仲景《伤寒论》有言："伤寒胸中有热，胃中有邪气，腹中痛，欲呕吐者，黄连汤主之。"故以黄连汤治之而愈。

辨病机：此案患者脉数舌红，痛处在脐上，其病机可辨为上热下寒，升降失调。宜用和解之法，施以黄连汤清上温下，和胃降逆。方中黄连苦寒，清在上之热；淡干姜辛热，温在下之寒；川桂枝辛温散寒，宣通上下之阳气；法半夏降逆和胃止呕；潞党参、甘草、大枣甘温益气和中，恢复中焦升降之职。诸药相合，寒热并调，上下得通，则痛除呕止。

四、黄连阿胶汤

【医案】

吴某，女，34岁，车站职工。1974年5月14日来诊，其母代诉患者于20天前顺产第三胎。恶露已净，因缺乳用生黄芪（累计500g）炖鸡，服后心烦失眠，自行服药治疗，不见好转，反而加重。近两日心迷神乱，昼夜翻来覆去，不能成寐，烦时如狂，语无伦次，无端小事亦能发怒。察其舌脉，舌质红，苔少，脉细数。辨证为阴虚阳亢之不寐。乃因产后失血之体，过用益气升阳之药，耗伤阴气，心火游离所致。处方：黄连9g，阿胶12g（另炖冲服），白芍9g，黄芩9g，鸡子黄2枚（冲服），试投1剂。次晨来告，服药1剂后，昨晚入睡，今早神清，原方再进两剂而愈。〔吴菊保.黄连阿胶汤治阴虚火旺失眠症.新中医，1979（3）：16〕

【辨证思路】

辨主症：本案主症为不寐，具体表现为昼夜翻来覆去，不能成寐，心迷神乱，易怒，烦躁如狂，语无伦次，舌红苔少，脉细数。此正合仲景《伤寒论》所载："少阴病，得之二三日以上，心中烦，不得卧，黄连阿胶汤主之。"故以黄连阿胶汤治之而愈。

辨病机：此案患者为产三胎后，因缺乳而以生黄芪炖鸡补益，此产后失血之体，又过用益气升阳之药，故而耗散阴气，使心火游离而导致不寐。其病机可辨为阴虚火旺，心肾不交，施以黄连阿胶汤滋阴泻火，交通心肾，一剂知，三剂而愈。

五、干姜黄芩黄连人参汤

【医案】

白叶乡林某，50岁，患胃病已久。近来时常呕吐，胸间痞闷，一见食物便产生恶心感，有时勉强进食少许，有时食下即呕，口微燥，大便溏泄，一二日二三次，脉虚数。与干姜黄芩黄连人参汤。处方：潞党参15g，北干姜9g，黄芩6g，黄连4.5g，水煎；煎后待稍凉时分4次服。服1剂后，呕恶泄泻均愈。因病者中寒为本，上热为标；

现标已愈，应扶其本。乃遵《黄帝内经》"寒淫于内，治以甘热"之旨，嘱病者生姜、大枣各500g，切碎和捣，于每日三餐蒸饭时，量取一酒盏置米上蒸熟，饭后服食。取生姜辛热散寒和胃气，大枣甘温健脾补中，置米上蒸熟，是取得谷气而养中土。服一疗程（即尽生姜、大枣各500g）后，胃病几瘥大半，食欲大振。后病又照法服用一个疗程，胃病因而获愈。（俞长荣.伤寒汇要分析.福州：福建科学技术出版社，1964）

【辨证思路】

辨主症：本案主症为时常呕吐、下利。上热则胃气不降，而呕吐或食入即吐；下寒则脾气不升，而下利。但其辨证着眼点在于"食入即吐"。正如仲景《伤寒论》所载："若食入口即吐，干姜黄芩黄连人参汤主之。"

辨病机：本证病机为上热下寒，胃气不降，脾气不升。如单用苦寒，必致下泄更甚；单用辛热，必致口燥、呕吐增剧。因此，只宜寒热、苦辛并用，调和其上下阴阳。又因素来胃虚，且脉虚弱，故以潞党参甘温为君，扶其中气。药液不冷不热，分为四次服，是含"少少以和之"之意。因胸间痞闷热格，如果顿服，虑药被拒不入。此方辛开苦降，寒温并调，脾升胃降，则吐利自止。

六、白头翁汤

【医案】

时某，男，38岁。夏末秋初，患腹痛下利，有红白黏液，红多而白少，每日数十次，里急而后重，每次只便脓液数滴，小便黄短，口渴时呕，不欲饮食，体温38.4℃，脉弦滑，舌苔黄腻。此证为内有湿热蕴郁，至初秋金气血收敛之时，而热与湿合，使肝不疏泄，迫于肠中腐灼气血以为痢。为疏：白头翁3钱，黄连2钱，黄柏2钱，秦皮3钱，滑石4钱，生甘草5分，鲜荷叶2钱，鲜菖蒲2钱，鲜竹叶2钱。服3剂而下利逐渐减轻，然后用药调理而愈。（聂惠民.聂氏伤寒学经方验案便读.北京：学苑出版社，2013）

【辨证思路】

辨主症：本案主症为腹痛下利，有红白黏液，红多而白少，每日数十次，里急而后重，发热。白头翁汤主症悉具，正合《伤寒论》"热利，下重者，白头翁汤主之"。

辨病机：本案主症见腹痛下痢脓血、赤多白少，是由热毒灼伤胃肠气血，化为脓血。而正值初秋，气血收敛之时，热与湿合，使肝不疏泄，再迫于肠中腐灼气血以为痢；热毒阻滞气机，则腹痛、里急后重；小便黄短，口渴时呕，脉弦滑，舌苔黄腻，皆为热邪内盛之象。本案病机为湿热毒邪深陷血分，下迫大肠。故以清热燥湿、凉肝解毒立法，以白头翁汤取效。

本方白头翁凉血解毒，秦皮清肝凉血，黄连清热厚肠，黄柏燥湿坚阴。四药配伍，共奏清热燥湿、凉肝解毒之功。

七、白头翁加甘草阿胶汤

【医案】

患者，女，60岁，1965年7月初诊。痢下赤白，日数十次，里急后重。曾服"呋喃西林"两日，效果不显。发热不甚，口干，尚不作渴，舌质淡红，舌呈细小赤点，干而无津，脉象细数。患者年老津血不足，又患热痢，津血更易耗损，拟白头翁加甘草阿胶汤。处方：白头翁12g，黄连6g，黄柏6g，秦皮9g，阿胶9g（烊化），甘草6g。煎至200mL，分两次服。上午服第1剂，至晚大便已变硬，续服1剂病愈。〔汤万春.论白头翁汤证.中医杂志.1980（2）：58〕

【辨证思路】

辨主症： 本案主症为热痢，具体表现为痢下赤白，日数十次，有里急后重之感，口干但并未作渴，发热不甚，舌质淡红，苔有细小红点，且干而无津，脉细而数。仲景《金匮要略》有言："热利下重者，白头翁汤主之。"此案患者即为热痢，正合此义。仲景又有言："产后下利虚极，白头翁加甘草阿胶汤主之。"此案患者虽非产妇，但年老津血不足，与产后阴血不足证相合，故以白头翁加甘草阿胶汤治之。

辨病机： 此案患者痢下赤白，日数十次，里急后重，乃湿热郁结于肠，腐灼肠道脉络，阻滞气机，秽浊之物欲出不能，故而里急后重，滞下不爽；又加上患者年老津血不足，其病机可辨为湿热蕴肠，升降失常，津血亏虚。施以白头翁加甘草阿胶汤治之，白头翁汤清热燥湿，凉血止痢；又以阿胶养血益阴，甘草补虚和中。诸药相合，见效甚好。

第二十章　瓜蒂散类方

本章节为瓜蒂散类方，载有瓜蒂散和一物瓜蒂汤两首方剂。瓜蒂散出自《伤寒论》，由瓜蒂、赤小豆、淡豆豉三味药物组成，有涌吐痰实之功效；一物瓜蒂汤出自《金匮要略》，由一味瓜蒂组成，治疗伤暑湿盛。二方皆以瓜蒂为主药，瓜蒂味极苦，性升而有催吐之效，体现了中医八法之"吐法"。在此章节，对此二方分别列举案例，并从辨主症和辨病机两个方面做了阐解。

一、瓜蒂散

【医案】

赵某，女，1岁，1973年2月5日初诊。发热半日许，身热烦躁，呼吸不利，按之心下痞满微痛，愠愠欲吐，大便酸臭，小便色赤，指纹紫、直达气关，脉微数，苔白而微黄，体温38.9℃。辨证属外感风热，肺胃失宣，痰浊阻胸。所幸形体壮实，法当用瓜蒂散一鼓越之。处方：瓜蒂0.9g，赤小豆0.9g，共研极细末，取0.3g，以淡豆豉6g煎汤冲下，得吐，停服。复诊：昨日药后，俄顷即吐，通体汗出，热退身凉，现尚有轻度烦躁之象，指纹与舌苔同前。法宜调胃承气汤以和下之：芒硝3g，大黄1.5g，甘草9g，1剂，水煎，当茶饮。（中华全国中医学会陕西分会.陕西省名老中医经验荟萃.北京：陕西科学技术出版社，1991）

【辨证思路】

辨主症：本案主症为心下痞满微痛，患儿症状具体表现有发热，身热烦躁，心下痞满略痛，愠愠欲吐，大便酸臭，小便红，指纹发紫等，此正合仲景《伤寒论》所载"病如桂枝证，头不痛，项不强，寸脉微浮，胸中痞硬，气上冲喉咽，不得息者，此为胸有寒也"，故以瓜蒂散治之。

辨病机：痰浊阻胸，故而心下痞满微痛；痰浊随气上逆，故而愠愠欲吐，其病机可辨为痰阻胸膈，气机郁滞，逆而上越。施以瓜蒂散治之，方中瓜蒂味苦，性升而催吐；赤小豆味苦酸，利水消肿；淡豆豉轻清宣泄，载药上行，以助涌吐。此即《黄帝内经》所载"其高者，因而越之"之意，诸症得解，唯仍有轻度烦躁，又以调胃承气汤代茶饮调之而愈。

二、一物瓜蒂汤

【医案】

予治新北门永兴隆板箱店顾五郎亲试之。时甲子六月也。予甫临病者卧榻，病者默默不语，身重不能自转侧，诊其脉则微弱，证情略同太阳中暍，独多一呕吐。考其病因，始则饮高粱酒大醉，醉后口渴，继以井水浸香瓜五六枚，卒然晕倒。因念酒性外发，遏以凉水浸瓜，凉气内搏，湿乃并入肌腠，此与伤冷水，水行皮中正复相似，予乃使店友向市中取香瓜蒂四十余枚，煎汤进之，入口不吐，须臾尽一瓯，再索再进，病者即沉沉睡，遍身微汗，迨醒而诸恙悉愈矣。（曹颖甫.曹氏伤寒发微.福州：福建科学技术出版社，2007）

【辨证思路】

辨主症： 本案因夏月感受暑热之气，贪凉饮冷，又因为过饮高粱酒，腠理开泄，汗出过多，水湿邪气入肌腠所致。主症为卒然晕倒，诊时默默不语，身重不能自转侧，呕吐。正符合《金匮要略》所载："夏月伤冷水，水行皮中所致也，一物瓜蒂汤主之。"

辨病机： 本案病机为伤暑夹湿，伤暑则身热，夹湿则疼重，暑湿伤阳，故脉微弱。其因由夏月贪凉饮冷，而且酒后汗出，遏饮凉水，凉气内搏，湿乃并入肌腠，郁遏阳气所致。治疗用一物瓜蒂汤去湿散水。本证以身体疼重为主，疼重是由于水湿偏盛，用瓜蒂祛散皮肤水气，水气去则暑无所依，而病自解。瓜蒂味苦，性升催吐，《神农本草经》载"主大水，身面四肢浮肿"，用之得当，有立竿见影之效。又因瓜蒂苦寒有毒，治疗暑病，吴谦《医宗金鉴》认为可用大顺散或香薷饮治疗。

第二十一章　甘草桔梗汤类方

本章节为甘草桔梗汤类方，共记录了6首方剂，分别是甘草汤、桔梗汤、甘草粉蜜汤、甘麦大枣汤、排脓散、排脓汤，其中，甘草汤出自《伤寒论》；甘草粉蜜汤、甘麦大枣汤、排脓散、排脓汤出自《金匮要略》；桔梗汤在《伤寒论》和《金匮要略》中皆有记载。甘草汤由一味甘草组成；桔梗汤由桔梗和甘草组成；甘草粉蜜汤由甘草、米粉、蜂蜜组成；甘麦大枣汤由甘草、小麦、大枣组成；排脓散由枳实、芍药、桔梗、鸡子黄组成；排脓汤由甘草、桔梗、生姜、大枣组成。从组成可知，此类方组成主要以甘草、桔梗为主，甘草有清热解毒、调和诸药之作用，桔梗为排脓要药。类方中只含有甘草的处方有甘草汤、甘草粉蜜汤、甘麦大枣汤；只含有桔梗的是排脓散；既含甘草又含有桔梗的有桔梗汤、排脓汤。本章节针对此6首方剂，列举相应案例，并从辨主症和辨病机的角度做了阐述。

一、甘草汤

【医案】

某妇人，接受妇科治疗，但因其药物刺激性强，不久阴部便肿胀溃烂，疼痛难忍，给予甘草汤外敷，不一会疼痛停止，糜烂也很快治愈了。（关庆增，陆云平.伤寒论古今研究.沈阳：辽宁科学技术出版社，1994）

【辨证思路】

辨主症：该患者主症是阴部肿胀溃烂，疼痛难以忍受，施以甘草汤外敷，疼痛遂消，糜烂亦很快治愈。仲景《伤寒论》载有："少阴病，二三日，咽痛者，可与甘草汤。"此患者非为咽喉疼痛，而是因为药物刺激，从而导致阴部肿胀溃烂而疼痛，但皆为邪热毒气客于患处所致。故采用甘草汤治之，并内服改为外敷，使药效直达病所，见效更佳。

辨病机：患者因妇科治疗用药，因刺激性强，而导致阴部肿胀溃烂，疼痛明显，其病机可辨为邪热毒气客于阴部，施以甘草汤清热解毒治之。甘草汤由甘草一味组成，药力更专。甘草生用，性凉而泻火，清热解毒，消除肿胀而止痛。《金匮要略》中记载的治疗狐惑病的甘草泻心汤，亦是以大剂量甘草作为主药，可起到清热解毒的作用。《神农本草经》记载甘草有解"金疮肿"的功效，《本草经疏》对此做出解释："甘入血分而能缓中，且伤则热，热而后肿，甘温益血而除热，烦热解，故肿散也。"现代研究也证实，甘草中含有的甜味素具有吸附毒物及类激素样作用，能够抗过敏，增强免疫功能。甘草具有广谱抗菌、抗病毒作用。综上，用甘草汤治之则愈。

二、桔梗汤

【医案】

施某，男，17岁。病史摘要：患者憎寒发热1周，咳嗽胸闷不畅，吐少量白色黏痰。查血常规：白细胞24.5×10^9/L，中性粒细胞85%，胸部X线回示：左下肺脓疡。经住院治疗8天，使用大量抗生素，发热不退，遂邀中医诊治，用桔梗60g，生甘草30g。服药1剂，咳嗽增剧，翌晨吐出大量脓痰，夹有腥臭，原方继进两剂，排出多量脓痰，发热下降，减桔梗为20g，生甘草10g，加南沙参、金银花、鱼腥草、生薏苡仁、栝楼皮等，服至10余剂，脓尽热退，精神佳，饮食增，胸部X线复查，脓疡已消散吸收，血象亦正常。〔吴传铎.桔梗汤治疗肺痈的临床体会.江苏中医杂志.1981（3）：35〕

【辨证思路】

辨主症：此案患者主症为咳吐脓痰，具体表现为发热，咳嗽，胸闷，先为吐少量白色黏痰，后则吐大量脓痰，诊断为肺脓疡，此正合仲景《金匮要略》所载："咳而胸满，振寒脉数，咽干不咳，时吐浊唾腥臭，久久吐脓如米粥者，为肺痈，桔梗汤主之。"

辨病机：该患者咳嗽胸闷，为热毒壅肺，肺气不利，其病机可辨为邪热壅肺，痰浊郁滞，施以桔梗汤排脓解毒。方中桔梗为排脓要药，甘草清热解毒，二药相伍，脓痰排出，发热下降，见效甚好，又加入南沙参、金银花、鱼腥草、生薏苡仁、栝楼皮等滋阴清热解毒排脓药物，以增强疗效。

三、甘草粉蜜汤

【医案】

患儿系3岁女童，因腹痛，其父给服"一粒丹"若干，腹痛转剧，呈阵发性，痛时呼号滚打，甚则气绝肢冷，并吐出蛔虫10余条。住院后一面输液以纠正水与电解质平衡，一面服中药以安蛔。处方：山药30g，甘草60g，共研为极细末，放入白蜜60g中，加水适量稀释之，令频频喂服。初起随服随吐，吐出蛔虫40余条，此后呕吐渐止，并排便数次，所排泄之物，粪便无几，悉为虫团。前后经吐泻排虫达300余条，病好告愈。〔郭霭春，刘公望.急重病治验四则.广西中医药，1983（4）：6〕

【辨证思路】

辨主症：本案患者主症为腹痛，具体表现为腹痛，呈阵发性，痛时呼号滚打，甚则气绝肢冷，并有蛔虫吐出，仲景在《金匮要略》有言："蛔虫之为病，令人吐涎，心痛，发作有时，毒药不止，甘草粉蜜汤主之。"心痛，是指上腹部疼痛，蛔虫动则痛作，静则痛止，故呈阵发性。此案未言有吐涎之症状，但在蛔虫发作之际，常有吐涎，如《灵枢·口问》记载："虫动则胃缓，胃缓则廉泉开，故涎下。"故以甘草粉蜜汤治之。

辨病机： 此患者因蛔虫内生，发作而痛，其病机可辨为蛔虫内聚，腹痛时作。施以甘草粉蜜汤安蛔止痛，方中甘草、米粉、白蜜，皆为甘平安胃之药，服用后可安蛔缓痛，故而用之虫出而痛止。

四、甘麦大枣汤

【医案】

邓某，女，32岁。症状：头昏冒，喜欠伸，精神恍惚，时悲时喜，自哭自笑，默默不欲食，心烦失眠，怔忡惊悸，多梦纷纭，喜居暗室，颜面潮红，舌苔薄白，脉象弦滑。诊断：子脏血虚，受风化热，虚热相搏，扰乱神明。疗法：拟养心缓肝法，宗《金匮要略》甘麦大枣汤与百合地黄汤加减主之。粉甘草18g，淮小麦12g，大枣10枚，炒酸枣仁15g，野百合60g，生牡蛎30g。水煎服，日服两剂。数剂见效，20剂痊愈。（赖良蒲.蒲园医案.南昌：江西人民出版社，1965）

【辨证思路】

辨主症： 该案例患者之主症为精神失常，主要表现为头昏，喜欠伸，时悲时喜，此正如仲景《金匮要略》所载脏躁"喜悲伤欲哭，像如神灵所作，数欠伸，甘麦大枣汤主之"；又有默默不欲食、心烦失眠、怔忡惊悸、颜面潮红等症状，类似百合病之表现，故以甘麦大枣汤与百合地黄汤加减治之。

辨病机： 颜面潮红多为阴虚之表现，心烦失眠、多梦、怔忡惊悸、时悲时喜、自哭自笑多为虚热躁扰所致，因而其病机可辨为脏阴亏虚，虚热躁扰，故而施以甘麦大枣汤与百合地黄汤治之。甘麦大枣汤补益心脾，宁心安神，方中淮小麦养心安神；粉甘草、大枣甘润补血，调中缓急；炒酸枣仁酸以入肝，滋阴安神；野百合滋阴生津；生牡蛎潜镇安神。

五、排脓散

【医案】

成绩录云：加贺侯臣某，便脓血既五年，来浪华从医治之亦三年，一门生，与桂枝加术附汤及七宝丸，不治，遂请先生诊之，腹满挛急，少腹硬，底有物，重按则痛，乃

与排脓散，受剂而去。未几，来谢曰：宿疴尽除矣。（陆渊雷.金匮要略今释.北京：人民卫生出版社，1956）

【辨证思路】

辨主症： 本案主症便脓血，具体表现为便脓血五年，多见于肠痈，腹满挛急，少腹硬，底有物，重按则痛，《金匮要略》中无本方主治条文。《类聚方》云："有疮痈而胸腹拘满者主之。"

辨病机： 本案症见便脓血五年，用桂枝加术附汤及七宝丸不治，可知其非蛊毒之证；诊之腹满挛急，少腹硬，底有物，重按则痛，其病机为肠热腑实，迫血下行。热结肠道，气机壅滞，津液耗伤，热迫血下行，故腹满挛急，少腹硬，拒按，血热积聚日久则化为脓，故便脓血。用排脓散治之。排脓散中枳实苦寒，能够破气消积，得芍药活血，促进血行；桔梗助枳实行气，并能排脓；因便脓血日久，伤及胃气血分，用鸡子黄以调和胃气并补养血分。《金匮要略释义》云："夫气行则水行，水行则脓尽。"故排脓必用桔梗，开利其气以行其水，并佐枳壳为之助，因脓由血化，故兼利血；而用芍药，唯血既腐化而成脓，则去血必多，爰一面排脓以去其气分之实；用鸡子黄以补其血分之虚。

六、排脓汤

【医案一】

加州某患者，来在浪华，患淋证7年，百治无效。先生诊之：小腹挛急，阴头含脓，疼痛不能行步，乃以排脓汤与之，服之数日，旧疴全瘳。（陆渊雷.金匮要略今释.北京：人民卫生出版社，1956）

【辨证思路】

辨主症： 本案患者患淋证，具体表现为小腹挛急，阴头含脓，疼痛不能行步。此人患淋证7年，小便频数，淋沥不尽，短涩疼痛，小腹挛急，水不行日久则成脓，故阴头含脓，甚至疼痛不能行步，《金匮要略》中本方有方无症。

辨病机： 本案应淋证日久，水不行则成脓，故见阴头含脓；壅滞小腹，故小腹挛急疼痛不能行步。其病机可辨为脓聚阴头，小腹挛痛，用排脓汤治之，脓去则水液自行。方用桔梗下气排脓；生姜辛温，有宣通之性；合桔梗行一身之气；甘草缓其药性，使药力不至太过。

【医案二】

一男子患肺痈，其友人佐佐氏投药，尔后脓自口鼻出，两便皆带脓，或身有微热，时恶寒，身体羸瘦，始知不可药，乃来求治。先生与以排脓汤及伯州散，经日而瘳。

（陆渊雷．金匮要略今释．北京：人民卫生出版社，1956）

【辨证思路】

辨主症：本案患者患肺痈，药后症见脓自口鼻出，两便皆带脓，或身有微热，时恶寒，身体羸瘦。

辨病机：热毒瘀结于肺，以致形成脓疡，肺气不利，宣降失常，故脓自口鼻出，自两便出，热毒瘀结，故时有微热，热伤气津，气虚时有恶寒，身体羸瘦。其病机可辨为脓毒蕴肺，气虚感邪。用排脓汤加伯州散解毒排脓。古益氏云：排脓汤之证虽缺，而据桔梗汤观之，则其主治明矣。桔梗汤证：出浊唾腥臭，久久吐脓。

第二十二章　半夏汤类方

本章节为半夏汤类方，共记载有经方 10 首，分别为小半夏汤、小半夏加茯苓汤、大半夏汤、半夏干姜散、生姜半夏汤、干姜人参半夏丸、厚朴生姜半夏甘草人参汤、旋覆代赭汤、半夏厚朴汤、苦酒汤。其中，厚朴生姜半夏甘草人参汤、旋覆代赭汤、苦酒汤出自《伤寒论》；小半夏汤、小半夏加茯苓汤、大半夏汤、半夏干姜散、生姜半夏汤、干姜人参半夏丸、半夏厚朴汤出自《金匮要略》。从此类处方名称可知，半夏、生姜或干姜在其中起着至为关键的作用。半夏味辛性温，有燥湿化痰、降逆止呕、消痞散结之功；生姜被誉为"呕家圣药"。本章节针对 10 首经方，分别列举相关案例，并详细辨其主症与病机。

一、小半夏汤

【医案】

王某，女，53 岁，退休工人，1963 年 5 月 10 日初诊。患者自觉眩晕 3 天，呕吐频繁，呕吐物为清水涎沫，量多盈盆，合目卧床，稍转动便感觉天旋地转。自述每年要发数次，每次发作长达月余，痛苦不堪。西医诊断为梅尼埃病。患者形体肥胖，苔白而腻，脉沉软滑。此水饮停胃，浊邪僭上，清空不清。法当和胃化饮，饮化浊降，则诸症自除。处方：制半夏 12g，生姜 10g，两剂。5 月 13 日复诊：眩晕、呕吐均止。原方加茯苓 12g，续服两剂。并予丸方（二陈汤加白术、姜汁泛丸）常服，以求巩固。追访两年未发作。〔陈嘉栋，姚立丹，陈苏.眩晕十则.中医杂志.1980（7）：16-19〕

【辨证思路】

辨主症：患者主症为眩晕、呕吐，具体表现为眩晕，合目卧床，稍转动便感觉天旋地转；呕吐频繁，多呕吐清水涎沫，量多盈盆。每年发作数次，此为仲景在其《金匮要略》所言"心下有支饮"，西医诊断为梅尼埃病，此以小半夏汤治之。

辨病机：此案患者素来形体肥胖，舌苔白腻，脉沉软滑，又呕吐频繁，故其病机可辨为饮邪停聚心下，胃失和降，水邪上逆，施以小半夏汤以散寒化饮，降逆止呕，方中制半夏辛温，涤痰化饮，降逆止呕；生姜辛散，为"呕家圣药"，温中降逆，消散寒饮，且抑制半夏之悍性。二药相伍，眩晕解，呕吐止。

二、小半夏加茯苓汤

【医案】

傅某，时当暑月，天气亢燥，饮水过多，得胸痛病，大汗，呕吐不止。视之口不渴，脉不躁，投以温胃之剂，胸痛遂愈，而呕吐未除，自汗头眩加甚，其父来寓更方，余以昨剂颇效，原方加黄芪与服，服后亦不见效，唯汗出抹拭不逮，稍动则眩晕难支，心下悸动，举家咸以为脱，吾许以1剂立愈，以半夏15g，茯苓9g，生姜1片，令即煎服。少顷汗收呕止，头眩心悸顿除。（清·谢映庐．谢映庐医案．上海：上海科学技术出版社，1956）

【辨证思路】

辨主症：此患者主症为呕吐，具体表现为胸痛，大汗，呕吐不止，仲景在《金匮要略》有言："卒呕吐，心下痞，膈间有水，眩悸者，小半夏加茯苓汤主之。"故以小半夏加茯苓汤治之。

辨病机：胃气上逆则呕吐不止；饮水过多，停聚胸胃，故出现胸痛。水饮上泛，清阳不升，故而眩晕；水气凌心，故而心下悸动。其病机可辨为饮阻气逆，胃失和降，施以小半夏加茯苓汤治之。小半夏加茯苓汤即小半夏汤加一味茯苓组成，小半夏汤是由半夏和生姜组成，半夏化痰降逆止呕，生姜是止呕圣药，消散寒饮，二药共起散寒化饮、降逆止呕之功；又加茯苓，增强导水下利之功效。三药相合，共奏化饮降逆、饮水下行之功，则呕止，眩晕、心悸亦除。

三、大半夏汤

【医案】

蔡某，女，52岁。患噎膈已6个月。咽下困难，吞至食道，则痰涎上涌，吐出食物，大便五六日一次，硬如羊粪。粒米不入已经3个月，汤水饮入，即吐过半。经中西医治疗无效。右脉浮，左脉弦滑，3天来寒热往来，拟先小柴胡汤加桂枝予之，1剂寒热退，脉转细滑，痰在上脘，再投大半夏汤甫两剂，痰涎就不上涌，咽下较顺。又进3剂，方中加旋覆花、代赭石，膈开吐止，大便通。再服5剂，诸病若失，后以六君子汤善其后。〔施启誉．加味大半夏汤治疗噎膈症三例．福建中医药杂志．1960（8）：43〕

【辨证思路】

辨主症：本案主症呕吐，具体表现为食欲不振，食后不久吐出，兼有痰饮，大便数日难行，行即硬如羊粪，表示肠中津液枯竭，究其根本当是脾气失调，运化水湿功能减弱，虚寒胃反，同时因为胃膈虚冷，迫使虚阳外越，可出现短暂的假热象，故伴有3天的寒热往来现象，此象医者或误诊为实热，反用苦寒药攻下，致胃气虚损较甚，使肝木乘虚克伐脾土，如胃反伴见脉虚弦即是。此正如《金匮要略》所载："胃反呕吐者，大半夏汤主之。"

辨病机：本案病机为脾胃虚寒，不能腐熟运化水谷。用本方和胃降逆，补虚润燥，俾正气充实，脾胃调和，水湿得化，肠燥润，胃气下行，则呕吐自平。

四、半夏干姜散

【医案】

罗某，女，34岁，成都市某厂工人。1976年5月，突感眩晕，如坐舟中，卧床不起。成都市某医院内科确诊为梅尼埃病。数日后转来求诊。

初诊：4天前，患者下班回家，自觉头胀痛，眩晕甚，颇欲吐。次日上班，到厂后片刻即晕倒。呕吐频繁，吐出大量清涎，头晕似天旋地转。恶寒、咳嗽、无汗。舌质偏淡，苔微黄。此太阳证，水饮内停而致眩晕。法宜先从温化寒饮、祛痰降逆入手，以半夏干姜散加味主之。法半夏18g，干姜18g，茯苓30g，甘草3g。

二诊：干呕消失，头胀痛，眩晕减轻。再宜表里同治，散外寒，涤内饮，以小青龙汤加减主之。麻黄10g，法半夏15g，干姜10g，甘草15g。

三诊：头晕、咳嗽进一步好转，痰涎减。表邪未尽，阳气尚虚，继以麻黄细辛附子汤，助阳解表。麻黄10g，制附片60g（久煎），辽细辛6g，桂枝10g，干姜60g，甘草30g，4剂。

服药后，自己单独乘公共汽车前来诊病，尚有头晕胀之感，舌淡红，苔薄白微黄。又少进散寒除湿，安中攘外之品，数日后病愈。1979年10月26日追访，3年来坚持上班，病未复发。（范学文.范中林六经辨证医案.北京：学苑出版社，2011）

【辨证思路】

辨主症：本案主症眩晕、呕吐，具体表现为头晕似天旋地转，呕吐频繁，吐出大量清涎，且伴有恶寒、咳嗽等。此为水饮内停而致眩晕、吐逆，正如《金匮要略》所云："干呕，吐逆，吐涎沫，半夏干姜散主之。"故先以半夏干姜散加减治之，又以小青龙汤加减表里同治，再以麻黄细辛附子汤助阳解表。

辨病机：本案以水饮内停为主。寒饮内停，气逆而上，属胃中有寒，津液凝为痰涎，随胃气上逆，故出现呕吐眩晕，口吐清涎。其病机辨为中阳不足，寒饮内盛。以半夏干姜散加减，温化寒饮，祛痰降逆。方中干姜温胃散寒，法半夏化痰降逆止呕，又加茯苓、甘草健脾利水。诸药相合，共达温胃利水、降逆止呕之功。

五、生姜半夏汤

【医案】

初诊：2005年8月3日。杨某，28岁，妊娠44天，恶心4天，大便7～8天一解，呈羊矢状，小便频，带多色白，无腰腹疼痛。舌淡红，苔薄白，脉细滑。治法：温胃止呕，润肠通便。方剂：生姜半夏汤合甘草小麦大枣汤加味。生姜8片（捣汁入药），半夏10g，甘草9g，小麦90g，大枣10个，生白术45g，怀山药30g，何首乌20g，5剂。

二诊：2005年8月8日。恶心除，大便顺，两天一行，小便次数正常。昨晚小腹阵痛，持续20分钟，小便短难，尿常规检查正常，舌脉如上。治法：温胃止呕，润肠通便，渗水利湿。处方：生姜半夏汤合甘草小麦大枣汤、猪苓散。生姜8片（捣汁入药），半夏10g，甘草9g，小麦90g，大枣10个，猪苓12g，茯苓10g，生白术45g，3剂。（马大正.妇科证治经方心裁——206首仲景方剂新用广验集.北京：人民卫生出版社，2007）

【辨证思路】

辨主症：该案例患者主症为恶心、便秘，具体表现为恶心、便秘、小便频，仲景在《金匮要略》有言："病人胸中似喘不喘，似呕不呕，似哕不哕，彻心中愦愦然无奈者，生姜半夏汤主之。"故以生姜半夏汤合甘草小麦大枣汤加味治之。

辨病机：此患者妊娠恶心，又大便难解，呈羊矢状，其病机可辨为饮邪扰胸，肠腑不通。生姜半夏汤温胃止呕，甘草小麦大枣汤养心除烦，又加何首乌润肠通便。二诊又加猪苓散以健脾利水。

六、干姜人参半夏丸

【医案】

《橘窗书影》载：一妇人，年二十余，产后胃中不和，时时吐饮食，羸瘦极，遂发大呕吐，药食不能，脉微细，四肢微冷，口干燥，欲冷水，医束手无可奈何。余诊之，作半夏干姜人参丸料，煎为冷服，令时时饮少许，又以冷水送下乌梅丸，药始下咽，呕吐止，经二三日，啜稀粥，胃气渐复，用前方月余，肌肉肥胖，遂得痊愈。（谭日强.金匮要略浅述.北京：人民卫生出版社，1981）

【辨证思路】

辨主症：本案主症呕吐不欲食，具体表现为产后胃中不和，时时吐饮食，大呕吐，药食不能，多见于胃寒夹饮而致呕吐不止。本案干姜人参半夏丸主症悉具，正合《金匮要略》所说："妊娠胃中有寒饮，则呕吐。呕吐不止，则寒且虚矣，以干姜人参半夏丸主之。"

辨病机：本案主症见呕吐不欲食，同时为产后胃中不和。《金匮要略直解》有言："寒在胃脘，则令呕吐不止。故用干姜散寒，半夏、生姜止呕，人参和胃。"本证病机呕吐不止，损伤胃气，导致胃虚寒饮内留，浊气上逆，胃失和降。故治以温中补虚，蠲饮降逆。方中干姜温中散寒，振奋中阳；人参扶正补虚；半夏、生姜汁蠲饮降逆，和胃止呕。以丸药服之，便于受纳，取和缓补益之效。此方可使中阳得振，寒饮蠲化，胃气顺降，则呕吐自止。

七、厚朴生姜半夏甘草人参汤

【医案】

叶某，男，39 岁，1973 年 8 月 10 日就诊。患者行胃次全切除术后，术后恢复良好。唯出院后逐渐感觉胃腹痞满，嗳气频作，大便不畅，虽少食多餐，以流质软食为主，亦感痞满不饥，病情日渐好转。脉象细弱，舌白润。病者虽属手术之后腹胀满，但与《伤寒论》"发汗后，腹胀满"对照，病因虽不同，而病证相同。故用厚朴生姜半夏甘草人参汤加味论治：党参 4 钱，法半夏 3 钱，枳壳 2 钱，厚朴 3 钱，炙甘草 2 钱，佛手片 3 钱，广木香 2 钱，生姜 2 片。5 剂药后自觉气往下行，腹胀嗳气大减。继则服至 20 余剂，每隔 1～2 日服 1 剂，经两个多月治疗，一切正常。1 年后腹胀未发作，消化良好，体略发胖。〔陈瑞春. 泻心汤类方的探讨. 新医药学杂志.1977（6）：37〕

【辨证思路】

辨主症：本案主症为腹满，具体表现为胃腹痞满，嗳气，大便不畅，脉细弱，舌白润。《伤寒论》载："发汗后，腹胀满者，厚朴生姜半夏甘草人参汤主之。"此患者虽非发汗后所致，但其皆具腹胀满之症状，故投以厚朴生姜半夏甘草人参汤治之。

辨病机：患者术后脾气不足，气滞则见痞满腹胀，运化无力故见食少，湿浊内生则苔白润。因此，其病机可辨为脾气虚弱，运化失健，气机阻滞。术后患者脉象细弱，是由于脾气虚弱，运化无力，则痰湿内生，脾气壅滞，故见胃腹痞满。施以厚朴生姜半夏甘草人参汤加味论治，温运健脾，消滞除满，则诸症得解。

八、旋覆代赭汤

【医案】

段某，女，10 岁，1986 年 12 月 25 日诊。父代诉：30 天前突感上腹部不适，噫气反胃，呕吐涎沫，后出现视一为二，双眼视物均有复影，头晕目眩，颜面抽搐，纳食不振，口渴不欲饮，心烦不寐，虽多方求医，获效不佳。诊见：目光呆滞，眼球转动不灵，上睑下垂，神倦萎靡，舌体肥胖，舌质淡，苔白滑，脉弦而虚。在某医院眼底检查左眼视盘色泽较浑浊，右眼视盘充血。双眼无红赤浮肿。左侧视力 0.8，右侧视力 0.5。左眼向内外活动稍好，右眼向内转运动稍差。证属中阳不足，升降失司，浊阴上逆，痰浊阻滞窍络所致。治宜降逆化痰，益气和胃。旋覆代赭汤加味：旋覆花（包煎）、姜半夏、石决明、草决明各 10g，代赭石 15g，人参 10g，甘草 6g，大枣 5 枚。水煎服。5剂后，双目复视症发作次数减少，精神较振，纳食有味，舌淡，苔白，脉弦缓。原方再进 10 剂，诸症消失。复查眼底正常。双眼视力恢复至 1.0。随访至今，病未复发。〔黄道富．旋覆代赭汤治视歧．四川中医，1991（4）：40〕

【辨证思路】

辨主症：该患儿 30 天前突感上腹部不适，嗳气反胃，呕吐涎沫，诊时主症为双眼视物均有复影，目光呆滞，眼球转动不灵，神倦萎靡，纳食不振，嗳气反胃等，仲景《伤寒论》载有"嗳气不除者，旋覆代赭汤主之"，故以旋覆代赭汤治之而起效。

辨病机：患儿虽为视歧，但非肝肾不足之证，在发作前有呕逆，舌体肥胖苔滑，其病机可辨为中阳不足，升降失司，浊阴上逆，痰浊阻滞窍络，治应降逆化痰，益气和胃，施以旋覆代赭汤加减而获效。

九、半夏厚朴汤

【医案】

文某，女，27 岁，1978 年 1 月 14 日诊。数年来，因家事不睦，患者多愁善郁。近年来觉胸脘满闷，气急痰多，叹息不止。8 日前，偶谈起邻村某妇被扼死之事，患者颇为之痛怜。是夜如神鬼所凭大作。始则神情忿郁而迷惘，自称"扼死妇"，仿其语，泣诉其被害经过，继之，做被扼死状而面目青突，伸颈吐舌，喘促声粗，痰声辘辘，顷刻，憋闷昏绝。呼声后，大叫"胸闷喉紧"，以指探喉，吐出痰涎盏许方安。不发则一如常人，唯胸闷气急痰多而已，如是，入暮辄作。曾诊为脏躁，服甘麦大枣汤罔效。诊之，肤胖，面滑多垢，目光呆凝而惶惑，舌质浊腻，脉沉滑，诊为气郁痰阻。予半夏厚朴汤加郁金 20g，石菖蒲、远志各 15g，琥珀 6g。并做劝解工作。服 3 剂，如神鬼所凭之发作得止。继服 12 剂，愁闷痰多等症亦释。后又予六君子汤以巩固。随访至 1990 年10 月 31 日，未再发作，精神状况良好。（张长恩．中国汤液方证续．北京：人民军医出版社，2008）

【辨证思路】

辨主症：本案患者平时多愁善郁，胸闷气急痰多，症状发作时如被扼死状而面目青突，伸颈吐舌，喘促声粗，痰声辘辘，顷刻，憋闷昏绝。呼声后，大叫"胸闷喉紧"，以指探喉，吐出痰涎盏许方安，舌质浊腻，脉沉滑。沉主里病；滑脉主痰热，食积不化，临床上多见于脾胃功能减弱或痰湿病证的表现。本案半夏厚朴汤主症悉具，正合《伤寒论》"妇人咽中如有炙脔，半夏厚朴汤主之"。

辨病机： 本案主症见脉沉滑，又因家事不睦，多愁善郁而致胸脘满闷，气急痰多，叹息不止。《素问·本神》指出："愁忧者，气闭塞而不行。""心怵惕思虑则伤神，神伤则恐惧自失。""脾愁忧而不解则伤意，意乱则悗乱。"故多愁善郁，忧愁不解，会伤及所藏之意，意伤便会胸膈烦闷，而恐惧和思虑太过，会伤及所藏之神，神伤便会时时恐惧，不能自主。本案舌质红，苔白浊腻，脉沉滑，属虚证。由于妇人长期忧思，七情不遂，气机郁滞，肺胃宣降失常，水津不布，聚而为痰，痰与气搏，凝结咽喉所致，导致舌质红，苔白浊腻，脉沉滑。本案病机为痰气交阻，凝结咽喉，故以行气化痰、开解散结立法，半夏厚朴汤取效。

十、苦酒汤

【医案】

顾某，女，47岁，1977年12月13日就诊。主诉：咽喉干燥，紧痛，有时声音嘶哑，有痰堵塞感，而咯吐不出，但饮食下咽无阻。证候分析：手少阴经脉的分支从心系分出，上行于咽部，下达心肾，肾脏真气含津液循经而行。若肾阳下虚，气津不上营，故咽部干燥、紧痛，声带失润，便声音嘶哑。阳虚则湿不化，痰湿凝滞喉部，所以喉部出现堵塞感。治疗：燥湿化痰，开结活瘀，方用"苦酒汤"。处方及用法：半夏30g，醋250g，将半夏放入醋内，浸泡24小时，即得苦酒汤；每次含一小口苦酒汤，徐徐咽下，每日含2～3次。患者连用苦酒汤11天后痊愈。〔蔡福养.慢性咽炎.河南赤脚医生，1979（6）：55-56〕

【辨证思路】

辨主症： 本案主症为咽干而堵塞，具体表现为咽喉干燥而紧痛，声音嘶哑，有痰堵塞等。此正如《伤寒论》所载："少阴病，咽中伤，生疮，不能言语，声不出者，苦酒汤主之。"故以苦酒汤治之而得效。

辨病机： 肾阳虚弱，气津不得上达，故而咽部干燥而紧痛；阳虚生湿，痰浊凝滞喉部，久则生疮，局部肿胀或溃烂，致使声门不利，语言困难，声音不出。故此案病机可辨为痰浊痹阻，咽喉不利，施以苦酒汤涤痰开结，敛疮消肿。方中半夏涤痰散结，苦酒消肿敛疮，二药合用，更增涤痰敛疮之效。原方有鸡子清，此案伤未提及，盖因其寒而伤阳乎？

第二十三章　橘皮枳实生姜汤类方

　　本章节论述的橘皮枳实生姜汤类方包括了橘皮枳实生姜汤、桂枝生姜枳实汤、橘皮汤、橘皮竹茹汤、茯苓饮、枳术汤、枳实芍药散等 7 首方剂，皆出自张仲景《金匮要略》一书。从此类方可知，用药主要有橘皮、枳实、生姜、茯苓、白术等理气健脾祛湿、安中和胃止呕之类，故而此类方剂主要体现在理气健脾、利水止呕等方面。本章节所载病案有吐水、呕吐、哕逆、腹胀等，并分别从其主症、病机方面进行阐述。

一、橘皮枳实生姜汤

【医案】

　　张某，男，37 岁，1987 年 6 月 7 日初诊。咳嗽已 3 年，诊为"支气管炎"，用青霉素、麦迪霉素、甘草片、罗汉果止咳冲剂、痰咳净、半夏止咳露等，皆不效。细询患者，方知咳嗽虽久但不剧烈，且痰不多，入夜有轻度喘息，胃脘胸胁及背部均隐隐作痛，稍有畏寒，纳差。脉迟而细，苔薄白。此证颇似《金匮要略》胸痹、胸中气寒、短气证，遂以橘枳姜汤加百合治之：橘皮、百合各 15g，枳实 6g，生姜 10g。服用 3 剂后，诸症消失，胁背疼痛亦止，但胃脘部尚有隐痛。续进原方，加大百合剂量为 25g，服两剂而痊愈。〔陈龙跃.橘枳姜汤医案.浙江中医杂志.1990（5）：197〕

【辨证思路】

　　辨主症：咳嗽虽久但不剧烈，且痰不多，入夜有轻度喘息，胃脘胸胁及背部均隐隐作痛，稍有畏寒，纳差，脉迟而细，苔薄白。实为胸痹之轻证，正如仲景《金匮要略》所言："胸痹，胸中气塞，短气，茯苓杏仁甘草汤主之；橘枳姜汤亦主之。"

　　辨病机：本案入夜有轻度喘息，以及胃脘胸胁及背部有隐痛，实为胸痹之轻证，其病机可辨为饮阻气滞，故选用橘皮枳实生姜汤。陈修园《医学从众录》载："百合合众瓣而成，有百脉一宗之象，其色白而入肺，肺主气，肺气降则诸气俱调。"橘枳姜汤有辛温通达之力；百合甘润微寒，有降诸气之效。诸药相配，一温一凉，柔中有刚，使痹开气行，则喘息可除，不治咳而咳自止，诸痛也随之消失。

二、桂枝生姜枳实汤

【医案一】

一男子，患吐水数十日，羸瘦日加。其症每至黄昏，脐旁有水声，扬腾上迫，心下满痛，吐水数升，至初更必止。饮食如故。先生投桂枝枳实生姜汤，其夜水虽上行，然遂不吐。翌夜，诸症尽退，五六日而痊愈。（陆渊雷.金匮要略今释.北京：人民卫生出版社，1955）

【辨证思路】

辨主症： 本案主症吐水兼心悬痛，乃胃中寒饮上逆所致。用桂枝生姜枳实汤以温阳化饮，下气降逆，寒去饮除，则心中痞与悬痛自止。本案桂枝生姜枳实汤主症，正合《金匮要略》"心中痞，诸逆，心悬痛，桂枝生姜枳实汤主之"。

辨病机： 本案患者每至黄昏吐水，至初更必止。从黄昏至初更，是为阴气逐渐生发之时，则寒饮停聚，阳气不运，寒饮冲逆至心，致心下满痛吐水。又心与小肠相表里，故自觉脐旁有水声，扬腾向上。本案病机辨为寒饮内停，胃气上逆，故以温阳化饮、下气降逆立法，桂枝生姜枳实汤取效。

【医案二】

贾人津国屋某者之仆，谒曰：吾疾常起于薄暮，逮初更而止。其初起，横骨（谓肋骨也）下边有声，渐升至心下，此时必胸痛，大吐水，而后如平日，其他无所苦。众医交疗，五旬而不瘥。先生诊之，与桂枝枳实生姜汤，3 剂，病顿除。（陆渊雷.金匮要略今释.北京：人民卫生出版社，1955）

【辨证思路】

辨主症： 本案主症胸痛吐水，乃寒饮上逆所致。用桂枝生姜枳实汤以温阳化饮，降逆消痞。本案桂枝生姜枳实汤主症，正合《金匮要略》所说："心中痞，诸逆，心悬痛，桂枝生姜枳实汤主之。"

辨病机： 本案主症见吐水，胸痛。患者起疾于薄暮至初更而止，提示阳气的升发利于疾病的治疗；寒饮停聚，阳气不运，故胸痛。本案病机为寒饮内停，胃气上逆，故以温阳化饮，下气降逆立法，桂枝生姜枳实汤取效。方中桂枝温阳化饮，下气降逆；生姜散寒化饮，开结除痞；枳实气香味苦，既可下气消痞，又可增强桂枝平冲之效。诸药合用，饮去逆止。

三、橘皮汤

【医案】

方舆輗云："尝有一男子，暑月霍乱，吐泻虽已止，干呕未止，兼发哕，手足微厥，脉细至欲绝，更医数人，凡附子理中汤、四逆加人参汤、吴茱萸汤、参附、参姜之类，殆尽其术，一不容受。余最后至，诊之，少有所见，即作橘皮汤令煮，斟取澄清，冷热得中，细细啜之，余镇日留连于患者，再四诊视，指令服药之度，移时，药达，稍安静，遂得救治。"（陆渊雷.金匮要略今释.北京：人民卫生出版社，1955）

【辨证思路】

辨主症： 本案主症为干呕，具体表现有干呕发哕、手足微厥、脉象细至欲绝，此正如仲景《金匮要略》所载："干呕哕，若手足厥者，橘皮汤主之。"故以橘皮汤治之，药达而得效。

辨病机： 本案患者寒气滞于胸膈，胸阳不能伸展，寒气上逆则作呕哕，此呃声沉缓，得热则减，得寒则剧；寒气闭阻于胃，中阳被郁，阳气不能达于四末，故手足暂时出现微厥之象。其病机可辨为胃寒气逆，施以橘皮汤散寒降逆，通阳和胃，方中橘皮理气和胃，生姜散寒降逆止呕，二药相合，寒气得除，阳气得通，胃气和降，则干呕、哕以及手足微厥自愈。值得一提的是，此案在服药方法上也颇有讲究，因有胃气上逆之证，故而使汤药冷热有度，并嘱咐患者细细啜之，顾护脾胃，使药物易于吸收。

四、橘皮竹茹汤

【医案】

周某，男，22岁。因发热头痛15天，于1980年5月21日住院治疗。入院第8天出现呃逆，逐日加重，白天连续发作7～8小时，夜间亦发作，严重时影响睡眠及进食，且出现呕吐，上腹部疼痛不舒。经中医辨证，认为患者1年来患多种疾病，久病必虚，舌质红，脉细弱无力，为胃虚夹热之证，治应益胃气，清胃热，降逆止呕，橘皮竹茹汤加味主之：党参15g，竹茹9g，白术12g，茯苓12g，橘皮9g，生姜3片，大枣4枚，麦芽9g，炙甘草2g。服1剂后，呃逆减轻，共服3剂，呃逆完全停止，停药后至今无复发。〔张万邦.橘皮竹茹汤治愈顽固性呃逆.新中医，1981（12）：4〕

【辨证思路】

辨主症： 本案主症为呃逆，具体表现为呕吐、上腹部疼痛不舒、舌质红、脉细弱无力等，此正与仲景在《金匮要略》所载"哕逆者，橘皮竹茹汤主之"相合，故以橘皮竹茹汤加味治之。

辨病机： 此案患者 1 年来患多种疾病，久病致虚，胃中虚热，气逆上冲，因而出现呃逆之象，连续发作，且逐日加重，并伴随有上腹部疼痛。舌质红，脉细弱无力，是阴虚有热之象。故此案病机辨为胃中虚热，气逆上冲。施以橘皮竹茹汤加味调治，以益胃气，清胃热，降逆止呕。方中橘皮理气健胃，和中止呕；生姜降逆开胃；竹茹清热安中，止呕逆；麦芽开胃消食；党参、大枣、炙甘草补虚和中。诸药相合，虚热得除，胃气得降，则呃逆得解。

五、茯苓饮

【医案】

成某，男，58 岁，初诊日期：1980 年 11 月 2 日。半月前因恣食酒腥肥甘，引起胃痛呕吐，迄来胃痛不止，多于餐后疼痛加重，恶心呕吐，甚则食物尽皆吐出，或呕吐痰涎黏腻之物。已服药多剂不效。怕冷，四末不温，胃脘部按之濡。自述颠动腹部，可闻水声晃荡。舌质淡，苔白腻，中淡黄，脉濡细小数。痰饮湿热，积滞中焦，胃失和降之证，方选茯苓饮合苏连饮加减。处方：茯苓 15g，苍术、白术各 10g，黄连 2g，枳实 10g，紫苏叶 10g，半夏 10g，陈皮 5g，川楝子 10g，生姜 3 片。服药 3 剂，呕吐得止，胃痛亦缓。上消化道 X 线钡剂检查：胃小弯见一 1.5cm×0.7cm 之龛影。印象：胃小弯溃疡。苔黄渐去，脉濡细。饮邪郁热，彻而未尽，法宗前旨，原方续服 3 剂。1980 年 11 月 10 日诊：脘痛已止，胃气渐和，舌苔化薄白，脉细。唯感疲乏怯力，邪去而虚象露矣，遂予黄芪建中汤加减出入，每周服药 5 剂。病情逐渐好转，坚持治疗 2 个月，并嘱注意起居饮食，同时肌内注射黄芪注射液 1 个月。至 1981 年 1 月 12 日，上消化道 X 线钡剂复查："胃小弯之龛影已消失。"〔高治平.茯苓饮治痰饮呕吐三则.中医杂志.1983（7）：42-43〕

【辨证思路】

辨主症： 本案主症为胃痛、呕吐，具体表现为胃痛不止，餐后疼痛加重，伴有恶心呕吐，怕冷，四肢不温，腹中沥沥有声，舌质淡，苔白腻，中淡黄，脉濡细小数。施以茯苓饮合苏连饮治之。茯苓饮为唐代王焘《外台秘要》所载之方，称作"延年茯苓饮"，后作为附方载入《金匮要略》。《外台秘要》方后注云："仲景《伤寒论》同。"可知该方原系仲景之方。原文记载为："治心胸中有停痰宿水，自吐出水后，心胸间虚，气满，不能食，消痰气，令能食。"此案例所载症状与之相合。

辨病机： 此案患者由于饮食不节，过食酒腥肥甘而引起胃痛呕吐。痰饮停滞胸膈胃脘，沥沥有声，苔白腻且中淡黄，为有痰湿夹热，故其病机可辨为痰湿夹热，停滞胃脘，胃失和降，治用茯苓饮加紫苏叶、黄连、半夏、川楝子等，以清热化痰，和胃降逆。继以黄芪建中汤调服 2 个月，补益脾胃，溃疡得愈。

六、枳术汤

【医案】

唐某，男，47岁，1972年11月4日初诊。脘腹胀滞，食后为甚，自觉按之有坚实感，大便欠调，或难下或溏泄，苔厚脉涩。治以健脾胃消胀满（西医诊断为胃下垂、胃肠功能紊乱）。方用枳实12g，炒白术9g，补中益气丸15g（包煎）。服10剂。11月15日复诊，谓上方服用3剂后即感脘腹胀滞减轻，大便已成形，服用10剂甚觉轻舒，效不变法，原方再续服7剂。（何任．金匮要略新解．杭州：浙江科学技术出版社，1981）

【辨证思路】

辨主症： 本案主症为腹胀，具体表现为脘腹胀滞，食后尤甚，按之自觉有坚实感，大便难下或溏，脉涩，苔厚，西医诊断为胃下垂、胃肠功能紊乱。此正合仲景在《金匮要略》所记载："心下坚，大如盘，边如旋盘，水饮所作，枳术汤主之。"故以枳术汤配以补中益气丸用之得效。

辨病机： 本案患者主症见脘腹胀滞，此为脾胃虚弱，运化失健所致，故而在饮食后更甚，按腹部自觉有坚实之感，正合仲景所言"心下坚"之义。大便或溏，舌苔厚，为脾虚生湿所致，故仲景指出此乃"水饮所作"。此案病机可辨为脾虚气滞，水湿痞结，方用枳术汤行气散结，健脾利水，并佐以补中益气丸包煎入汤剂，以增强益气健脾之效。患者服药后脘腹胀滞减轻，大便成形，甚觉轻快舒服，见效甚佳。

七、枳实芍药散

【医案】

刘道谦医案：吴某，年24岁。因产后腹痛，经服祛瘀生新药而愈。继因深夜贪凉，致皮肤浮肿，气息喘急。余意腹痛虽愈，究是瘀血未净，为今病皮肤肿胀之远因，是荣血瘀滞于内，复加外寒滞其卫气，且产后腹痛，病程已久，元气必亏。治应行血而勿伤正，补虚而莫助邪。用《金匮要略》枳实芍药散，以枳实行气滞，芍药行血滞，大麦粥补养正气，可谓面面俱到。服完后，肿消喘定，夙疾皆除。（湖南省中医药研究所整理．湖南中医医案选辑·第一集．长沙：湖南人民出版社，1960）

【辨证思路】

辨主症： 本案主症为皮肤浮肿，具体表现为皮肤肿胀，气息喘急，是因深夜贪凉，外寒滞其卫气所致，但其远因还有产后瘀血未净，郁滞于内，日久又元气亏虚，正合仲景在《金匮要略》所载："产后腹痛，烦闷不得卧，枳实芍药散主之。"

辨病机：此案患者为产后腹痛，施以祛瘀生新药而痛止，但仍瘀血未净，复加深夜贪凉而导致皮肤浮肿，气息喘急，故而其病机可辨为瘀血内停，外寒侵犯。产后血虚津伤，因而易招致外邪侵袭，又病日久多元气亏虚，气虚则血滞，则施以枳实芍药散行气和血，散结止痛。方中枳实行血中之气，芍药和血止痛，大麦粥和胃安中，补养正气，正气足则皮肤浮肿得以消除。

第二十四章　栝楼薤白汤类方

栝楼薤白汤类方包括栝楼薤白白酒汤、栝楼薤白半夏汤、枳实薤白桂枝汤3方。方药组成均以栝楼实、薤白为主药，功善涤上焦之痰浊，散阴寒之凝结，宽胸中之痹塞，使痼寒痰滞得解，胸阳得振而平。栝楼薤白汤类方均治胸痹，但栝楼薤白白酒汤以胸痛喘息为主，栝楼薤白桂枝汤以心痛彻背不得卧为主，枳实薤白桂枝汤以胁下逆抢心为主。主症不同，病机各异，选方用药亦不同，正如唐容川所言："仲景用药之法，全凭乎证，添一证则添一药，易一证则易一药。"本章主要介绍上述方剂的临床有效验案。

一、栝楼薤白白酒汤

【医案】

唯劳力伛偻之人，往往病此。予向者，在同仁辅元堂亲见之。病者但言胸背痛，脉之，沉而涩，尺至关上紧，虽无喘息咳吐，其为胸痹，则确然无疑。问其业，则为缝工；问其病因，则为寒夜伛偻制裘，裘成稍觉胸闷，久乃作痛。予即书栝楼薤白白酒汤授之。方用：栝楼实5钱，薤白3钱，高粱酒一小杯，两剂而痛止。翌日，复有胸痛者求诊，右脉沉迟，左脉弦急，气短，问其业，则亦缝工。其业同，其病同，脉则大同而小异，予授以前方，亦两剂而瘥。盖伛偻则胸膈气凝，用力则背毛汗泄，阳气虚而阴气从之也。（曹颖甫.曹氏伤寒金匮发微合刊.上海：上海科学技术出版社，1959）

【辨证思路】

辨主症：本案主症胸背痛，脉沉而涩，尺至关上紧，虽无喘息咳吐，但与仲景所论胸痹之主症颇为相符，正合《金匮要略·胸痹心痛短气病脉证并治》所云："胸痹之病，喘息咳唾，胸背痛，短气，寸口脉沉而迟，关上小紧数，栝楼薤白白酒汤主之。"

辨病机：本案患者为劳力伛偻之人，寒夜劳力，受寒伤阳，阳不足者，阴必乘之，以致胸中阳气不振，寒浊之邪乘虚内侵，胸背之气痹而不通，故胸背痛，正如《素问·调经论》所云："寒气积于胸中而不泻，不泻则温气去，寒独留则血凝涩，血凝则脉不通。"邪阻气滞，肺失宣降，故气短；脉沉而涩，尺至关上紧，亦为阳微阴弦之象。本案为阳虚阴盛，本虚标实之证，治当以栝楼薤白白酒汤宽胸开痹，宣通阳气，则诸症自愈。复有胸痛者，病机相同，亦可予本方，效如桴鼓。

二、栝楼薤白半夏汤

【医案】

陈某，男，61岁。初诊：1974年2月7日。胸骨后刀割样疼痛频发4天，心电图提示急性前壁心肌梗死，收入病房。刻下胸痛引臂彻背，胸闷气促，得饮则作恶欲吐，大便3日未解，苔白腻，脉小滑。阴乘阳位，清阳失旷，气滞血瘀，不通则痛。《金匮要略》曰："胸痹不得卧，心痛彻背者，栝楼薤白半夏汤主之。"治从其意。栝楼实9g，薤白6g，桃仁9g，红花6g，丹参15g，广郁金9g，制香附9g，制半夏9g，茯苓12g，橘红6g，当归9g，生山楂12g，6剂。二诊：1974年2月13日。胸痛5日未发，胸闷亦瘥，面部仍有灰滞之色，大便4日未通，苔薄腻微黄中剥，脉小滑。痰瘀渐化，心阳亦见宣豁之机，还宜通中寓补，以其本虚标实故也。前方去制香附、广郁金、生山楂。加炒酸枣仁9g，生大黄3g（后入，后改用制大黄），9剂。三诊：1974年2月21日。胸闷胸痛已罢，便艰，苔腻已化，舌红，脉弦小。心电图提示：急性前壁心肌梗死恢复期，病后心阴耗伤，拟补中寓通，以图根本。太子参15g，麦冬9g，五味子3g，炒酸枣仁9g，淮小麦30g，炙甘草6g，丹参15g，当归9g，桃仁6g，红花6g，火麻仁12g（打），10剂。（严世芸，郑平东，何立人.张伯臾医案.上海：上海科学技术出版社，1979）

【辨证思路】

辨主症：本案主症胸痛引臂彻背，胸闷气促，见于多种原因所致冠心病、心绞痛、急性心肌梗死等疾病，系仲景所述胸痹之表现。本案栝楼薤白半夏汤主症悉具，正合《金匮要略·胸痹心痛短气病脉证治》所说："胸痹不得卧，心痛彻背者，栝楼薤白半夏汤主之。"

辨病机：本案主症胸痛引臂彻背，多由寒浊之邪壅盛于内，痹阻胸阳不能布达所致，邪实而痛甚。由于气为血之帅，气行则血行，气滞则血瘀，不通则痛，故胸痛引臂彻背；阳虚而寒浊内盛，故得饮则作恶欲吐，苔白腻，脉滑。本案虽为本虚标实之证，但重在邪实，病情较重。治需通中寓补，以栝楼薤白半夏汤加理气活血药治之，使邪实得去，痰瘀渐化，胸阳得复，胸痛得解。病后心阴耗伤，治当补中寓通，以图根本，以生脉散加减调治之。

三、枳实薤白桂枝汤

【医案】

王某，女，19岁，1973年6月10日初诊。去春某日，午后剧烈劳作于稻田，归家便喘息短气，胸脘胀满，每呼吸五六息，必抬肩张口，一深呼吸，自觉呼吸二气欲断。阴天或傍晚少腹胀满，喘息尤甚。常自汗出，胃纳一般，二便尚可，月经正常。舌淡红润无苔，六脉微弱似无。此哮喘也，据脉症分析，似属大气下陷所致，拟升陷汤加味：黄芪15g，白术10g，知母10g，升麻3g，柴胡6g，桔梗10g，桂枝3g，两剂。二诊：哮喘不减。时值阴天，喘息较前尤甚，自觉气不归根。又询知腰脊酸困，体倦乏力，脉象微弱，改从肾不纳气着手。处方：山药15g，芡实15g，龙骨、牡蛎各15g，党参15g，白芍15g，五味子6g，沉香3g（冲），3剂。三诊：症不见轻。仍喘息抬肩，声高息涌，胸胀气粗，气憋不能成寐，稍用力即呼吸停顿，饭后喘息尤剧，且胸痛彻背，心下拒压。至此，方悟为脉所惑，此乃《金匮要略》所谓之胸痹也。胸痹一证，为胸阳不振，阴寒所乘，弥漫胸膈，致气机阻滞，升降失调，故而喘息短气，胸痛彻背。治宜宣阳通痹，化气行滞。拟枳实薤白桂枝汤加味：枳实10g，薤白10g，桂枝6g，栝楼实15g，半夏10g，苍术10g，厚朴10g，两剂。四诊：喘息短气大减，胸背疼痛亦轻，感觉舒畅轻松，如释重负。仍自汗畏冷，不能多食，多食则胸脘胀满。腹诊心下仍觉不舒，脉反较前有力。汗出恶寒者，阳虚之表现也。原方加附子4.5g，3剂。五诊：症状基本消失，原方续服3剂而愈。（闫云科.临证实验录.北京：中国中医药出版社，2005）

【辨证思路】

辨主症：本案主症喘息短气，喘剧则胸痛彻背，心下拒压，系仲景所论胸痹之表现。本案枳实薤白桂枝汤主症悉具，正合《金匮要略·胸痹心痛短气病脉证并治》所说："胸痹，心中痞，留气结在胸，胸满，胁下逆抢心，枳实薤白桂枝汤主之。"故与枳实薤白桂枝汤获效。

辨病机：本案患者饱食后劳作于稻田，阳虚而湿邪侵袭，阻滞于胸膈，故喘息短气，剧则胸痛彻背；湿为阴邪，蒙蔽胸阳，故阴天、午后喘息较甚。本案病机为胸阳不振，气滞痰阻。治以枳实薤白桂枝汤，使胸阳振，痰浊降，阴寒消，气机畅，则胸痹而气逆上冲，诸症自除。本案因六脉微弱，视为虚喘，或大气下陷，或肾不纳气，两次补益均罔效，故证实而非虚，本案久治而不效，皆因脉微之故也。因《灵枢·海论》云："气海有余者，气满胸中，悗息面赤；气海不足，则气少不足以言。"今患者胸满气粗，声高息涌，气长而有余，而非声低息微；且虚喘者喜温喜按，得食可减，而非拒压、食后更甚，故治疗当舍脉从症。

第二十五章　防己汤类方

防己汤类方是以防己为主药组成的一类方剂。《金匮要略》中以防己冠名的方剂共有 6 首，分别是防己黄芪汤、防己茯苓汤、木防己汤、木防己去石膏加茯苓芒硝汤、己椒苈黄丸、防己地黄汤，散在于湿病、中风、水气病等篇章中。《本草求真》谓："防己，辛苦大寒，性险而健，善走下行，长于除湿、通窍、利道，能泻下焦血分湿热，及疗风水要药。"故防己汤类方主要有两方面作用：一是祛风湿止痛以治疗风湿热痹；二为除湿清热，善治下焦湿热之证。其中防己或配伍黄芪益气固表，祛风除湿；或配伍生地黄养血息风清热；或配伍椒目、石膏、茯苓等渗透水气，导水下行。

一、防己黄芪汤

【医案】

王某，女，25 岁。患急性风湿病已月余，肘膝关节肿痛，西医用青霉素、维生素 B_1、阿司匹林等药，关节肿痛减轻，但汗出不止，身重恶风，舌苔白滑，脉象浮缓。此卫阳不固，汗出太多，风邪虽去，湿气仍在之故。治宜益卫固表，除湿蠲痹。用防己黄芪汤加味：防己 12g，白术 10g，黄芪 15g，甘草 3g，生姜 3 片，大枣 1 枚，防风 10g，桂枝 6g，白芍 10g。服 5 剂，汗出恶风遂止，关节肿痛亦有好转。（谭日强.金匮要略浅述.北京：人民卫生出版社，1981）

【辨证思路】

辨主症：本案主症肘膝关节疼痛，同时汗出身重恶风，防己黄芪汤主症悉具。正如《金匮要略·痉湿暍病脉证治》云："风湿，脉浮身重，汗出恶风者，防己黄芪汤主之。"故与防己黄芪汤。

辨病机：《素问·痹论》云："风寒湿三气杂至，合而为痹也。其风气胜者为行痹，寒气胜者为痛痹，湿气胜者为着痹也。"本案肘膝关节疼痛，多由风湿之邪痹着于筋脉肌肉关节所致；因湿性重着，故身重；患病日久，则卫表阳气不足，腠理空疏，故汗出不止而恶风；舌苔白滑，脉象浮缓，皆为风湿表虚之象。本案为风湿兼表、本虚标实之证，治以防己黄芪汤，使表固而卫阳振奋，运行周身则风湿外达，诸症亦随之缓解。

【医案】

傅某，男，40岁。患风水证，久而不愈，于1973年6月25日来就诊。患者主诉下肢沉重，胫部浮肿，累则后跟痛，汗出恶风。切其脉浮虚而数，视其舌质淡白，有齿痕，认为是"风水"。尿蛋白（++++），红细胞（+），白细胞（+），诊断属慢性肾炎。下肢沉重，是寒湿下注；水肿，为水湿停滞；汗出恶风，是卫气虚风伤腠理；脉浮虚数，是患病日久，体虚表虚脉亦虚的现象。选用防己黄芪汤。处方：汉防己18g，生黄芪24g，生白术9g，炙甘草9g，生姜9g，大枣4枚（擘）。嘱长期坚持服用之。1974年7月3日复诊：患者坚持服前方10个月，检查尿蛋白（+），又持续服两个月，尿蛋白基本消失，诸症好转。现唯体力未复，为疏补卫阳，兼利水湿，用黄芪30g，白芍12g，桂枝9g，茯苓24g，以巩固疗效，并恢复健康。（中医研究院.岳美中医案集.北京：人民卫生出版社，1978）

【辨证思路】

辨主症：本案主症下肢沉重，胫部浮肿，累则后跟痛，汗出恶风，脉浮虚而数，舌质淡白，有齿痕，系仲景所述风水，与防己黄芪汤相合。如《金匮要略·水气病脉证并治》云："《外台》防己黄芪汤：治风水，脉浮为在表，其人或头汗出，表无他病，病者但下重，从腰以上者为和，腰以下当肿及阴，难以屈伸。"故施以防己黄芪汤。

辨病机：本案症见下肢沉重，系水湿停聚，湿性重着黏滞所致；水为阴邪，其性下趋，故胫部浮肿；卫气虚馁，风伤腠理，故汗出恶风；脉浮虚而数，舌质淡白，有齿痕，皆为风水表虚、水湿偏盛之象。由于患病日久，故用防己黄芪汤益气固表，利水除湿，使水湿去而病自愈。所以仲景用防己黄芪汤一治"风湿"，一治"风水"，二者有程度之异，并无实质之别，故可一并治之。

二、防己茯苓汤

【医案】

李某，男，6岁。全身浮肿，先自足跗部开始，面目及身逐渐浮肿，腹皮膨胀如鼓，四肢水气聂聂动，色明亮，皮光薄，按之凹陷，阴囊肿大如柑，水液淋沥渗出，溲短气喘，脉象浮弱。病缘脾虚不能制水，肾关不利，复外感风寒，湿邪引动而急剧发作。治宜补虚托表，兼佐利水，使卫气行而潴留体表之水邪消退。仿《金匮要略》防己茯苓汤加味而治，日服1剂，7日后体重由24kg减为12kg，水去殆半，痊愈出院。防己1钱，茯苓1钱，黄芪1钱，桂枝6分，炙甘草4分，陈皮6分，腹皮1钱。（福建省大田医院.陈耀庚医案.三明：福建省大田医院编印）

【辨证思路】

辨主症：本案主症全身浮肿，四肢水气聂聂动，系仲景所述皮水之表现。《金匮要略·水气病脉证并治》云："皮水，其脉亦浮，外证胕肿，按之没指，不恶风，其腹如鼓，不渴，当发其汗。""皮水为病，四肢肿，水气在皮肤中，四肢聂聂动者，防己茯苓汤主之。"

辨病机：皮水与肺脾二脏密切相关，多为肺失宣降，脾失运化，以致津液代谢障碍。小儿脾常不足，肺脏亦娇。肺失宣降，脾虚失运，导致水湿停于肌肤、四肢，内有水气，湿则从下肿，故先自足跗部开始，面目及身逐渐浮肿，腹皮膨胀如鼓，按之凹陷；卫阳被水湿之气所遏，水气相击，故四肢水气聂聂动。本案属肺脾气虚，水湿内停，阳郁于内之证，治以防己茯苓汤，水邪去而病自愈。

三、木防己汤

【医案】

刘翁茂名，年近古稀，酷嗜酒，体肥胖，精神奕奕，以为期颐之寿可至。讵意其长子在1946年秋因经商折阅，忧郁以死，家境日转恶化，胸襟以而不舒，发生咳嗽，每晨须吐痰数口，膈上始宽，但仍嗜酒，借资排遣。昨日饮于邻居，以酒过量而大吐，遂病；胸膈痞痛，时吐涎沫。医用涤痰汤有时少安，旋又复作，渐至面色黧黑，喘满不宁，形体日瘠，神困饮少，犹能饮，因循数月，始觉不知，饬价邀治。翁于吾为近戚，义不可却，买舟同往，至则鱼更三跃矣。翁见欷歔泣下，娓娓谈往事不休。诊脉沉弦无力，自言膈间胀痛，吐痰略松，已数日未饮酒，食亦不思，夜间口干燥，心烦难寐，如之何而可？吾再三审视，按其心下似痛非痛，随有痰涎吐出；再从其脉沉弦与胸胀痛而论，实为痰饮弥漫胸胃之间而作痛。又从病理分析，其人嗜酒则湿多，湿停于胃而不化，水冲于肺则发喘，阴不降则阳不升，水势泛滥故面黧，湿以久郁而化热，津不输布故口渴。统而言之，乃脾湿不运，上郁于肺所致。若言治理，如用小陷胸汤清热化痰，则鲜健脾利水之功；如用苓桂术甘汤温阳燥湿，则乏清热之力；欲求其化痰利水清热诸作用俱备，莫若《金匮要略》之木防己汤。方中防己转运胸中之水以下行，喘气可平；湿久热郁，则有石膏以清之；又恐胃气之伤、阳气之弱，故配人参益气，桂枝温阳，以补救石膏、防己之偏寒而助成其用，乃一攻补兼施之良法，极切合于本证者。方是：防己、党参各4钱，石膏6钱，桂枝2钱，另加茯苓5钱，增强燥脾利水功能而大其效。3剂喘平，夜能成寐，舌现和润，胸膈略舒，痰吐亦少，尚不思食。复于前方中去石膏，增佛手、砂仁、鸡内金调气开胃。又4剂诸症递减，食亦知味，精神转佳，唯膈间略有不适而已。吾以事不能久留，书给《外台秘要》茯苓饮调理而归。然病愈至斯，嗣后谅无变化，定可逐步而安。（赵守真.治验回忆录.北京：人民卫生出版社，1962）

【辨证思路】

辨主症：本案主症膈间胀痛，喘满不宁，吐痰略松，面色黧黑，心下似痛非痛，脉沉弦无力，系仲景所述支饮之表现。《金匮要略·痰饮咳嗽病脉证并治》云："膈间支饮，其人喘满，心下痞坚，面色黧黑，其脉沉紧，得之数十日，医吐下之不愈，木防己汤主之。"

辨病机：本案患者年迈嗜酒，则阴邪易生，早年丧子，则气机不畅。饮聚胸膈，阻遏气机，胸阳不振，故膈间胀痛，喘满不宁，吐痰略松；饮停胸膈，波及胃脘，气滞不舒，故心下似痛非痛；平素嗜酒，导致湿郁日久，化热扰心，故口干燥，心烦难寐；患病日久，水饮泛滥，故面色黧黑；病情迁延，正气已虚，饮停于内，故脉沉弦无力。本案病机属饮聚胸膈，正气亏虚之支饮重证，以木防己汤，使饮消热清，气机畅行，病即趋愈。

四、木防己去石膏加茯苓芒硝汤

【医案】

高某，男，58岁，颜面四肢浮肿半年，心下痞满，面色黧黑，小便不利，舌红苔腻，脉沉紧。投以木防己汤去石膏加茯苓芒硝汤，方药组成：防己15g，茯苓30g，黄芪18g，桂枝10g，党参10g，芒硝10g。服上方5剂，浮肿明显减轻，心下痞满稍减，双下肢午后微肿，上方减芒硝，加陈皮、大腹皮，继服5剂，诸症痊愈。（梁云峰.浅谈《金匮要略》防己剂治疗水肿的体会.中华中医药学会.全国张仲景学术思想及医方应用研讨会论文集.中华中医药学会：中华中医药学会，2001：2）

【辨证思路】

辨主症：本案主症心下痞满，面色黧黑，小便不利，颜面四肢浮肿，系仲景所述支饮重证之表现。《金匮要略·痰饮咳嗽病脉证并治》云："膈间支饮，其人喘满，心下痞坚，面色黧黑，其脉沉紧，得之数十日，医吐下之不愈，木防己汤主之。虚者即愈，实者三日复发，复与不愈者，宜木防己汤去石膏加茯苓芒硝汤主之。"

辨病机：本案患者已近花甲之年，肺脾肾功能均有耗损，三焦气化无权，津液敷布异常，则易致水湿阴邪留滞于体内而为患。水饮内停于胸膈，波及胃脘，气滞不舒，故心下痞满；饮阻气滞，气血不和，营卫失调，故面色黧黑；水饮内停，影响膀胱气化功能，故小便不利；饮邪泛溢肌肤，故颜面四肢浮肿，日久难愈；内有寒饮，脉乃沉紧。本案属支饮久病，正虚邪实之证，当治以防己汤去石膏加茯苓芒硝汤，使结聚之饮邪，从前后分消，诸症亦可痊愈。

五、己椒苈黄丸

【医案】

朱某，男，25岁，住蔡家乡。春间患风寒咳嗽，寝至全身浮肿。医用开鬼门法，浮肿全消，但咳嗽仍紧，腹感满胀。又用六君子汤加姜、辛、味，温肺健脾，咳得减而腹更胀大，行动则气促。易医亦认为虚，疏实脾饮，服后胀不减，胸亦甚觉痞满。经治十余日无效，迁延半年，腹大如鼓。吾夏月治其邻人某之病，因来附诊。按脉沉实，面目浮肿，口舌干燥，却不渴，腹大如瓮，有时鸣声胀满，延及膻中，小便黄短，大便燥结，数日一行，起居饮食尚好，殊无羸状。如果属虚服前药当效，而反增剧者，其为实也明甚。审病起源风寒，太阳之表邪未尽，水气留滞，不能由肺外散，反而逐渐深入中焦，与太阴之湿混合为一，并走肠间，辘辘有声，而三焦决渎无权，不从膀胱气化而外溢，积蓄胃肠而成水臌。当趁其体质未虚，乘时而攻去之。依《金匮要略》法，处方：防己椒目葶苈大黄丸（改汤），此以防己、椒目行水，葶苈子泻肺，大黄清肠胃积热，可收快利之效。药后水泻数次，腹胀得减。再两剂，下利尤甚，腹又逐消，小便尚不长，用扶脾利水滋阴之法，改服茯苓导水汤配吞六味地黄丸，旬日而瘥。（赵守真.治验回忆录.北京：人民卫生出版社，1962）

【辨证思路】

辨主症：本案主症腹胀满，肠鸣，面目浮肿，口舌干燥，小便黄短，大便燥结，脉沉实，多见于肝硬化腹水、胸腔积液等，系仲景所述肠间饮结成实之表现。《金匮要略·痰饮咳嗽病脉证并治》云："腹满，口舌干燥，此肠间有水气，己椒苈黄丸主之。"故与己椒苈黄丸。

辨病机：本案始于太阳表邪未尽，水气留滞，与太阴之湿相合，加之邪无去路，积蓄胃肠所致。水饮结聚肠间，阻遏肠中气机，故腹胀满，腹大如瓮；水走肠间，沥沥有声，故肠鸣；水饮泛滥，故面目浮肿；气不布津，津液不能输布上承，故口舌干燥；水留肠间，气机阻滞，郁而化热，蕴结在肠，致使腹气壅塞，故小便黄短，大便燥结，脉沉实。本案证属饮结气郁化热，肠腑气机壅滞之实证，治以己椒苈黄丸当涤饮泻实，前后分消。得泄而腹胀减，复进两剂，水饮去其大半，遵《黄帝内经》"衰其大半而止"原则，改进茯苓导水汤，利水缓图，病瘥。以此鉴之，前医治法，属以补塞实，此《黄帝内经》所谓"实实"之误也，焉能取效？

六、防己地黄汤

【医案】

刘君肃一，年二旬。其父叔皆大贾，雄于赀，不幸于 1943 年次弟殂谢，丧停未葬。君因自省休学归，店务猬集，不谙经营，业大败，折阅不知凡几，以致债台高筑，索债者络绎于门，苦孰甚焉。乃只身走湘潭收旧欠，又兴讼，不得值，愤而归。因之忧郁在心，肝气不展，气血暗耗，神志失常，时而抚掌大笑，时而歌哭无端，妄言错语，似有所见，俄而正性复萌，深为赧然，一日数潮而已。医以为癫也，进加味温胆汤，并吞白金丸，曾吐涎少许，症状未少减。吾以事至零陵，君为故人，顺道往访，渠见吾述家事刺刺不休，状若恒人，顷而大哭，继而高歌。其家人恳为治之，此义不容辞者也。俟其静，用好言慰解，诊脉细数，舌绛无苔，胸中痞闷，夜不安卧，小便黄短，是为志怫郁而不伸，气横逆而不降，心神耗损，肾水匮乏，火气妄凌，痰涎泛溢，有癫之意不若癫之甚，所谓心风证也。治以益血滋阴安神调气为主，拟《金匮要略》防己地黄汤加味：生地黄 2 两（捣汁兑），甘草 2 钱，防己 3 钱，桂枝 1 钱，加香附 3 钱，何首乌、竹沥各 5 钱，兼吞安神丸 4 钱，日服两剂。三日复诊，神志渐清，潮发减少。随进滋阴安神汤（生地黄、芍药、川芎、党参、白术、茯神、远志、南星、酸枣仁、甘草、黄连），服后略觉头胀心闷，微现不宁，审由余热未清，难任参术之补，故病情微加。乃改弦更张，趋重清心养神略佐涤痰，早晨服清神汤（黄连、黄芩、柏子仁、远志、石菖蒲、酸枣仁、甘草、姜汁、竹沥），晚进二阴煎（生地黄、麦冬、酸枣仁、人参、茯苓、木通、黄连、甘草、灯心草、竹叶），每日各 1 剂，如是者四日，遂热不再潮，人事清悉，诊脉细数而有神，余热似尽，而参术之补，现犹所忌，尚有余焰复燃之虑，处以天王补心丹，以易汤（生地黄、人参改为西洋参、党参、丹参、茯神、桔梗、远志、天冬、麦冬、酸枣仁、柏子仁、五味子、当归），送服磁朱丸，补心滋血，安神和胃。嗣即精神健好，食纳增进，又调理半月，改用栀麦归脾汤，仍吞服磁朱丸，善后补养，再一月而身健复元。吾临归，彼不胜依依之感。（赵守真.治验回忆录.北京：人民卫生出版社，1962）

【辨证思路】

辨主症：心风之证，首见于《素问·风论》，其云："心风之状，多汗恶风，焦绝善怒吓，赤色，病甚则言不可快。""心风"即是癫疾之别称，王肯堂《证治准绳》说："癫者，或狂或愚，或歌或笑，或悲或泣，如醉如痴，言语有头无尾，秽洁不知，积年累月不愈，俗呼心风。"本案主症受精神刺激后，神志失常，时而抚掌大笑，时而歌哭无端，妄言错语，似有所见，正合《金匮要略·中风历节病脉证并治》所云："防己地黄汤：治病如狂状，妄行，独语不休，无寒热，其脉浮。"

辨病机：本案患者因屡受刺激，肝气不展，忧郁在心，气血暗耗，故素体阴血虚馁，系仲景所述血虚受风所致癫狂之表现。患者复感风阳之邪，易于化热入里，风火相搏，扰及心神，故神志失常，时而抚掌大笑，时而歌哭无端，妄言错语，似有所见；舌绛无苔，脉来细数，皆为血虚有热之象。本案属血虚夹风之证，投防己地黄汤重用生地黄，并略加行气化痰开窍之品以治之，使心得所养，邪热得去，神明清，言行不乱，则诸症自愈。

第二十六章　薏苡散类方

《神农本草经》云:"薏苡仁,味甘,微寒。主筋急,拘挛不可屈伸,风湿痹,下气。"薏苡散类方包括薏苡附子散、薏苡附子败酱散、苇茎汤3方。本类方药的配伍特点有两个方面:一是与附子相配,可缓急止痛,主要用于胸痹急证和肠痈脓成之证;二是与桃仁、苇茎、瓜瓣相伍,可清肺化痰活血,主要用于肺痈。

一、薏苡附子散

【医案】

吴某,女,49岁,干部。患冠心病、心绞痛已近两年,常感胸膺痞闷,憋气,甚则不能平卧,服栝楼薤白半夏汤加丹参、鸡血藤、降香等多剂,病情已趋和缓,但今日突然心胸疼痛,痛连脊背,呻吟不已,口唇青紫,手足冰冷,额汗如珠,家属急来邀诊,舌暗水滑,脉弦迟极沉。询其原因系由洗头劳累受凉所致。此属寒甚而阳衰,痹甚而血阻,若疼痛不解,阳将脱散,生命难保,故急以大剂薏苡附子散合独参汤救治:薏苡仁90g,熟附子30g,人参30g,参三七24g。先煎人参、熟附子,后纳薏苡仁、参三七,浓煎频呷。只两剂,疼痛即缓解,厥回肢温,额汗顿止。(杨医亚.中医自学丛书·金匮.石家庄:河北科学技术出版社,1985)

【辨证思路】

辨主症:本案主症心胸疼痛,痛连脊背,呻吟不已,口唇青紫,手足冰冷,额汗如珠,舌暗水滑,脉弦迟极沉,系仲景所述寒湿胸痹急证之表现。《金匮要略·胸痹心痛短气病脉证并治》曰:"胸痹缓急者,薏苡附子散主之。"故与薏苡附子散。

辨病机:本案患者常感胸膺痞闷,憋气,甚则不能平卧,且服用栝楼薤白半夏汤加减有所缓和,当属痰饮壅盛,胸阳痹阻之胸痹。现因体虚寒袭,寒盛阳衰,阴寒湿邪上承,痹阻胸阳,病势危急,疼痛剧烈,故心胸疼痛,痛连脊背,呻吟不已,口唇青紫,手足冰冷,额汗如珠;舌暗水滑,脉弦迟极沉,亦为寒湿内盛之象。当投以薏苡附子散合独参汤救治,使阳气通行,气血流畅,寒湿消除,疼痛可自行缓解。

二、薏苡附子败酱散

【医案】

胡某，女，60岁。患慢性阑尾炎五六年，右少腹疼痛，每遇饮食不当，或受寒、劳累即加重，反复发作，缠绵不愈。经运用西药青霉素、链霉素等消炎治疗，效果不佳。又建议手术治疗，因患者考虑年老体衰，而要求服中药治疗。初诊时呈慢性病容，精神欠佳，形体瘦弱，恶寒喜热，手足厥冷，右少腹阑尾点压痛明显，舌淡，苔白，脉沉弱。患者平素阳虚寒甚，患阑尾炎后，数年来更久服寒凉之药，使阳愈衰而寒愈甚，致成沉疴痼疾，困于阴寒，治宜温化为主。熟附子15g，薏苡仁30g，败酱草15根，水煎服，共服6剂，腹痛消失，随访两年，概未复发。（赵明锐.经方发挥.太原：山西人民出版社，1982）

【辨证思路】

辨主症：本案主症右少腹疼痛且压痛，系仲景所述肠痈之象。《金匮要略·疮痈肠痈浸淫病脉证并治》云："肠痈之为病，其身甲错，腹皮急，按之濡，如肿状，腹无积聚，身无热，脉数，此为肠内有痈脓，薏苡附子败酱散主之。"故与薏苡附子败酱散。

辨病机：本案患者患慢性阑尾炎五六年，病程日久迁延，加之年老体衰、久服寒凉之药，故阳虚而寒甚。营血结聚肠内，气血郁滞于里，故右少腹疼痛，压痛明显；痈生于内，则气血内归而为脓，外不能养肌肤，内不能养神志，故形体瘦弱，精神欠佳；恶寒喜热，手足厥冷，舌淡，苔白，脉沉弱，皆为阳气不足之象。本案证属肠痈脓成，日久不消，损及阳气之证，治以薏苡附子败酱散排脓消痈，温阳散结。

三、苇茎汤

【医案】

辛未七月中旬，余治一陈姓疾。初发时，咳嗽，胸中隐隐作痛，痛连缺盆。其所吐者，浊痰腥臭，与悬饮内痛之吐涎沫，固自不同，决为肺痈之始萌。遂以桔梗汤，乘其未集而先排之。进5剂，痛稍止，诸症依然，脉滑实。因思是证确为肺痈之正病，必其肺脏壅阻不通而腐，腐久乃吐脓，所谓久久吐脓如米粥者，治以桔梗汤。今当壅塞之时，不去其壅，反排其腐，何怪其不效也。《淮南子》云："葶苈愈胀，胀者，壅极不通之谓。"《金匮要略》曰："肺痈，喘而不得眠，即胀也。"《备急千金要方》重申其义曰："肺痈胸满胀，故知葶苈泻肺汤非泻肺也，泻肺中壅胀。"今有此证，必用此方，乃以葶苈子5钱，大黑枣12枚。凡五进，痛渐止，咳亦爽。其腥臭夹有米粥状之痰，即腐脓也。后乃以《千金》苇茎汤，并以大蓟、小蓟、海藻、桔梗、甘草、赤小豆出入加减成方。至八月朔日，先后凡十五日有奇，用药凡十余剂，始告全瘥。九月底，其人偶受寒凉，宿恙又发，乃嘱兼服犀黄醒消丸，以 1 两 5 钱，分作 5 服。服后，腥臭全去。但尚有绿色之痰，复制 1 剂服之，乃愈，而不复来诊矣。（曹颖甫.经方实验录.上海：上海科学技术出版社，1979）

【辨证思路】

辨主症： 本案主症咳嗽，痰黄厚，时见腥臭，及如米粥，胸中隐隐作痛，痛连缺盆，系仲景所述肺痈脓成之表现。《金匮要略·肺痿肺痈咳嗽上气病脉证并治》云："《千金》苇茎汤：治咳有微热，烦满，胸中甲错，是为肺痈。"故与苇茎汤。

辨病机：《金匮要略·肺痿肺痈咳嗽上气病脉证治》云："风伤皮毛，热伤血脉。风舍于肺，其人则咳，口干喘满，咽燥不渴，多唾浊沫，时时振寒。热之所过，血为之凝滞，蓄结痈脓，吐如米粥。始萌可救，脓成则死。"由此可知，肺痈之病源为热，其主症为先唾浊沫，后吐脓血。浊沫者，肺津为热熏灼所成也；脓血者，津尽甚至肺体腐化也。本案初为肺痈早期，咳嗽，时出浊痰腥臭，胸中隐隐作痛，痛连缺盆，系为肺痈脓成初溃所致，治以桔梗汤，乘其未集而先排之。服药后，痛稍止，诸症依然，脉滑实，系为邪壅于肺，宣降失司，气逆不降所致，治以葶苈大枣泻肺汤。服药后，疼痛渐止，主症痰黄厚，时见腥臭，吐如米粥，多由痰热壅肺，肺气不利所致，此为肺痈脓成，热象不剧，病势较缓之证，治以《千金》苇茎汤清肺泄热，化瘀排脓。

第二十七章　百合汤类方

百合汤类方是以百合为主药组成的方剂的总称，临床主要用于百合病的治疗。百合病多由热病之后，或情志不遂，引起心肺阴虚内热，百脉失和所致，治疗以养阴清热、润养心肺为原则，百合地黄汤为主方。如误用汗下吐法，病情变化，出现变证，则分别选用百合知母汤、滑石代赭汤、百合鸡子黄汤。如未经误治，日久变发热，则选用百合滑石散。

一、百合知母汤

【医案】

王某，女，13 岁，学生。1960 年 4 月 15 日，患者在看解剖尸体时受惊吓，随后因要大便跌倒在厕所内，经扶起抬到医院治疗。据代诉，查无病，到家后颈项不能竖起，头向左右转动，不能说话，问其痛苦，亦不知答，曾用镇静剂，两日无效，转来中医诊治。患者脉浮数，舌赤无苔，无其他症状，当即从"百合病"处理，用百合 7 枚，知母 1 钱 5 分。服药 1 剂后，颈项已能竖起十分之七，问她情况，亦稍知道一些，左右转动也减少，但仍不能说话，再服 1 剂，颈项已能竖起，不向左右转动，自称口干燥大渴，改用栝楼牡蛎散（栝楼根、牡蛎各 3 钱），服 1 剂痊愈。〔吴才论 . 百合病治验 . 江西中医药，1960（12）：14〕

【辨证思路】

辨主症：本案主症颈项不能竖起，头向左右转动，不能说话，问其痛苦，亦不知答，脉浮数，舌赤无苔，正与百合病之症状表现相合。如《金匮要略·百合狐惑阴阳毒病脉证治》云："百合病，发汗后者，百合知母汤主之。"

辨病机：本案患者自惊吓后，颈项不能竖立，头向左右转动，不能说话，如有神灵所作，且无其他病状，系患者遇外界刺激，使心肺阴虚，内热燥扰，神明主宰无权，治节施行失利所致，故断为百合病。据其脉来浮数，舌赤无苔，此为津液受伤，虚热较甚之表现，故治以百合知母汤养阴清热，补虚润燥。服药后，诸症悉减，然口中干燥大渴，故以栝楼牡蛎散生津液而清虚热，方证相符，收效颇捷。

二、滑石代赭汤

【医案】

李某，女，来诊时步履艰难，必以他人背负，自述胸痛、胸闷、心悸、气短、头晕，乃按胸痹治之，投以栝楼薤白半夏汤之类，久治不效，细审之，该患者每于发病时除上述症状外，尚喜悲、欲哭、嗳气、善太息，便于前方中合以百合、地黄、旋覆花、代赭石之类治之，药后其证渐消。(中医研究院西苑医院.赵锡武医疗经验.北京：人民卫生出版社，1980)

【辨证思路】

辨主症： 本案主症胸痛、胸闷、心悸、气短、头晕，且发病时伴有喜悲、欲哭、嗳气、善太息，与仲景所述百合病之症状相合。如《金匮要略·百合狐惑阴阳毒病脉证治》云："百合病，下之后者，滑石代赭汤主之。"

辨病机： 心主血脉，肺朝百脉，心肺受累，则百脉受累，证候百出。心为五脏六腑之大主，《素问·灵兰秘典论》曰："主不明则十二官危。"心失所养，心神失司，故胸痛、胸闷、气短、头晕；阴液损伤，内热加重，影响至胃，胃之大络出于左乳下，故见心悸。心肺阴虚，虚热内扰，心神失养，故喜悲、欲哭、嗳气、善太息。本案属心肺阴虚内热之证，治以滑石代赭汤，清养心肺，平降胃气，使热从小便下泄。

三、百合鸡子黄汤

【医案】

患者王某，男，44岁。因肝炎后肝硬化合并克-鲍综合征，第二次出现腹水已9个月，于1970年9月4日入院。入院后经综合治疗，腹水消退，腹围减至71cm，1971年1月15日因食用冷餐，引起急性胃炎，予禁食、输液治疗。1月21日，患者性格改变，一反平日谨慎寡言而为多言，渐渐啼笑不宁，不能辨认手指数目，精神错乱，考虑肝昏迷Ⅰ度。因心电图上有U波出现，血钾3.26mmol/L，补钾后，心电图恢复正常，血钾升至4.3mmol/L。同时用谷氨酸钠每日23～46g，达12天之久，并用清营开窍、清热镇静之方。患者症状无改变，清晨好转，午后狂乱，用安定剂常不效，需耳尖放血，始能平静入眠，而精神错乱如故。考虑其舌红脉虚，神魂颠倒，乃从百合病论治。从2月1日起，加用百合鸡子黄汤，每日1剂，每剂百合1两，鸡子黄1枚，煎服。2月2日，患者意识有明显进步，因多次输入钠盐，腹水出现，加用氨苯蝶啶每日200mg，并继用百合鸡子黄汤。2月3日，患者神智完全恢复正常。继用百合鸡子黄汤两剂后，改服百合生地汤(百合1两，生地黄5钱)，患者病情保持稳定。1971年3月

21 日，患者出院时，精神良好，行动如常人，腹水征（－），肝功能基本正常。1972 年 6 月，与患者联系，情况保持良好。〔山西省中医研究所肝病科 . 中西医结合治疗肝硬化肝昏迷 40 例经验小结 . 新医药学杂志 .1974（2）: 10-14〕

【辨证思路】

辨主症：本案主症精神错乱，神魂颠倒，多言，啼笑不宁，不能辨认手指数目，舌红，脉虚，系仲景所述百合病之表现。《金匮要略·百合狐惑阴阳毒病脉证治》云："百合病，吐之后者，用后方主之。"故与百合鸡子黄汤。

辨病机：本案主症精神错乱，神魂颠倒，多言，啼笑不宁，不能辨认手指数目，多由心肺阴虚，燥热内盛所致；舌红，脉虚，亦是阴虚内热之象。本案属阴虚内热之证，治以百合鸡子黄汤清而补之，为以阴和阳之法，方证相符，立起沉疴。正如仲景所云："百合病，见于阳者，以阴法救之。"

四、百合地黄汤

【医案】

一人病昏昏默默，如热无热，如寒无寒，欲卧不能卧，欲行不能行，虚烦不耐，若有神灵，莫可名状，此病名百合。虽在脉，实在心肺两经，以心合血脉，肺朝百脉故也。盖心藏神，肺藏魄，神魄失守，故见此症。良由伤寒邪热，失于汗下和解，致热伏血脉而成。用百合 1 两，生地黄汁半钟，煎成两次服，必候大便如漆乃瘥。（魏之琇 . 续名医类案 . 北京：人民卫生出版社，1957）

【辨证思路】

辨主症：本案主症昏昏默默，如热无热，如寒无寒，欲卧不能卧，欲行不能行，虚烦不耐，若有神灵，莫可名状，系仲景所述百合病之表现。《金匮要略·百合狐惑阴阳毒病脉证治》云："百合病，不经吐、下、发汗，病形如初者，百合地黄汤主之。"

辨病机：心主血脉，肺朝百脉，心肺为百脉之宗，心肺阴虚则百脉受累，证候百出。心藏神，肺藏魄，心肺阴虚则百脉失养，脏腑功能失调，神魄失守，神不宁，魄不安，故证候变幻不定，如昏昏默默，如热无热，如寒无寒，欲卧不能卧，欲行不能行，若有神灵，莫可名状；阴虚内热，故虚烦不耐。本案属心肺阴虚内热之证，治疗当以清养、滋润为法，治以百合地黄汤，使阴复阳退，百脉调和，病自可愈。

五、百合滑石散

【医案】

患者林某，女性，30余岁，籍贯莆田，职业务农。于暑期患热性病20余天，初经西医治疗，已热退病除，但觉神疲无力，精神倦怠，数日后渐觉精神冲动，兴奋知觉过敏，对事怀疑，对人恐惧，常误解人语，口渴，小便短赤，大便秘结，头痛，心悸不宁，视力不清，喜静畏烦，食欲不振，饮食无味，日渐加剧，甚至自笑自语，时歌时泣。有时语言行动自若，如常人。检查身无寒热（37.3℃），脉数而软（五至余），唇焦舌红，津液缺乏，营养不良，精神憔悴，卧床不起。治疗经过：第一次处方为百合5钱，滑石6钱，生地黄8钱，玉竹3钱，麦冬5钱，石决明3钱，薏苡仁5钱。用水连煎两次，混合后分3次服，每3小时一次，一昼夜连服两剂。另以薏苡仁、苇根、天花等药煎汤代饮频服。初时患者拒绝服药，家人强与之，第一次服药后，数分钟即吐出，后俟其口渴索饮时给药，遂不吐，次日复诊神志已清，小便亦长，诸症均减退。照方再服一日，大便亦通，诸病均除，唯食欲不振，倦怠嗜卧。仍照方去生地黄、滑石、石决明，各药分量亦减轻，再加生谷芽、怀山药，每日1剂，连服3日，已能下床行走，并嘱再用地瓜粉、百合粉、牛乳等清凉滋养之品为调养饮料，很快恢复健康。〔林善星.二例百合病治验简介.福建中医药，1958，3（7）：43-44〕

【辨证思路】

辨主症： 本案主症精神冲动，兴奋知觉过敏，对事怀疑，对人恐惧，常误解人语，口渴，小便短赤，大便秘结，头痛，心悸不宁，视力不清，喜静畏烦，食欲不振，饮食无味，甚至自笑自语，时歌时泣，且本案发生于热病后期，系百合病变发热者。正如《金匮要略·百合狐惑阴阳毒病脉证治》云："百合病，变发热者，百合滑石散主之。"故与百合滑石散加味取效。

辨病机： 患者因暑期患热病日久，虽用药后热退，但余热未尽，致心肺阴虚，虚热内生。心肺阴虚，神魄失守，内扰神明，故神疲无力，精神倦怠；热扰心神不宁，神无所主，故出现一系列神志症状；心肺阴虚，影响脾胃，故食欲不振，饮食无味；余热未尽，津液损伤，故口渴，小便短赤而大便秘结；脉数而软，津液缺乏，亦为阴虚内热之象。本案症状繁多，但无显著病态，正如尤在泾《金匮要略心典》云："全是恍惚去来，不可为凭之象。"本案属心肺阴虚、里热偏盛之证，故投以百合滑石散合百合地黄汤加味，养阴清热利水，使阴虚得复，里热得除。后见食欲不振，为脾胃呆滞，故去滋腻碍胃之生地黄、滑石、石决明，加甘淡养胃之生谷芽、怀山药。正如《素问·五常政大论》所言："无毒治病，十去其九，谷肉果菜，食养尽之。"故以饮食调养善后，病乃痊愈。

第二十八章　杂方类

杂方是指方药的组成不便于归类的一组方剂的总称。《伤寒杂病论》中的杂方包括猪肤汤、乌梅丸、烧裈散、栝楼牡蛎散、升麻鳖甲汤、升麻鳖甲去雄黄蜀椒汤、鳖甲煎丸、蜀漆散、牡蛎汤、侯氏黑散、风引汤、皂角丸、泽漆汤、麦门冬汤、葶苈大枣泻肺汤、旋覆花汤、栝楼瞿麦丸、蒲灰散、滑石白鱼散、硝石矾石散、猪膏发煎、半夏麻黄丸、柏叶汤、紫参汤、诃梨勒散、王不留行散、藜芦甘草汤、鸡屎白散、蜘蛛散、红蓝花酒共30方，涉及内外妇儿各科杂病。杂方在组方时，重视药物的独特功效，也体现了专病用专药的临床意义，如蜀漆散中用蜀漆祛痰截疟以治疟病；皂角丸中用皂荚祛痰开窍以治痰浊壅肺，咳逆上气，时时吐浊，但坐不得眠；诃梨勒散用诃梨勒涩肠止泻下气以治久痢脱肛；鸡屎白散用鸡屎白利水泄热以治转筋入腹等。本章主要介绍上述方剂的临床有效验案，并通过对主症和病机的分析，以阐述临证使用杂方的方法和思路。

一、猪肤汤

【医案】

曾治一女学生，22岁。因唱歌而致咽喉疼痛，声音嘶哑。屡服麦冬、胖大海之类药物无效。适值即将演出之际，心情甚为焦虑。患者舌红少苔、脉细。遂断为肺肾阴虚、虚火上扰"金破不鸣"之证。拟猪肤一味熬汤，调鸡子白，徐徐呷服，尽1剂则咽痛止而音哑除。（刘渡舟，傅士垣.伤寒论诠解.天津：天津科学技术出版社，1983）

【辨证思路】

辨主症：本案主症咽喉疼痛，声音嘶哑，舌红少苔，脉细，系少阴咽痛证之表现，正合《伤寒论》第310条所云："少阴病，下利咽痛，胸满心烦，猪肤汤主之。"

辨病机：本案主症咽喉疼痛，声音嘶哑，舌红少苔，脉细，且屡服麦冬、胖大海等均罔效，系由患者平素善歌，久则损伤肺肾之阴，虚火上炎所致，证属"金破不鸣"，正如秦皇士所言："少阴咽痛，以肾水不足，水中火发，上刑肺金。"当治以猪肤汤调服鸡子白，滋肺肾之阴，清少阴浮游之火，使咽痛止而音哑除。

二、乌梅丸

【医案】

刘某，女，50岁，医师，1983年3月18日入院。住院号42386，本院职工。患者曾有"蛔厥吐蛔史"，每因多食油腻之物则突发右上腹部疼痛。此次发病因食奶油夹心饼干后约10分钟，突发右上腹部剧烈疼痛，门诊以"胆石症""胆囊炎"收入住院。自述右胁下及胃脘部疼痛难忍，其痛剧时如钻如顶，且痛往右肩背部放射，伴恶心呕吐，痛剧时腹部拒按，痛缓时触诊腹部平软。入院后经禁食、电针、阿托品、山莨菪碱、盐酸哌替啶等解痉镇痛法治疗48小时，其疼痛仍昼夜不减，痛发作更剧频。查白细胞总数 6.3×10^9/L，中性粒细胞74%，血清淀粉酶153U/L，尿淀粉酶384U/L，B超示肝胆未见异常，故"胆石症""胰腺炎"之诊断可除外。其痛发剧烈时诊脉乍大乍小，手足指冷，冷汗出，舌质淡，苔黄薄滑润，余断为"蛔厥"（胆道蛔虫症）。拟温脏安蛔法，方用乌梅丸加味：乌梅15g，桂枝10g，细辛5g，炒蜀椒5g，黄连10g，黄柏10g，干姜10g，党参12g，当归10g，川楝子12g，槟榔12g，使君子9g，制附片12g（先煎1小时），急煎，日两剂，分4次温服。服药后第2日疼痛已缓解，仍日两剂，服依前法。第3日上午，大便解出死蛔虫1条，疼痛完全缓解。更方投以疏肝理气、健脾和胃之剂善后。（龚志贤.龚志贤临床经验集.北京：人民卫生出版社，1984）

【辨证思路】

辨主症：本案主症右上腹部疼痛，食后加重，痛剧时如钻如顶，手足指冷，冷汗出，痛缓时触诊腹部平软，且患者素有吐蛔史，系仲景所述蛔厥之表现。如《伤寒论》第338条云："伤寒，脉微而厥，至七八日肤冷，其人躁无暂安时者，此为脏厥，非蛔厥也。蛔厥者，其人当吐蛔。今病者静，而复时烦者，此为脏寒。蛔上入其膈，故烦，须臾复止；得食而呕，又烦者，蛔闻食臭出，其人常自吐蛔。蛔厥者，乌梅丸主之。"

辨病机：本案患者素有蛔厥吐蛔史，且蛔虫具有喜温避寒，喜钻孔之特性。患者进食，蛔闻食臭，动而上窜，胃气上逆，故右上腹部疼痛，痛剧时腹部拒按，痛如钻顶，痛缓时触诊腹部平软，伴恶心呕吐，症状的发作或加重与进食有关；蛔虫内扰，痛甚，气机逆乱，阴阳之气不相顺接，故手足逆冷，冷汗出；由于蛔虫起伏无时，虫动则发，虫伏则止，故腹痛时发时止，脉亦乍大乍小。本案属上热下寒、蛔虫内扰之证，当治以温脏安蛔之剂，投以乌梅汤加杀虫之川楝子、槟榔、使君子等品，使虫退痛止，厥逆自回。

三、烧裈散

【医案】

己巳。邻人王友生以贩京为业，蓄一婢，患伤寒，热八九日，予为治之，得汗而愈。未数日，生自病，身热头重不欲举，目中生花，召予视之。予曰，是必伤寒初愈，妇人交接得之，即令阴头上必肿，小腹绞痛，然是阴阳易也。生曰前患者婢子，竟谓已安，遂与之交，翌日得此疾，良苦。予曰，失所治，必吐舌数寸而死。予作鼷鼠粪、烧裈散等，以利其毒气，旬日安。（许叔微.伤寒九十论.商务印书馆，1955）

【辨证思路】

辨主症：本案主症身热头重不欲举，目中生花，小腹绞痛，且缘于患者婢子伤寒初愈，余邪未却，更犯房事之禁所致，系阴阳易之表现。正合《伤寒论》第392条云："伤寒阴阳易之为病，其人身体重，少气，少腹里急，或引阴中拘挛，热上冲胸，头重不欲举，眼中生花，膝胫拘急者，烧裈散主之。"

辨病机：本案患者婢子伤寒初愈，余邪未尽，触犯房事而使病情发生染易。行房之时，最易伤动精气，阴精暗耗，筋脉失养，故小腹绞痛；邪毒由阴传入，毒热由下向上攻冲，故阴头上必肿，身热头重不欲举，目中生花。本证由阴阳交媾，染易邪毒而成，当治以烧裈散，导邪外出。

四、栝楼牡蛎散

【医案】

杨某，女，76岁，2003年2月3日初诊。平素身体康健，耳聪目明。4月前下午食用炒花生250g后，当夜即口渴不止，饮水不断。在当地治疗1个月后，病情不减反而加重，遂赴南阳某医院求治。经各种检查，一切正常。西医以"尿崩症"治疗1个月无效，又以"神经官能症"给予盐酸多塞平片、舒必利片等药，病情加重，经该院西医介绍求治于笔者。刻诊：口渴不止，小便频数，面红目赤，焦躁不安，自云所食花生有毒，乃其儿媳有意加害。舌红苔少，脉虚数。此张仲景所云"百合病"也，予栝楼牡蛎散加味治之，药用：天花粉30g，牡蛎60g，百合30g。1剂，煎汤代茶。2月4日二诊：诸症悉减，舌脉同前，昨晚大泻1次，内混不消化食物残渣。上方加炒小米20g（布包），继予7剂。2月13日三诊：除小便频数外，余无异常，舌红苔薄白。嘱其以百合煎汤代茶常饮。6月7日其子来告，其病一直未发，状如常人。〔张金玺.经方治疗奇症怪病趣谈.辽宁中医杂志.2005，32（7）：726〕

【辨证思路】

辨主症：本案主症口渴不止，小便频数，面红目赤，焦躁不安，且自觉受人迫害，系百合病之表现，故与栝楼牡蛎散。此正合《金匮要略·百合狐惑阴阳毒病证治第三》云："百合病，渴不差者，栝楼牡蛎散主之。"

辨病机：本案患者由于食用燥热之炒花生，致肺胃郁热，燥热伤津。因肺阴损伤而魄不安，故见面红目赤，焦躁不安，且自觉受人迫害，与"欲卧不能卧，欲行不能行""如有神灵者"之百合病相似；肺胃阴伤，燥热内盛，故口渴不止；舌红苔少，脉虚数，亦为阴伤内热之象。治以栝楼牡蛎散清热生津，药证相合，效如桴鼓。

五、升麻鳖甲汤

【医案】

曾治一男患者王某，就诊前两天突然发热，周身酸痛，继而全身发斑，面赤，咽喉痛，唾脓血，曾用青霉素无效，求余诊治。查其颜面红赤，语音嘶哑，咽肿痛而赤，溲赤便秘，舌红绛，苔黄少津，脉浮洪而有力。此正如仲景所谓："阳毒之为病，面赤斑斑如锦文，咽喉痛，唾脓血……升麻鳖甲汤主之。"投升麻10g，鳖甲25g，当归10g，甘草10g，花椒5g，雄黄2.5g（研），3剂。患者服药后微汗出，咽痛大减，3剂服尽，斑疹渐退，面赤减轻。于原方加玄参10g，桔梗10g，以助药力，再投3剂后，患者舌脉正常，余症皆除。（夏洪生.北方医话.北京：北京科学技术出版社，1996）

【辨证思路】

辨主症：本案主症全身发斑，面赤，咽喉痛，唾脓血，系阳毒之表现。正合《金匮要略·百合狐惑阴阳毒病证治》云："阳毒之为病，面赤斑斑如锦文，咽喉痛，唾脓血。五日可治，七日不可治，升麻鳖甲汤主之。"

辨病机：阴阳毒病多与感受疫毒有关。若阳盛之体，或内有积热，受邪后邪正相争较剧，多发为阳毒。疫毒侵害，累及营血，血分热盛而壅于上，故颜面红赤，全身发斑；毒热结于咽喉，气血腐败成脓，故语音嘶哑，咽肿痛而赤，唾脓血；溲赤便秘，舌红绛，苔黄少津，脉浮洪而有力，皆为毒热内盛之象。因本案病涉疫毒，累及营血，病机为感受疫毒，血分热盛，故治以升麻鳖甲汤清热解毒，行血散瘀，达邪外出。

六、升麻鳖甲去雄黄蜀椒汤

【医案】

熊某，女，41岁，工人，1981年11月就诊。两月来，患者月经先期，月经淋沥不断，色黑有小瘀块，带下黄白相间、臭秽，下阴时痒，腰酸胀，咽喉疼痛，寐差，晨起口苦，小便黄。20天前因卧时觉两股肌肉有掣痛感，方发现局部有青暗色斑块。察患者目眶青紫，股内侧有大如小指、小如豌豆的青暗色斑块3个，不痒，按之色退不明显，舌质暗红，边有瘀点，苔薄黄，脉涩而数。证为湿热化毒发斑，治以解毒消瘀，清热利湿。处方：升麻15g，甘草9g，鳖甲10g，紫草10g，椿根皮15g，土茯苓10g，赤芍15g，4剂，水煎服。药后咽喉痛明显好转，肌肉掣痛消失，斑较前缩小，舌红，苔薄，脉流利。上方去土茯苓，加薏苡仁25g，黄柏6g，再进两剂。半月后斑仅剩一针头大，经期缩短，舌淡红，苔黄退，于前方去黄柏，加白芍15g，3剂后斑消失，改以调理肝脾，前后服药2个月，诸症基本正常，3月后随访斑未发。〔张朝清.升麻鳖甲汤治验二则.成都中医学院学报.1988，11（1）：26-27〕

【辨证思路】

辨主症：本案主症目眶青紫，肌肉有掣痛感，局部有青暗色斑块，咽喉痛，系仲景所述阴毒之表现。正合《金匮要略·百合狐惑阴阳毒病证治》所云："阴毒之为病，面目青，身痛如被杖，咽喉痛。五日可治，七日不可治，升麻鳖甲汤去雄黄、蜀椒主之。"

辨病机：本案患者平素月经先期淋沥不断，色黑有小瘀块，带下黄柏相间、臭秽，下阴时痒，为湿热内蕴、气血瘀滞之表现。湿热内蕴，疫毒侵袭血脉，瘀血凝滞不通，故目眶青紫，局部有青暗色斑块，肌肉有掣痛感；疫毒结于咽喉，故咽喉痛。舌质暗红，边有瘀点，苔薄黄，脉涩而数，均为湿热化毒发斑之象，治宜清瘀，而不宜峻用辛散，故按阴毒论治，用升麻鳖甲汤去椒黄加紫草、赤芍、土茯苓、椿根皮等，以解毒消瘀，清热利湿。药证相投，其效显著。

七、鳖甲煎丸

【医案】

郭某，女，52岁。脾肿大四至五年，五年前曾患定期发寒热，经县医院诊断为疟疾，运用各种抗疟疗法治疗，症状缓解，而遗留经常发低热。半年后，经医生检查，发现脾脏肿大2～3cm，给予各种对症疗法，效果不佳，脾脏继续肿大。近1年来逐渐消瘦，贫血，不规则发热，腹胀如釜，胀痛绵绵，午后更甚。食饮不振，消化迟滞，胸满气促，脾大至肋下10cm，肝未触及，下肢浮肿，脉数而弱，舌胖有齿印。据此脉证，属《金匮要略》所载之疟母，试以鳖甲煎丸治之。鳖甲120g，黄芩30g，柴胡60g，鼠妇（即地虱）30g，干姜30g，大黄30g，芍药45g，桂枝30g，葶苈子15g，厚朴30g，牡丹皮45g，瞿麦15g，凌霄花30g，半夏15g，人参15g，䗪虫60g，阿胶30g，炙蜂房45g，芒硝90g，蛰螂60g，桃仁15g，射干20g，以上诸药，蜜制为丸，每丸重10g，日服两丸。服完1剂后，各种症状有不同程度的好转，下肢浮肿消失。此后又服剂，诸症悉平，脾脏继续缩小，至肋下有6cm，各种自觉症状均消失，故不足为患。遂停药，

自己调养。（赵明锐.经方发挥.太原：山西人民出版社，1982）

【辨证思路】

辨主症：本案主症脾肿大，腹胀如釜，胀痛绵绵，消瘦，且患者既往有疟疾病史，迁延日久，缠绵难愈，系仲景所述疟母之表现。如《金匮要略·疟病脉证并治》云："病疟，以月一日发，当以十五日愈。设不差，当月尽解。如其不差，当如何？师曰：此结为癥瘕，名曰疟母，急治之，宜鳖甲丸煎。"

辨病机：本案疟病日久不愈，反复发作，必致正气渐衰，疟邪假血依痰，聚而成形，结于胁下，形成疟母。有形之癥留于腹中，故腹胀如釜，胀痛绵绵；有形之邪阻滞气血，故胸满气促，下肢浮肿；瘀血成癥，新血难生，形体失养，故消瘦；久病气血耗损，故食欲不振，消化迟滞，贫血。本案属疟邪与痰瘀互结，正气虚损之证，此时有形癥瘕已成，根据《素问·至真要大论》"坚者削之，客者除之""结者散之，留者攻之"的原则，当以鳖甲煎丸软坚消癥，诸症亦随之好转。

八、蜀漆散

【医案】

徐师母，寒多热少，此名牝疟。舌淡白，脉沉迟，痰阻阳位所致，下血亦是阳陷也。秽浊蹯踞于中，正气散失于外，变端多矣。其根在寒湿，方拟蜀漆散。炒蜀漆9g，生龙骨9g，淡附子3g，生姜6g，茯苓9g。（浙江省中医药研究所，浙江省宁波市中医学会.范文甫专辑.北京：人民卫生出版社，1986）

【辨证思路】

辨主症：本案主症寒多热少，系仲景所述牝疟之表现。如《金匮要略·疟病脉证并治》云："疟多寒者，名曰牝疟，蜀漆散主之。"

辨病机：牝疟，实即寒疟，多由素体阳虚，痰饮内留，阻遏阳气，疟邪留于阴分多而阳分少。阴盛则寒，阳气难于外达肌表，故发病以寒多热少为特征。舌淡白，脉沉迟，皆为寒湿内盛之象。本案牝疟为痰阻阳位，疟痰内伏于心，治疗当以蜀漆散祛痰截疟，加附子、生姜、茯苓温阳化湿，使痰消寒散，牝疟得解。

九、侯氏黑散

【医案】

孙某，男，70岁，通渭县城关公社人，1950年4月6日初诊。患者于晨起时发现左半身瘫痪，但语言仍清晰、神志清楚，伴有发热、恶寒。舌红苔薄白，脉浮。辨证为半身不遂之中风。先以小续命汤解其外候，而后用本方治疗：菊花120g，白术30g，防风30g，桔梗24g，黄芩15g，细辛9g，干姜9g，党参9g，茯苓9g，当归9g，川芎9g，生牡蛎9g，矾石9g，桂枝9g。共为细末，每服3g，开水冲服，每日两次。开始服药20天，吃热食；中间20天，吃温食；后20天，吃冷食。共60天为一个疗程，禁食鱼肉、大蒜。患者服药期间，经常观察，自感上下肢渐有力；但服至50天后，腹满纳减；服至60天，停药后，腹满又消失，食欲好转，上下肢能自动活动，不需人搀扶而能步行。（权依经.古方新用.兰州：甘肃人民出版社，1981）

【辨证思路】

辨主症： 本案主症左半身瘫痪，伴发热恶寒，系中风之表现。《金匮要略·中风历节病脉证并治》云："侯氏黑散：治大风，四肢烦重，心中恶寒不足者。"

辨病机： 内虚邪中是中风发病的主要原因。本案患者年逾古稀，气血方虚，风邪乘虚入中经络，病情重而传变速。正气亏虚，邪气入中，经脉中气血运行受阻，故半身瘫痪。邪未入腑，故语言仍清晰，神志清楚；中阳不足，风邪直达于里，故恶寒发热。本案证属体虚风中之证，故先与小续命汤以解外，后以侯氏黑散扶正祛邪，使外而新风不能入，内而旧风不能容，其病自愈。大风实属难治之疾，短期内难以痊愈，故以散剂久服。初期宜热食，以温通血脉，利于血行，后期逐渐改为冷食，使药物积于腹中，缓缓发挥作用。

十、风引汤

【医案】

邻居葛姓6岁男孩，于春夏之交，在院中玩耍，突然跌倒，随之高热抽搐，余往诊视，患儿躁动，体温40℃，给青霉素、链霉素混合肌内注射，3日后体温复常，但瞳孔散大，双目失明，全身软瘫。余感此病难疗，遂求教于王老先生，其曰：此热瘫也，给药两剂，嘱其取山西广灵千佛山庙下井水煎服。余视其药，多为石质，细检之乃《金匮要略》风引汤也。患儿服后，逐渐好转，续服数十剂，节节进步，不但视力渐复，肢体也渐有力。先能坐起，渐可扶壁行走，1年后完全康复。现已30余岁。（孙继芬.黄河医话.北京：北京科学技术出版社，1996）

【辨证思路】

辨主症： 本案主症高热抽搐，随及全身软瘫，系仲景所述中风之表现。《金匮要略·中风历节病脉证并治》云："风引汤：除热瘫痫。"

辨病机： 小儿为稚阴稚阳之体，心肝常有余，脾肾常不足。外邪侵袭，邪正交争剧烈，故高热；阳热亢盛，肝风内动，故抽搐；肝经蕴热，肝窍失养，故双目失明；热盛风动，风阻经络，故全身软瘫。本案以热、痫、瘫为主症，颇为契合风引汤之临床表现，属热盛风动之证，治以风引汤。

十一、皂荚丸

【医案】

余尝自病痰饮，喘咳，吐浊，痛连胸胁，以皂荚大者四枚炙末，盛碗中，调赤砂糖，间日一服。连服四次，下利日二三度，痰涎与粪俱下，有时竟全是痰液。病愈后，体亦大亏。于是知皂荚之攻消甚猛，全赖枣膏调剂也。夫甘遂之破水饮，葶苈之泻痈胀，与皂荚之消胶痰，可称鼎足而三。唯近人不察，恒视若鸩毒，弃良药而不用，伊谁之过欤？（曹颖甫.经方实验录.上海：上海科学技术出版社，1979）

【辨证思路】

辨主症： 本案主症喘咳，吐浊，痛连胸胁，系仲景所述痰浊壅肺之咳嗽上气。《金匮要略·肺痿肺痈咳嗽上气病脉证并治》云："咳逆上气，时时唾浊，但坐不得眠，皂荚丸主之。"

辨病机： 本案主症喘咳，吐浊，痛连胸胁，皆由浊痰壅肺，肺失宣降，气逆痰涌所致。《素问·至真要大论》云："诸气膹郁，皆属于肺。""诸痿喘呕，皆属于上。"本案属邪实之重证，亟待峻剂涤痰，治以皂荚丸涤痰启闭，并以枣膏和汤送服，以和胃护脾，使浊痰祛除，正气不伤，喘咳自止。但曹氏以赤砂糖代枣膏，意在取其便捷之效，然扶正之力恐有不及，故病虽愈，而体亦亏。

十二、泽漆汤

【医案】

某患者，女，年近40岁，工人。咳喘胸满近1年，吐痰色黄稠黏，其量较多，甚则气壅不能平睡，头汗出，四肢轻度浮肿，晨起以头面肿胀为最，大便时干时溏，小便色黄量少，六脉沉滑，舌苔白根黄腻。脉症合参，此为肺胀。原因水饮内停，上迫于肺，因之胸满咳喘，气壅不能平睡，久则气郁化热，所以吐痰色黄稠黏，不易咳出。复因水饮外溢于肌表，则头面四肢浮肿，呈凹陷性水肿。饮热下趋于肠，故大便时干时溏，小便色黄量少，为水停夹热之征。其水之所以停积者，关键在于脾虚不运，肾失蒸化之故。治法宜逐水通阳，止咳平喘，泽漆汤主之。泽漆60g，生半夏10g，紫菀10g，生姜10g，白前10g，甘草6g，黄芩9g，党参10g，桂枝10g。服两剂，诸症俱减，复与3剂而平复，两年不曾复发。（吴禹鼎.经方临证录.西安：陕西科学技术出版社，1994）

【辨证思路】

辨主症：本案主症咳喘胸满，痰量多色黄质稠黏，浮肿，大便时干时溏，小便色黄量少，六脉沉滑，舌苔白根黄腻，系仲景所云咳嗽上气。如《金匮要略·肺痿肺痈咳嗽上气病脉证治》云："咳而脉浮者，厚朴麻黄汤主之；脉沉者，泽漆汤主之。"

辨病机：本案属水饮夹热犯肺之证。患者咳喘胸满日久，肺脾肾皆有耗损，津液输布异常，致痰饮水湿内生。水饮内停，上迫于肺，肺失宣降，故胸满咳喘，气壅不能平睡；水饮外溢于肌表，则头面四肢浮肿；水停日久，郁而化热，故痰量多色黄质稠黏，小便色黄量少；大便时干时溏，脉沉滑，舌苔白根黄腻，皆为水饮夹热之象。本案为肺病痼疾，属正虚邪盛之证，治以泽漆汤逐水通阳，化饮降逆，止咳平喘。

十三、麦门冬汤

【医案】

吕某，男，35 岁。患肺结核已多年，经常有咳嗽，喉间有痰阻滞，吐咯不爽，动则气逆心悸，肌肤消瘦，面色不荣，肢体乏力，食欲锐减，舌苔薄而不润，脉象微数带有弦象。处方：党参 12g，麦冬 9g，法半夏 6g，粳米 15g，茯神 9g，大枣 3 枚，白蜜 1 杯，炙甘草 3g，服本方两剂后，咳逆明显减轻，咯痰亦较畅，守原方连服十多剂，诸恙均除，食欲改善，体力亦见好转。此为麦门冬汤、琼玉膏两方复合而成，可增强疗效。〔许国华.麦门冬汤的运用.浙江中医杂志.1960（2）：77-79〕

【辨证思路】

辨主症：本案主症咳嗽，气上逆。喉间有痰阻滞，吐咯不爽，出现咽喉不利的症状。又有脉象微数带有弦象等阴虚火旺的征象，同时兼有动则气逆心悸的表现。本案麦门冬汤主症悉具，正合《金匮要略》所说："大逆上气，咽喉不利，止逆下气者，麦门冬汤主之。"

辨病机：本案肺胃阴虚，虚火上炎，气机上逆而致咽部发痒而咳嗽。气机不畅，动则气上逆冲心，故动则气逆心悸。肺胃阴亏，津不上承，又咽喉为肺胃之门户，因此，表现为喉间有痰阻滞，吐咯不爽。肺胃阴虚火旺，脉象表现为微数带有弦象。胃阴不足，后天之本运化水谷功能减弱，故食欲锐减，肌肤消瘦，面色不荣，肢体乏力。本案主症表现以肺为主，但胃阴不足为源，喻嘉言有云："凡肺病，有胃气则生，无胃气则死，胃气者，肺之母气也。"本证病机为肺胃阴虚，虚气上逆。故以滋养肺胃、止逆下气立法，用麦门冬汤加减培土生金，养阴润肺，降逆止咳。

十四、葶苈大枣泻肺汤

【医案一】

罗某，男，47岁，1978年1月25日初诊。患慢性支气管炎多年，近日咳逆痰多，气喘促，胸闷胁胀，面部浮肿，大便较干，小便短少，脉滑苔白，舌质红，先宜泻肺化痰平喘。炒葶苈子9g，大枣7枚，姜半夏9g，生甘草6g，化橘红4.5g，冬瓜子、冬瓜皮各9g，礞石滚痰丸6g（包煎），3剂。1月28日复诊，药后气喘已平，咳痰亦减，大便量多而黏臭，小便较长，面浮渐稍，脉长苔薄，宜理气化痰为续。（何任等．金匮方百家医案评议．杭州：浙江科学技术出版社，1991）

【辨证思路】

辨主症： 本案主症咳逆痰多，气喘促，胸闷胁胀，是慢性支气管炎发作期的常见症状。又有面部浮肿，大便较干，小便短少等，水液不能正常输布和代谢的兼症表现。《金匮要略》曰："肺痈，胸满胀，一身面目浮肿，鼻塞清涕出，不闻食臭酸辛，咳逆上气，喘鸣闭塞，葶苈大枣泻肺汤主之。"又说："支饮不得息，葶苈大枣泻肺汤主之。"因此，本案主症与葶苈大枣泻肺汤证相符。

辨病机： 肺主气，主治节，为水之上源。邪气壅塞于肺，宣降失司，气机阻滞，邪实气逆，故咳逆，气喘促，胸闷胁胀。水饮停留于肺，肺失通调，水液输布和代谢失常，故痰多，大便较干，小便短少。水湿内停，气化不利，上泛于头面，故面部浮肿。因此，本案病机为水饮内停，壅塞于肺，故治疗当用葶苈大枣泻肺汤加味，泻肺化痰，利水平喘。炒葶苈子入肺泻气，开结利水，使痰水俱下，冬瓜子和冬瓜皮助其利水，姜半夏、化橘红、礞石滚痰丸助其祛痰，但又恐性猛力峻，用大枣、生甘草补中缓和药力，使邪去正不伤，可起到急则治标的作用。

【医案二】

某患者，52岁，脉右大弦，气喘，咳唾浊沫，不能着枕，喜饮汤水，遇寒病发。此属饮邪留于肺卫。如见咳，投以清润，愈投愈剧矣。葶苈子，山东大枣。（叶天士．临证指南医案．北京：中国中医药出版社，2008）

【辨证思路】

辨主症： 本案主症气喘，不能着枕，为肺气壅塞，呼吸不畅，不能平卧的表现，符合仲景"咳逆倚息，喘息不得卧"支饮的主症。咳唾浊沫，为水液不能正常布散的表现。喜饮汤水，遇寒病发，为水饮停留，喜饮热水，但不能多饮，遇寒则重，得温则舒。本案符合《金匮要略》"支饮不得息，葶苈大枣泻肺汤主之"的主症。

辨病机： 本案主症咳唾浊沫，喜饮汤水，遇寒病发，为饮邪停留于胸膈或肺，仲景在《金匮要略》中有"水在肺，吐涎沫，欲饮水"。水饮停留，影响肺的功能，水液不能正常布散，而吐涎沫。饮为阴邪，遇寒加重，得温则舒，故喜饮热水，但饮邪壅盛，故不能多饮。因此，叶天士指出"投以清润，愈投愈剧矣"。水饮之邪停留于胸膈或肺，壅塞不通，邪实气逆，故气喘，不能着枕。因此，本案病机为水饮停留，邪实壅肺，治疗用葶苈大枣泻肺汤利水逐饮，开泻肺气。

十五、旋覆花汤

【医案】

刘某，女，24岁。患者素来情志抑郁不舒，患右胁胀痛、胸满两年之久，迭经医治，屡用逍遥丸、越鞠丸疏肝解郁之药而不效。近几日胁痛频发，势如针刺而不移动，以手击其痛处，能使疼痛减缓。兼见呕吐痰涎，而又欲热饮，饮后暂时心胸为之宽许。舌质暗，苔薄白，脉来细弦。刘老诊为"肝着"之证，投旋覆花汤加味。旋覆花10g（包煎），茜草12g，青葱管10g，合欢皮12g，柏子仁10g，丝瓜络20g，当归10g，紫降香10g，红花10g。服药3剂，疼痛不发。（刘渡舟. 刘渡舟临证验案精选. 北京：学苑出版社，1996）

【辨证思路】

辨主症：本案主症胁痛频发，势如针刺而不移动，为肝经气血不通，着而不行的疼痛表现，而且用手击打痛处能使疼痛减缓。又有欲热饮，且饮后暂时心胸为之宽许的兼证，说明患者喜饮热水，饮后症状缓解。符合《金匮要略》"肝着，其人常欲蹈其胸上，先未苦时，但欲饮热，旋覆花汤主之"的"肝着"证候特点。

辨病机：本案为邪留于肝经，肝失疏泄，气血瘀积不通的实证，故胁痛频发，刺痛不移，通过捶打使胸中气机舒缓，气血畅行，从而缓解疼痛。本证为阴寒之邪所起，故患者有欲热饮，呕吐痰涎，苔薄白等症。饮后暂时心胸为之宽许，表明喝热水后，阴寒邪气得温则行。因此，本案病机为阴寒邪气留滞于肝经，气血郁滞，着而不行，故用行气开结、活血通络的旋覆花汤治疗，诸症可解。叶天士将本方作为"通络法"的基本方来应用于"久病入络"之证，每取良效。

旋覆花汤方中新绛为治疗肝着之要药，但在《神农本草经》未载，有医家根据其具有活血化瘀之效，认为其为茜草汁、藏红花汁、苏木汁等初染成的大红色丝织品。陶弘景认为，新绛为新采收的茜草，且茜草走肝经，具有活血化瘀的作用。临床应用多以茜草、红花和苏木等代替新绛。

十六、栝楼瞿麦丸

【医案】

刘某，女，40岁，重庆建设银行职工，于1964年12月20日初诊。口渴甚，小便不利，水肿一年许，加重两月。现症：全身水肿，口渴引饮（工作或就诊时，必带大瓷缸子一个，每日要饮24缸水），腰冷腿软，精神萎靡不振，纳差，每餐1两米饭，小便不利，短少而淡黄，尿无热感，大便2～3天一次，不结燥，面浮白，唇淡，舌质淡，无苔乏津，脉沉细。经某医院诊断为慢性肾小球肾炎。服中西药治疗1年左右，疗效不显。近两月病情加剧，患者苦于渴饮，水肿愈增，小便淡黄短少，特前来诊治。此为肾阳虚气化紊乱，形成上燥下寒之渴肿、小便不利证。拟用润燥生津、温阳利水主治，方用栝楼瞿麦汤加味（丸剂改用汤）：栝楼根30g，怀山药30g，茯苓15g，瞿麦15g，附子15g（另包，先煎2小时），鹿角胶12g（另包，蒸化兑服）。二诊：患者服上方两剂后，口渴大减，饮水量减少一半，水肿亦大减，小便量增多而畅利，饮食量增加，每餐2两，余症同前。效不更方，将原方再进两剂。三诊：患者服上方两剂后，口渴更减，每日饮水量继续减少，小便畅利，水肿基本消失，饮食、大便正常，腰冷消失。现觉腰酸腿软，精神仍疲倦，夜尿3～4次，舌质淡，无苔微润，脉沉细。此肾阳渐复，气化功能渐趋正常，病理有变，治法亦稍变，以温阳利水为主，辅以生津润燥，佐以填补精血。原方将栝楼根改为15g，余药不变，嘱进两剂。四诊：患者服上方两剂后，渴饮消失，水肿消失，饮食正常，精神转佳，时而感疲乏，夜尿2～3次，面色接近正常，唇淡红，舌淡无苔津润，脉沉细。仍宗前法，继服三诊方。嘱服2～10剂，以巩固疗效。（王廷富.金匮要略指难.成都：四川科学技术出版社，1986）

【辨证思路】

辨主症：本案主症小便不利，具体为短少而淡黄，但尿无热感，又有腰冷腿软的肾阳虚表现。口渴引饮，表现为工作或就诊时，必带大瓷缸一个，每天要饮24缸水。又全身水肿，水肿愈增，面浮白，唇淡，舌质淡，脉沉细等水气内停的表现。符合《金匮要略》所说："小便不利，有水气，其人若渴，栝楼瞿麦丸主之。"

辨病机：本案主症小便不利，但尿无热感，且腰冷腿软，说明患者肾阳虚，不能助膀胱气化蒸腾，而小便不利。下焦阳虚，津液不能向上蒸腾，津不上承，故出现口渴甚，舌无苔乏津等上焦燥热之象。在上口渴引饮，在下肾阳虚，又有小便不利，水液不能正常代谢，潴留体内，而形成水气，故全身水肿，水肿愈增，面浮白。本案病机为肾阳不足，上燥下寒，水气内停。因此，治疗用栝楼瞿麦丸温阳化气，利水润燥，栝楼根清上焦之热，瞿麦专通水道，达到清其源而治其流的目的；茯苓、薯蓣补中焦脾土；附子助肾阳化气，使津液上承，使肾阳得温，小便通利，上焦燥热自解，下焦虚寒自除。

十七、蒲灰散

【医案】

有钱姓男子，腹如鼓，股大如五斗瓮，臂如车轴之心，头面皆肿，遍体如冰，气咻咻若不续，见者皆曰必死。一仁商于刘仲华，取药房中干菖蒲一巨捆，炽炭焚之，得灰250g，随用滑石和研，用麻油调涂遍体，以开水调服3g，日3服。明日肿减大半，一仁见有效，益厚涂之，改服6g，日3服。3日而肿全消，饮食谈笑如常人，乃知经方之妙，不可思议也。（曹颖甫.金匮发微.上海：上海千顷堂书局，1956）

【辨证思路】

辨主症： 本案主症全身肌肤水肿，具体为腹如鼓，股大如五斗瓮，臂如车轴之心，头面皆肿，为仲景所谓描述的外证浮肿，按之没指，腹如鼓等皮水的症状。又有气咻咻若不续、遍体如冰的厥冷症状表现。正符合《金匮要略》"厥而皮水者，蒲灰散主之"的主症。

辨病机： 本案为肺失宣降，脾失运化，水湿外盛于肌肤，故腹如鼓，股大如五斗瓮，臂如车轴之心，头面皆肿等。水湿外盛，阻遏阳气，不能外达四肢和皮肤，故厥冷，而遍体如冰。水湿内壅，阻滞气机，故气咻咻若不续。本案病机为水湿内壅，阳气郁阻。因此，用蒲灰散祛湿逐水，通利小便。蒲灰利水活血，水血同治，滑石清利湿热。蒲灰散主湿热气分，利水之功甚佳，小便通利，水湿去有出路，厥冷自除。正如叶天士所谓"通阳不在温，而在利小便"。

蒲灰为何物？有四种见解：其一，《楼氏纲目》《本经疏证》均作"蒲黄"；其二，徐仁毓、《证类本草》作"蒲席灰"；其三，尤在泾认为是香蒲之灰，香蒲即蒲黄之茎叶；其四，曹颖甫《金匮发微》据王一仁医案（本案），认为是溪涧中大叶菖蒲。考《备急千金要方》载蒲黄、滑石二味组方治"小便不利，茎中疼痛，小腹急痛"证候。因此，大多医家认为蒲灰当为生蒲黄，可供参考。

十八、滑石白鱼散

【医案】

文某，男，40岁，业农。自诉从3月起，小便微涩，点滴而出，至4月上旬溺时疼痛，痛引脐中，前医投以五淋散连服5剂无效。诊其脉缓，独尺部细数，饮食正常。予踌躇良久，忽忆及《金匮要略》有云"淋之为病，小便如粟状，痛引脐中"等语，但有症状未立治法。又云："苦渴者，栝楼瞿麦丸主之。"但此病不渴，小便频数，经查阅余无言《金匮释义》曰："不渴者，茯苓戎盐汤主之，滑石白鱼散并主之。"遂将两方加减变通，处方如下：茯苓 24g，白术 6g，戎盐 6g，滑石 18g，去发灰、白鱼，易鸡内金 6g，冬葵子 9g。嘱患者连服 8 剂，日服 1 剂，每剂 2 煎，每次放青盐 3g，煎成 1 小碗，每碗 2 次分服，忌鱼腥腻滞、辛辣之物。据患者自述吃完 8 剂后，中午时忽觉小便解至中途，突有气由尿道中冲射而出，尿如涌泉，遂痛止神爽，病即若失。再诊其脉已缓和，尺部仍有弦数，此系阴虚之象，继以猪苓汤合芍药甘草汤育阴利小便而愈。〔贺昌.膀胱结石三例治验.江西中医药，1959（10）：30〕

【辨证思路】

辨主症：本案主症小便不利，具体表现为小便微涩，点滴而出。又有溺时疼痛，痛引脐中等症状。脉象表现为脉缓，独尺部细数，为虚热之象。《金匮要略》云："小便不利，蒲灰散主之；滑石白鱼散、茯苓戎盐汤并主之。"陈修园《金匮要略浅注》谓之："滑石白鱼散主血，茯苓戎盐汤入肾除阴火。"因此，本案符合滑石白鱼散、茯苓戎盐汤之主症。

辨病机：本案主症小便不利，溺时疼痛，痛引脐中，为下焦湿热又兼有瘀血。下焦阴虚有热，故脉缓，独尺部细数，表现为虚热之象。本案病机为下焦虚热兼有瘀血。因此，选用滑石白鱼散合茯苓戎盐汤通利小便，止血散瘀，利湿泄热。由于本案病无关血分，故去发灰。白鱼为书虫，难觅，故亦去。

滑石白鱼散方中白鱼，又名衣鱼、蠹鱼，为衣帛或书纸中的蠹虫。《名医别录》及《图经》《千金翼方》皆认为是衣书中虫。寇宗奭曰："衣鱼生久藏衣帛中，及书纸中。其形稍似鱼，其尾又分二岐，故得鱼名。"但《本经》未尝以白鱼为本名，因此，有医家认为，古方所谓白鱼者，是必鱼部白鱼，非衣书中白鱼矣。《名医别录》疗淋，附方又载此方，主治小便不通。因此，认为此方中白鱼当为衣帛或书纸中的蠹虫。

十九、硝石矾石散

【医案】

黄某，男，57 岁，农民。1955 年 8 月 15 日，来我院黄疸专科门诊治疗。主诉：巩膜及皮肤发黄，腹部膨胀不舒，周身浮肿，精神疲乏。病史：胃腹部发胀已有半年，常觉不舒，最近 20 余日面目发黄，腹部膨胀周身浮肿，胸闷纳少，容易发怒，大便溏，小便色赤，在浦东乡间诊治，医生诊断为鼓胀，认为不治，遂扶伴来沪求医。检查：肝大，边缘不明显，脾脏因腹水而不易扪及，腹部膨胀，有移动性浊音，两足有凹陷性水肿，脉濡细，舌苔干白而腻。诊断：肝硬化腹水。处理：硝矾散 2.7g，分 3 次服。治疗经过：自 1955 年 8 月 15 日至 1956 年 1 月 16 日，历时 5 个月。服药至 9 月 12 日时，腹水全退，黄疸亦逐渐减退。此后继续服用，胃纳增加，精神振作，每次单独自浦东来沪，与初诊时判若两人，前后共计门诊 20 次。〔章巨膺，庞泮池.硝矾散治肝硬化腹水初步报告.上海中医药杂志.1956（7）：33-35〕

【辨证思路】

辨主症：本案主症巩膜及皮肤发黄，为全身黄疸。又有腹部膨胀不舒，大便溏，与《金匮要略》所说"黄家，日晡所发热，而反恶寒，此为女劳得之。膀胱急，少腹满，身尽黄，额上黑，足下热，因作黑疸。其腹胀如水状，大便必黑，时溏。此女劳之病，非水也。腹满者难治。硝石矾石散主之"的主症相合。

辨病机：本案主症巩膜及皮肤发黄，为湿热郁结于血分，瘀血与湿热相合，熏蒸肌肤，故全身皮肤发黄。血瘀热结，累及下焦，故腹部膨胀不舒，小便赤。湿邪陷于大肠，故大便溏。血瘀累及肝脾，肝的疏泄和脾运化水湿功能失常，故胸闷纳少，容易发怒，周身浮肿。本案病机为湿热与血瘀郁结，故用硝石矾石散。硝石即火硝，味苦咸性寒，能入血分，消瘀活血；矾石入气分，化瘀活血，又能消水；大麦粥调服顾护脾胃，使邪去不伤正。诸药共用，消瘀退黄，逐水散结。

二十、猪膏发煎

【医案一】

门人吴炳南之妻，每患肠燥，纳谷不多。予授以大半夏汤，服之甚效。间一二日不服，燥结如故。吴私念此胃实肠燥之证，乃自制猪膏发煎服之，1剂而瘥。乃知仲师"谷气之实"四字，早明示人以通治他证之路，不专为阴吹设也。（曹颖甫.金匮发微.上海：上海千顷堂书局，1956）

【辨证思路】

辨主症：本案主症肠燥，纳谷不多，为仲景所言"谷气实"的症状表现，符合《金匮要略》所说："此谷气之实也，猪膏发煎导之。"

辨病机：本案主症肠燥，纳谷不多，为胃肠燥结，腑气不通。胃本纳谷，但谷气壅盛，肠道燥结，腑气不通，不能传送大肠，故纳谷不多。本案虽有燥结，但其因并非热盛，而是血虚肠燥，肠道失于濡养，因此多次使用大半夏汤。曹颖甫云："大半夏汤虽有人参补中，白蜜润燥但君以半夏，仍属温燥有余，润养不足，故虽暂效，不能持久。"因此，服用大半夏汤未能治愈。本案病机为血虚精亏，胃肠燥结。因此，吴氏选用猪膏发煎导之，养血润燥通导大便治疗。

【医案二】

陈某，女，42岁，得一隐疾，不敢告人，在家亦不敢外出，偶有客至，则回避于房中，半年不愈。不得已而就诊于予。问其每天有十余次发作，每发则连续不断吹气四五十次，持续一二分钟，响声很大。按其脉沉细带数，饮食动作皆如常，余无所苦，唯大便干结，三五日方解一次。《金匮要略》谓："此谷气之实也，以猪膏发煎导之。"

遂照方服用，进服 1 剂，大便连泻数次，斯证顿愈，信古方之不谬也。（李执中等．湖南省老中医医案选·第一辑．长沙：湖南科学技术出版社，1980）

【辨证思路】

辨主症：本案主症所描述隐疾为仲景所言阴吹，具体表现为每天有十余次发作，每发则连续不断吹气四五十次，持续一二分钟，响声很大。又有大便干结，三五日方解一次，属于大肠燥结的"谷气实"症状表现。主症符合《金匮要略》所说："胃气下泄，阴吹而正喧，此谷气之实也，猪膏发煎导之。"

辨病机：本案主症阴吹是由于胃气下泄，胃肠燥结，腑气不通，浊气不能从肠道下行，而从前阴外泄所致。胃肠燥结，谷气实，故大便干结，三五日方解一次。本案病机为血虚精亏，胃肠燥结。因此，选用养血润燥通导大便的猪膏发煎导之，服药后大便连泻数次，斯证顿愈。

对于本证的病因和病机，注家有不同见解，有的认为偏责实，如尤在泾、曹颖甫、徐彬、李彣等；有的偏责虚，如吴谦言"胃气实而肾气虚"；朱光被、高学山认为是"津液燥亡"，以致"谷气实"。结合方药分析，认为朱氏、高氏之见更为贴切。

二十一、半夏麻黄丸

【医案】

顾某，男，58 岁。入冬以来，自觉"心窝部"跳动，曾作心电图无异常。平时除有慢性支气管炎及血压略偏低外，无他病。脉滑苔白，予以姜半夏、生麻黄各 30g，研末和匀，装入胶囊。每日 3 次，每次 2 丸。服后心下悸即痊愈。〔何任．《金匮》撷记（六）．上海中医药杂志．1984，18（12）：20-21〕

【辨证思路】

辨主症：本案主症自感心窝部跳动，悸动不宁，心窝部即胃脘部，为仲景所述心下悸动表现，但心电图检查尚属正常，说明心下悸动并非心律失常所致。又有脉滑、苔白，为水饮内停之象。与《金匮要略》所说"心下悸者，半夏麻黄丸主之"的主症相对。

辨病机：本案主症自感心窝部悸动不宁。陈修园《金匮要略浅注》云："但悸证有心包血虚火旺者，有肾水虚而不交于心者，有肾邪凌心者，有心脏自虚者，有痰饮所致者，此则别无虚证，惟饮气之为病软。"本案心电图检查尚属正常，亦无明显虚证表现，仅有舌脉表现为脉滑、苔白，且心悸与情绪无关，入冬而发。因此，本证病机为水饮内停，胃阳被遏，水逆凌心。治宜用半夏麻黄丸，姜半夏蠲饮气；生麻黄发阳气，散寒平喘，并作丸药服用，取缓散水，不取急汗，达到通阳蠲饮、降逆定悸的目的。

痰饮心下悸证，《伤寒论》治多用桂枝茯苓，而此用姜半夏、生麻黄，究其原因，正如《金匮要略浅注补正》指出："《伤寒论》心下悸，用桂枝以宣心阳，用茯苓以利水邪；此用半夏麻黄，非故歧而二之也。盖水气凌心则心下悸，用桂枝者助心中之火以敌水也，用麻黄者，通太阳之气以泄水也。彼用茯苓，是从脾利水以渗入膀胱，此用半夏，是从胃降水以抑其冲气，冲降则水随而降，方意各别，学者正宜钩考，以尽治法之变。"本方除心下悸外，尚有喘呕之症者宜之，本案患者心下悸，并夙有慢性支气管炎，因此用此方最佳。

二十二、柏叶汤

【医案】

段某，男，38岁，干部，1960年10月1日初诊。旧有胃溃疡，并有胃出血病史，前20日大便检查隐血阳性，近因过度疲劳，加之公出逢大雨受冷，饮葡萄酒一杯后，突然发生吐血不止，精神萎靡，急送某医院检查为胃出血，经住院治疗两日，大口吐血仍不止，恐导致胃穿孔，决定立即施行手术，迟则将失去手术机会，而患者家属不同意，半夜后请蒲老处一方止血，蒲老曰：吐血已两昼夜，若未穿孔，尚可以服药止之。询其原因，由受寒饮酒致血上溢，未可以凉药止血，宜用《金匮要略》侧柏叶汤，温通胃阳，消瘀止血。处方：侧柏叶9g，炮干姜5g，艾叶6g。浓煎取汁，兑童便60mL，频频服之。次晨往诊，吐血渐止，脉沉细涩，舌质淡，无苔，原方再进，加西洋参12g，以益气摄血；加三七6g（研末吞），以止血消瘀。频频服之。次日复诊，血止，神安欲寐，知饥思食，并转矢气，脉两寸微，关尺沉弱，舌质淡无苔，此乃气弱血虚之象，但在大失血之后，脉证相符为吉，治宜温运脾阳，并养营血，佐以消瘀。主以理中汤，加当归、白芍补血养血，佐以三七消瘀。服后微有头晕耳鸣，脉细数，此为虚热上冲所致，于前方内加入地骨皮6g，藕节9g，浓煎取汁，仍兑童便60mL续服。再诊：诸症悉平，脉亦缓和，纳谷增加，但转矢气而无大便，继宜益气补血、养阴润燥兼消瘀之剂。处方：白人参9g，柏子仁6g，肉苁蓉12g，火麻仁12g（打），当归6g，藕节15g，陈皮3g，山楂3g，浓煎取汁，阿胶12g（烊化），加入童便60mL，分4次温服，服后宿粪渐下，食眠俱佳，大便检查隐血阴性，嘱其停药，以饮食调养，逐渐恢复健康。（蒲辅周著，高辉远等整理.蒲辅周医案.北京：人民卫生出版社，1972）

【辨证思路】

辨主症：本案主症吐血，具体为长期胃出血病史，又因大雨受冷，饮葡萄酒一杯后诱发，具体表现为突然发生吐血不止，吐血两昼夜，符合《金匮要略》所云："吐血不止者，柏叶汤主之。"

辨病机：本案患者素有中气虚寒，脾虚失摄，血溢脉外，故长期胃出血。又因大雨受寒饮酒，中焦复感寒邪，损伤胃络，导致血不循经，故吐血不止。本案病机为中气虚寒、血不归经所致。因此，蒲老认为"未可以凉血止血"，而取仲景柏叶汤温中摄血。

对于吐血不止，应当慎用止血药，此方是专为此证而出。陈修园指出："吐血无止法，强止之，则停瘀而变证百出，惟导其归经，是第一法。"

柏叶汤中侧柏叶收敛止血，炮干姜温阳守中，艾叶温经止血，马通汁微温，引血下行以止血，原方取马通汁与水合煎，共奏温中摄血之效。马通汁为马粪用水化开，以布滤汁澄清而得，临床多用童便代替。

二十三、紫参汤

【医案】

金某，32岁，初诊：2006年9月29日。患者因经量过多，经期过长，于9月26日取出宫内节育环，术后子宫出血量多，与经量相当，血色鲜红，无腰腹部疼痛。平时经量过多、经期过长，需8～10天方净，经期小腹胀痛，带下量多色微黄，经前乳胀，面部痤疮增多，大便偏干。生育史：孕4产3。舌淡红，苔薄白，脉细。8月25日妇科检查：外阴无殊，阴道通畅，宫颈轻度炎症，宫体前位，正常大小，质地中等，活动，两侧附件有压痛。诊断：取节育环后子宫出血。治法：清湿热，止血。方剂：紫参汤加味。紫参20g，生甘草6g，阿胶10g（烊冲），侧柏叶10g，地榆20g，槐花20g，6剂。二诊：子宫出血净已6天，口臭，神倦，舌脉如上。治法：调气清湿热。方剂：四逆散加味。柴胡10g，枳壳10g，白芍10g，败酱草10g，红藤15g，椿根皮15g，半枝莲15g，土茯苓15g，蒲公英15g，大蓟15g，小蓟15g，萆薢15g，生甘草6g，生黄芪15g，7剂。（马大正.妇科证治经方心裁.北京：人民卫生出版社，2007）

【辨证思路】

辨主症：本案主症取节育环术后子宫出血量多，血色鲜红，无腰腹部疼痛。又有平时经量过多、经期过长，带下量多色微黄，经前乳胀，面部痤疮增多，大便偏干等湿热为患的症状表现。因此，本案符合紫参汤证。

辨病机：本案主症子宫出血量多，血色鲜红，为湿热阻滞，迫血自受损脉络外溢。湿热内阻，蕴结胞中，冲任不固，带脉失约，故平时经量过多、经期过长，带下量多色微黄。湿热瘀阻，气血壅滞，故经前乳胀。湿热蕴结，胃肠积热，子宫出血又耗伤津液，故大便干，面部痤疮增多。本案病机为湿热阻滞，胞脉受损，故从湿热论治，选用紫参汤加味，清湿热，止血。紫参临床使用较少，《全国中草药汇编》称："用治肝炎，痢疾，肠炎，痔疮出血，子宫出血。"

紫参汤注家争议较大，争议有三：其一，认为此文非出自仲景。如中国中医研究院1974年版的《金匮要略语译》在用法之后，用小字注称："疑非仲景方。"但诸多书籍仍认为出自仲景。其二，认为此文存在脱简或错简。有认为"肺痛"不知为何证而存疑，如程云来曰："或云'肺痛'当是'腹痛'。《本草图经》：'肺痛'作'者'一字。"《医宗金鉴》说："按此文脱简，不释。"其三，紫参究竟为何物？紫参，《神农本草经》载

"味苦辛寒，去心腹积聚，寒热邪气，通九窍，利大小便"，但后世本草未载。陈修园认为，其近似桔梗；《金匮要略译释》疑为紫菀之误；近代有医家认为是丹参；亦有人认为紫参为唇形科植物石见穿；《本草纲目》《本草推陈》以及《中药大辞典》等所载，紫参与拳参科属相同，功效基本相同，虽是两种植物，但可借用；叶橘泉认为，《神农本草经》所载紫参与拳参同类，经考证，最终将紫参当成了蚤休。依据上海科学技术出版社 1998 年出版的《中华本草》中"拳参"条目的附方，列出紫参、甘草为治疗下痢的方剂。因此，本案所用紫参为拳参。

二十四、诃梨勒散

【医案】

杨某，男，38 岁，1957 年秋，患痢疾已 3 天。小腹疼痛，里急后重，频频如厕，每次多排出少量粉冻样肠垢，纯白无血，有时则虚坐努责，便之不出，自觉肛门有物嵌顿重坠，昼夜不已。前医曾予芍药汤加减，1 剂后，病情加剧。邀诊：舌苔白滑，脉沉带紧。询之知发病前后未见寒热现象，似属气痢。乃试用《金匮要略》诃梨勒散：诃子 10 枚，煨，剥去核研末，用米粥汤一次送服。约隔 1 小时，当肛门窘迫难忍之时，经用力努挣，大便迅即直射外出，从此肛部如去重负，顿觉舒适，后服调理脾胃之方而康复。〔杨文辉，徐长春.《金匮》诃黎勒散临床一得.浙江中医学院学报.1980，4（4）：29〕

【辨证思路】

辨主症：本案主症频欲如厕，每次多排出少量粉冻样肠垢，纯白无血，舌苔白滑，脉沉带紧，说明患者无热象。又有便之不出，自觉肛门有物嵌顿重坠，昼夜不已，为气下陷的表现。因此，认为本案主症符合《金匮要略》所说的"气利，诃梨勒散主之"。

辨病机：本案主症频欲如厕，下利之物纯白无血，舌苔白滑，脉沉带紧，表明下利无热象，下利是由气机下陷，不能固摄所致。中气下陷，上举无力，故自觉肛门有物嵌顿重坠，昼夜不已。因此，本案属气痢，病机为中气虚寒，气机下陷，不能固摄，治疗当用诃梨勒散敛肺涩肠。诃梨勒即诃子，入大肠经，即可治久泻久利脱肛便血之证，又可治久咳虚喘，久嗽失音，以及属于虚证的崩漏带下、遗精尿频等证。

本方应用要严格把握气痢的特有症状，气痢常见于久病下利，滑脱不禁，大便随矢气而出，下利之物不滞涩，不秽臭，腹不通不胀，无里急后重。病机不为有邪，为中气虚寒，不能固摄。现代有医者认为，下利之物，其色纯白，不夹脓血，其病变在肠，邪在大肠气分，未伤阴络，乃大肠气分病也，故曰气痢。此说可供参考。

二十五、王不留行散

【医案】

刘某，男，6岁，1987年4月6日诊。1987年2月16日，右脚内踝下方被自行车后轮挤伤，伤口长约6cm，出血不止，即就近去某医院缝合包扎，1周后换药，见其线结开，创口开裂溃烂，肌内注射青霉素，内服五味消毒饮、内托生肌散、三七片、复方新诺明，外用磺胺膏等治疗3周余，创口如故，且溃烂益深。刻诊：局部青紫浸肿，创口开裂，脓血外渗，踝关节强直，舌质色淡略黯，脉弦细而涩。证系营血瘀滞，气血不足，故炎症不消，肌肉难生，创口不合。法当和营化瘀，补益气血，消炎生肌。处方：王不留行、桑白皮、赤芍、当归、地榆炭、厚朴各6g，丹参、煅龙骨、金银花、生甘草各9g，干姜3g，蜀椒1.5g，生黄芪12g。服6剂后，肿消脓血止，嫩肉内生，关节柔和。续服6剂，创口平复结痂而愈。〔王恒照.王不留行散加味治创口不合.四川中医，1989，7（10）：42〕

【辨证思路】

辨主症：本案主症外伤，伤口长约6cm，创口开裂溃烂，经久不愈，究其病因由自行车后轮挤伤，为金属所伤，因此属于仲景所说"金疮"范畴。局部青紫浸肿，创口开裂，脓血外渗，踝关节强直，舌质色淡略黯，脉弦细而涩，既有流血不止，又有局部血瘀和化脓的表现，符合《金匮要略》"病金疮，王不留行散主之"。

辨病机：本案外伤由自行车后轮挤伤所致，金疮不仅为刀斧所伤，还包括矛、剑、戟、矢等各种金属所伤。创伤导致皮肉筋经脉皆断，气血受阻瘀滞，故局部青紫浸肿，踝关节强直，舌质色淡略黯，脉弦细而涩。伤口经久不愈，瘀血留滞化腐溃烂，故脓血外渗。因此，本案病机为瘀血留滞，气血不足，方用王不留行散加减活血祛瘀，补益气血，消炎生肌。

王不留行散为经脉损伤之外科病治方。方中王不留行化瘀止血止痛，《神农本草经》云："主金疮，止血逐痛。"桑白皮治脉绝，愈伤口。以上药物烧灰存性，止血通经脉，为治金疮之要药。黄芩、赤芍清血热以止血；干姜、蜀椒、厚朴散寒理气，助行血瘀；重用生甘草以解毒生肌；寒温并用，气血兼顾，共同起到活血祛瘀、调和气血、续筋生肌之效。此方外敷、内服皆宜，小疮外敷以止血；大疮或产后内服，取其止血，调气血而和阴阳；风寒去桑白皮，因其性寒凉，不利于逐外邪。

二十六、藜芦甘草汤

【医案】

一妇病风痫，从六七岁因惊风得之。后每二三年间一二作，至五七年五七作。逮三十岁至四十岁，则日作，甚至一日十余作。遂昏痴健忘，求死而已。值岁大饥，采百草而食。于水滨见草若葱状，采归煮熟食之。至五更忽觉心中不安，吐痰如胶，连日不止，约一二斗，汗出如洗，甚昏困。三日后遂轻健。病去食进，百脉皆和，以所食葱访之，乃憨葱苗也，即本草藜芦是也。（魏之琇.续名医类案.北京：人民卫生出版社，1957）

【辨证思路】

辨主症：本案主症风痫，日作，甚至一日十余作，昏痴健忘。风痫，发作时头强直视，全身抽搐，甚至牙关禁闭，不省人事。其症状与《金匮要略》所说的"病人常以手指臂肿动，此人身体瞤瞤者，藜芦甘草汤主之"相近。

辨病机：本案风痫由惊风而得，日作，甚至一日十余作，据《素问·阴阳应象大论》说："风胜则动，湿胜则肿。"且误食藜芦后，吐痰如胶，故本病为风痰之证。风痰蒙蔽清窍，故昏痴健忘。因此，本案病机为风痰阻滞，用藜芦涌吐风痰。但藜芦性寒有毒，涌吐之力强，使用当慎重，一要注意剂量，一般藜芦用6～10g，二要确属痰涎为患，用一般祛痰药不显效，且正气不虚者，方可运用，服用当与顾护脾胃之药合用。

藜芦甘草汤未见仲景原方，从藜芦和甘草来看，藜芦吐风痰，甘草能安中气，因此判断本方为涌吐风痰的方剂。尤在泾《金匮要略心典》云："湿痰滞关节则肿，风邪袭伤经络则动。手指臂肿动，身体瞤瞤者，风痰在膈，攻走肢体；陈无择所谓痰涎留在胸膈上下，变生诸病，手足项背，牵引钓痛，走易不定者是也。藜芦吐上膈风痰，甘草亦能取吐，方虽未见，然大略是涌剂耳。"后世临床治疗此证，多用导痰汤或指迷茯苓丸等方。

二十七、鸡屎白散

【医案】

任某，男，20岁。因伐木而被树枝刺破左手背，二三日后伤口愈合，但突然发热，口噤，牙关紧闭，阵发性全身痉挛，角弓反张，面呈苦笑状，急予鸡屎白3钱为末，烧酒冲服，汗出后，诸症悉减，数日而愈。〔曲垣瑞.鸡矢白治疗破伤风的观察.中医杂志.1962，3（10）：25〕

【辨证思路】

辨主症：本案主症阵发性全身痉挛、角弓反张，与仲景所言转筋相近，又有发热，津液耗伤。鸡屎白散主治转筋，四肢拘挛而痛，大便秘，小便不利，脉弦等。本案主症与鸡屎白散主症相近。

辨病机：本案因皮肉破伤，风毒之邪乘机由创口侵入，引动肝风内动，风毒为阳邪，日久化热化火伤阴，又有发热，使津液耗伤，筋脉失于濡润，故口噤，牙关紧闭，阵发性全身痉挛，角弓反张，面呈苦笑状。本案病机为风毒入侵，化热伤阴，应用鸡屎白散清热祛邪，通利二便。鸡屎白性寒，通利大小便，有清热利湿之功，《名医别录》云："破石淋及转筋，利小便，止遗溺，灭瘢痕。"烧酒冲服，以发汗祛邪。转筋证，多发生于腓肠部。鸡屎白散证为湿浊化热伤阴所致转筋。后世对转筋的治疗，若属精血亏虚，不足以濡润筋脉，多夜间发作者，治宜补肾填精为主，佐以舒筋；若属热性霍乱，吐利过多，津液大耗，不能濡润筋脉者，王孟英主张用蚕矢汤（蚕砂、木瓜、豆卷、醋炒半夏、焦山栀）；若寒性霍乱，吐利过多，体液耗伤，阳气大衰，不能温煦筋脉者，急宜救逆回阳为主，佐以益气生津，可用通脉四逆加人参汤、白通汤等治疗。

鸡屎白亦可用于治疗鼓胀。《黄帝内经》云："鸡屎醴治鼓胀，通利大小便。"《本草纲目》记载鸡屎白："下气，通利大小便，治心腹鼓胀，消癥瘕。"因此，本方治疗鼓胀，应兼有小便不利和大便秘等症状。本方治鼓胀为治标之法，待症状缓解后，仍当从本而治。

二十八、蜘蛛散

【医案】

彭某，男 8 岁，1955 年上半年就诊。主诉：患阴狐疝已有 6 年。阴囊肿大如小鸡蛋，其色不红，肿物时而偏左，时而偏右，患儿夜卧时肿物入于少腹，至白昼活动时肿物坠入阴囊，而且肿物时有疼痛感觉，几年来曾服一般疏肝解都、利气止痛等治疝气之药，但肿物依然出没不定，未见效果。患儿平素健康，饮食二便如常，余无所苦，舌苔不黄，舌质不红，脉象弦缓。诊断：寒气凝结肝经之阴狐疝。治则：辛温通利，破结止痛。方药：《金匮要略》蜘蛛散原方。大黑蜘蛛（宜选用屋檐上牵大蛛网之大黑蜘蛛，每枚约为大拇指头大小，去其头足，若误用花蜘蛛则恐中毒）6 枚，置瓷瓦上焙黄干燥为末，桂枝 9g。共为散，每天用水酒 1 小杯，每次冲服 3g，连服 7 天，服药 3 天后，疼痛缓解，7 天后阴囊肿大及疼痛消失，阴狐疝痊愈，观察 1 年，未见复发。〔彭履祥，张家礼. 蜘蛛散治阴狐疝验案一例. 成都中医学院学报.1981，4（2）：18〕

【辨证思路】

辨主症：本案主症阴囊肿大如小鸡蛋，其色不红，肿物时而偏左，时而偏右，患儿夜卧时肿物入于少腹，至白昼活动时肿物坠入阴囊，而且肿物时有疼痛感觉，为仲景所言阴狐疝气的表现。阴狐疝气，是指腹腔内容物，行立则外出少腹滑入阴囊，卧则复入少腹，如狐之出入无定，故而得名。轻者仅有坠胀感，严重者因阴囊牵引而少腹剧痛。因此，本案主症符合《金匮要略》所说："阴狐疝气者，偏有大小，时时上下，蜘蛛散主之。"

辨病机：本案主症表现为阴狐疝气，阴囊为足厥阴肝经所循行之处，肝气受阻，故肿物时而偏左，时而偏右；寒气凝结，故肿处其色不红，舌苔不黄，舌质不红，脉象弦缓。因此，本案病机为寒气凝结于足厥阴肝经所致。方中大黑蜘蛛破瘀消肿，入阴部；

桂枝通阳，入厥阴肝经以散寒气；共奏辛温通利、暖肝破结之功。

蜘蛛品种多，有的品种有毒性，使用应当慎重。有医家认为，宜使用大黑蜘蛛，不可使用花蜘蛛，也有医家认为可用袋蜘蛛，可供参考。

二十九、红蓝花酒

【医案】

汤某，女，26岁，1982年1月10日诊。初产恶露未尽之时，过食生冷而发生腹痛3个月。某医处以加味四物汤后，恶露止，腹痛亦减。尔后腹痛时作，缠绵不休。昨晚突然腹中刺痛，时而增剧而昏厥，随后经至排出少量瘀血块，腹痛减轻，手足欠温。刻诊：腹痛连及腰胯部，月经时来忽止，患者形体肥胖，面部色青，舌质紫黯，脉弦涩有力。此为恶血瘀阻。治以活血通经，处方：红花50g，入酒60g煎，分3次服。1剂后，排出大量暗黑色血块之月经，腹痛减轻。改用红花15g，益母草30g，入酒60g煎。连服3剂而愈。随访1年，未见异常。〔王明宇.红蓝花酒治疗产后恶露不尽.四川中医，1986，1（11）：35〕

【辨证思路】

辨主症：本案主症腹中刺痛，时而增剧而昏厥，随后经至排出少量瘀血块，为瘀血导致腹痛表现，符合《金匮要略》所说："妇人六十二种风，及腹中血气刺痛，红蓝花酒主之。"

辨病机：本案主症腹中刺痛是由初产恶露未尽之时过食生冷所致。产后妇人气血虚，恶露未尽又感受寒邪，导致瘀血停留于少腹胞宫，不通则痛，故腹中刺痛，经至排出少量瘀血块，面部色青，舌质紫黯。本案病机为寒凝血瘀，阻滞胞宫，不通则痛，使用红蓝花酒活血行瘀止痛。

对于本证的病机，大多数医家认为是瘀血，但其成因究竟为何种风？历代医家对"六十二种风"见解不一，各有侧重。有的医家偏责外风和寒，如朱光被、张隐庵等；有的医家只责内风，如黄元御；有的医家兼责内外风，如徐彬、李彣、高学山等。根据红蓝花酒的功效，红蓝花活血止痛，酒行气血，助药力行于肌表，又有"治风先治血，血行风自灭"，多认为应当为"六十二种风"泛指一切风邪，瘀血成因当为感受风邪或寒邪。因此，无论感受风邪或寒邪，只要属于瘀血导致腹中刺痛，都可以使用红蓝花酒治疗。正如曹颖甫所言："曰六十二种风，不过言通治之总方。"

第二十九章　外用方

外用方是指在体表患部或某些黏膜部位直接用药一组方剂的总称。《伤寒杂病论》中的外用方包括蜜煎、猪胆汁、百合洗方、苦参汤、雄黄熏法、头风摩散、矾石汤、矾石丸、蛇床子散、狼牙汤、小儿疳虫蚀齿方，共11方，有丸、汁、水、散、药丁等多种剂型，用法包括涂、熏、洗、浸、点、灌肠、药丁插入肛中等。外用方具有泻下通滞、养阴清热、杀虫止痒、祛风止痛、燥湿解毒等功效。本章主要介绍上述方剂的临床有效验案，并通过对主症和病机的分析，以阐述临证使用外用方的方法和思路。

一、蜜　煎

【医案】

庚戌仲春，艾道先染伤寒，近旬日，热而自汗，大便不通，小便如常，神昏多睡。诊其脉，长大而虚。予曰："阳明证也。"乃兄景先曰："舍弟全似李大夫证，又属阳明，莫可行承气否？"予曰："虽为阳明，此证不可下，仲景，阳明，自汗，小便利者，为津液内竭。虽坚不可攻，宜蜜兑导之。"作三剂，三易之，先下燥粪，次泄溏，已而汗解。论曰：二阳明证虽相似，然自汗小便利者，不可荡涤五脏，为无津液也，然则伤寒大证相似，脉与证稍异，通变为要，仔细斟酌，正如以格局看命，虽年月日时皆同，贵贱穷通不相侔者，于一时之顷，又有浅深也。（许叔微.伤寒九十论.上海：商务印书馆，1955）

【辨证思路】

辨主症：本案主症大便不通，为伤寒近十日转变为阳明证。又有发热、自汗、小便如常等症状。因此，符合《伤寒论》所说："阳明病，自汗出，若发汗，小便自利者，此为津液内竭，虽硬不可攻之，当须自欲大便，宜蜜煎导而通之。"

辨病机：本案伤寒近十日转变为阳明证，发热，汗出，又小便自利，耗伤津液，使津液亏虚，肠道干燥，故大便不通。本证虽属阳明实证，但并非燥热亢盛，而是津液不足，肠道不能濡润所致。因此，不能使用大承气汤峻下热结，荡涤胃肠。本案病机为津伤便闭，当使用蜜煎方润滑之品，以白蜜滋阴润燥，因势利导，起到局部润肠通便的作用。

二、猪胆汁

【医案】

　　王某，女，12岁，学生，支塘镇人，1958年9月20日诊。前患伤寒发热二候，经治得愈，热退已10多天，但9天来未解大便，无腹痛腹胀不适等感觉，近两天来，日晡小有潮热，略觉口渴，神情尚振，胃纳良好，睡眠安宁，舌质淡红，苔中心光剥，体温37.4℃，心率80次/分钟，脉形软弱，不耐重按，腹部柔软，加压不痛，在右腹及脐左可扪及块状物，累累如贯珠，20多枚，脉症互参，系热病之后，津液日亏，不能濡润大肠，故大便硬而不下，初用吴氏增液汤，乃增水行舟之法，3剂后未效。继用润下法3剂，及蜜煎导法等，在服用中药同时，又用50%甘油30mL灌肠，隔日1次，共2次。在灌肠后，均有腹部剧烈阵痛，约半小时方减，治疗8日，大便仍未通。因翻阅《伤寒论》，有猪胆汁外导一法，即用大猪胆两枚，取汁盛碗中，隔汤炖透消毒，用时再加开水，以50%胆汁40mL灌肠，灌后无腹痛，30分钟左右大便一次，下圆形结粪10块多，隔5小时许，又便出10多枚，及粪便甚多，腹中粪块消失而愈。〔金文学.猪胆汁灌肠法治疗便秘二例.江苏中医，1965（11）：34-35〕

【辨证思路】

　　辨主症：本案主症大便不通，硬粪结于大肠，具体表现为9天来未解大便，无腹痛腹胀不适等感觉，腹部柔软，加压不痛，在右腹及脐左可扪及块状物，累累如贯珠，20多枚。又有日晡潮热、略觉口渴等阳明证表现。舌质淡红，苔中心光剥，脉形软弱，不耐重按，为津液亏虚的表现。因此，符合《伤寒论》所说："阳明病，自汗出，若发汗，小便自利者，此为津液内竭，虽硬不可攻之，当须自欲大便，宜蜜煎导而通之。若土瓜根及大猪胆汁皆可为导。"

　　辨病机：本案主症大便硬结于大肠，伤寒发热之后，津液耗伤，肠道干燥，大便不通，故转为阳明证，表现为日晡潮热，略觉口渴，腹部可扪及块状硬粪，累累如贯珠，20多枚。津伤胃阴不足，故舌质淡红，苔中心光剥。津液亏虚，脉不充盈，故脉形软弱，不耐重按。本案病机为津液耗伤，硬粪结于大肠。猪胆汁苦寒润滑，治疗津液亏虚，适用于大便硬结较重的病证。本案患者9天来未解大便，腹部可扪及块状硬粪20多枚，说明燥结较重，因此，使用增液汤和蜜煎导法不能奏效。曹颖甫云："予于此悟蜜煎导法惟证情较轻者宜之。土瓜根又不易得。惟猪胆汁随时随地皆有。近世医家弃良方而不用，为可惜也。"

三、百合洗方

【医案】

华某，女，5岁，1961年秋患发热下利，住县医院治疗，诊为中毒性菌痢。经治旬余，壮热不退，下利红白，日夜无度，病情危笃，转延中医治疗。症见高热神萎，昏昏欲睡，双目露睛，数日未食，口干思饮，唇舌鲜红乏津。舌苔黄，脉细弱而数。胡老谓："此利属肠，然治应责诸肺。盖肺热则阴亏，其气不降而失治节之权。肠为热灼，则失传化之职，故利下不止，高热不退。"遂疏《金匮要略》之百合知母汤加沙参、山药、莲子、金银花、桑叶、天花粉为方。方中百合重用至30g，嘱服两剂，以观进退。药后下利锐减，热势亦退，嘱守原方再进两剂，遂利止热退，余证亦相继好转而出院。讵知两日后，忽出现燥渴不已，饮水无度，复求先生为治。先生认为此乃气阴大伤，余热未净，无须惊骇。处以独味百合120g，令煎水俟温洗浴。仅洗一次，口渴大减，再洗渴止而廖。〔胡谷塘，胡国英. 胡翘武运用经方治验四则. 中国医药学报.1987,2（4）：39-40〕

【辨证思路】

辨主症：本案主症燥渴不已，饮水无度，观其病程发现曾发热下利日久，服用百合知母汤加减方，利止热退后，又出现口渴甚的表现。因此，符合《金匮要略》所说："百合病一月不解，变成渴者，百合洗方主之。"

辨病机：本案患者属肠间有热，蒸腐血络，故下利脓血，出现下利红白。长期利下不止和高热不退，进一步耗伤津液，导致肺热阴亏，故口干思饮，唇舌鲜红乏津，舌苔黄，脉细弱而数等。虽服用百合知母汤加减方，清热养阴润燥后利止热退，但因病程较久，气阴大伤，肺内热甚，出现口渴变证。曹颖甫曰："病至一月不解，肺阴伤于里而皮毛不泽，脾阳停于里而津液不生，内外俱燥，遂病渴饮。"因此，本案病机为肺阴亏虚，内热较甚，须配以百合洗方渍水洗身，以助养阴润燥。

四、苦参汤

【医案一】

倪某，男性，38岁。忠阴囊湿疹1月余，于1971年11月23日前来就诊。1月前，患者自觉阴囊发痒，抓破则流黄水，继则龟头及肛门周围均见湿疹，尤以阴囊为甚，曾外用氟轻松和中药洗剂，虽见好转，但时好时犯，后龟头发生溃烂，患者瘙痒难忍，舌淡苔白，脉沉缓稍滑，乃湿热下注，遂投苦参30g，水煎外洗，并以龙胆泻肝汤加减化裁内服，外洗6次而愈。（王占玺. 张仲景药法研究. 北京：科学技术文献出版社，1984）

【辨证思路】

辨主症：本案主症阴囊瘙痒难忍，龟头发生溃烂，为临床常见的外阴湿疹表现，符合《金匮要略》所说："蚀于下部则咽干，苦参汤洗之。"

辨病机：本案为湿热虫毒蕴结，腐蚀患处，故阴囊瘙痒溃烂。足厥阴肝经循行环绕阴器，因此，本案病机为肝经热毒下注，湿热虫毒蕴结。治疗在服龙胆泻肝丸清利肝经湿热虫毒的同时，再使用苦参汤熏洗患处，共同达到在内湿热虫毒得清，在外腐蚀之处得敛。

【医案二】

梁某，女，35岁。患白带下注3年之久，近1年来加重，并发外阴瘙痒难忍，经妇科检查，诊断为滴虫阴道炎。经用甲硝唑等治疗两个疗程，效果不明显。后用苦参汤煎，每晚熏1小时，兼服清热利湿之中药。两周后，带净痒止。又经妇科数次检查，阴道未见滴虫，而且炎症也愈。（赵明锐.经方发挥.北京：人民卫生出版社，2009）

【辨证思路】

辨主症：本案主症外阴瘙痒难忍，白带下注即白带量多，为临床常见妇科滴虫阴道炎表现，符合《金匮要略》所说："蚀于下部则咽干，苦参汤洗之。"

辨病机：本案主症外阴瘙痒难忍，为湿热虫毒侵蚀所致。肝经湿热下注，故白带量多，本证临床常伴有带下色黄或呈脓性，质黏稠，有臭气，或带下色白质黏，呈豆渣样，外阴瘙痒等。本案病机为湿热毒邪，循肝经下注。因此，治疗用苦参汤熏洗患处，同时兼服清热利湿之中药。

五、雄黄熏

【医案】

焦某，女，41岁，干部，1962年6月初诊。患者于20年前因在狱中居处潮湿得病，发冷发热，关节疼痛，目赤，视物不清，皮肤起有大小不等之硬斑，口腔、前阴、肛门均见溃疡。20年来，时轻时重，缠绵不愈近来月经先期，色紫有块，有黄白带，五心烦热，失眠，咽干、声嘎，手足指趾硬斑，日久已呈角化。肛门周围及直肠溃疡严重，不能正坐，口腔黏膜及舌面也有溃疡，满舌白如粉霜，大便干结，小溲短黄，脉滑数。诊断为狐惑病，即予治惑丸、甘草泻心汤加减内服，苦参煎水熏洗前阴，并以雄黄粉熏肛。肛门熏后，见有蕈状物突出肛外，奇痒难忍，用苦参汤洗涤后，渐即收回。服药期间，大便排出恶臭黏液多量，阴道也有多量带状浊液排出，病情日有起色，四肢角化硬斑亦渐消失。治疗4个月后，诸症消失，经停药观察1年余，未见复发。（王子和.狐惑病的治疗经验介绍.中医杂志.1963，4（11）：9-11）

【辨证思路】

辨主症：本案主症目赤，前阴、肛门均见溃疡，口腔黏膜及舌面也有溃疡，又发冷发热，状如伤寒，五心烦热，失眠，咽干，声嗄等，与仲景所言狐惑病的主症相符，且肛门周围及直肠溃疡严重。因此，符合《金匮要略》所说："蚀于肛者，雄黄熏之。"

辨病机：本案患者因居处潮湿，感受湿邪，故关节疼痛。湿热郁积，化生虫毒，腐蚀机体，故口腔、前阴、肛门均见溃疡。湿热郁蒸，营卫失和，故表现为发冷发热，状如伤寒。湿热循肝经上犯于目和咽，故目赤、咽干、声嗄。湿热内郁，心神被扰，故心烦失眠。本案病机为湿热虫毒，循经下注，腐蚀机体，故治疗用治惑丸、甘草泻心汤加减内服，以清热燥湿，杀虫解毒；同时又使用苦参汤和雄黄外用，以解毒、燥湿、杀虫。

六、头风摩散

【医案】

王某，男，56 岁，工人。中风后偏瘫两年余，经治疗后肢体功能部分恢复，但左枕侧头皮经常麻木，时有疼痛，曾在原补气活血通络方的基础上，加减调方数次罔效，改为头风摩散外用：附子 30g，青盐 30g，共研极细末。嘱剪短头发，先用热水浴头或毛巾热敷局部，然后置药于手心在患部反复搓摩；5 分钟后，局部肌肤有热辣疼痛感，继续搓摩少顷，辣痛消失，仅感局部发热甚适，共用 3 次，头皮麻木疼痛一直未再发作。〔侯恒太．头风摩散外用治肌肤顽麻疼痛．河南中医，1988，8（2）：20〕

【辨证思路】

辨主症：本案主症偏瘫后左枕侧头皮经常麻木，时有疼痛，为一种发作性的头痛。符合《金匮要略》头风摩散主症表现。

辨病机：本案主症左枕侧头皮经常麻木，时有疼痛，发于中风偏瘫后，使用气活血通络方无效，是因为邪在头部经络，凝涩不通所致，故须配合外用药物，局部用药，直达病所。因此，本案病机为风寒之邪中于头部经络，治疗用头风摩散，附子入经络，温经散寒止痛，食盐软坚走血，引附子入经络而达血脉，共同达到温经散寒、祛风止痛的作用。

本方在《备急千金要方》头面风门可见，《外台秘药》头风头痛门亦可见，张璐在《张氏医通》指出本方可治中风喝僻不遂，陈修园在《金匮要略浅注》中指出此为偏头风之治法。

七、矾石汤

【医案】

刘某，女，34 岁，1983 年 8 月 25 日诊。5 年来为脚气所苦，经治不愈。冬春减轻，夏秋增剧，甚时脚肿如脱，趾缝溃烂流水，难以动作。今岁入秋，阴雨偏多，其疾大作，除前述症外，又见痒痛难耐，心中烦乱，起卧不安，饮食减半，恶心欲吐，小溲短赤，带多色黄。某医院诊为脚气感染，肌内注射青霉素、口服维生素 B₁、外涂脚气膏，治疗两周无效。诊见脉沉细而滑数，舌质偏红，苔黄略腻。辨为湿毒郁滞，日久化热，循经上冲，正仲景所谓脚气冲心之候也。处方：白矾 40g（研细），浆水 3000g，空煮数沸，投矾于内，搅化，倾入盆中，乘热浸脚半时许，尔后仰卧一时许。每日 1 剂，浸一次，3 日后痛止肿消痒除，溃烂愈合，诸症悉平，嘱服龙胆泻肝丸两周，以清残湿余毒。观察至今已 6 年，病未复发。〔王恒照．矾石汤治脚气冲心．四川中医，1990，8（2）：46〕

【辨证思路】

辨主症： 本案主症脚肿如脱，为腿足肿胀，且又麻木不仁，似乎和身体脱离一样。趾缝溃烂流水，痒痛难耐，为真菌感染脚气的典型症状。又有心中烦乱，起卧不安，饮食减半，恶心欲吐等，属热扰心烦，脾胃不舒，胃气上逆的症状表现。同时，兼有小溲短赤，带多色黄，脉沉细而滑数，舌质偏红，苔黄略腻等湿阻热盛的症状表现。因此，本案符合《金匮要略》所说："矾石汤，治脚气冲心。"

辨病机： 本案主症脚肿如脱，趾缝溃烂流水，痒痛难耐，为湿毒蕴结，郁久化热，湿热下注，故腿足肿胀，小溲短赤，带多色黄；湿热毒邪浸淫皮肤，故趾缝溃烂流水，痒痛难耐。湿毒日久化热，循经上冲于心肺，故心中烦乱，起卧不安，且脉象沉细而滑数，舌质偏红，苔黄略腻。脾虚不能运化水湿，湿浊上冲，胃气上逆，故饮食减半，恶心欲吐。本案病机为湿毒蕴结，循经上冲，故用矾石汤温洗浸脚，燥湿收敛，降浊解毒。矾石即明矾，主要化学成分为硫酸铝钾，其味酸性温，有清热解毒、除湿收敛之效，浸脚有导湿下行、收敛心气的作用。浆水煎煮，以增强解毒之功。

多数医家疑本方为宋以前人所附入，曹颖甫《金匮发微》云："此方即仲师原文，本书尚多脱漏，特补出之。"曹氏的看法是有道理的，若因错讹而删减，仲景书恐删不胜删，姑留以待研究。

八、矾石丸

【医案】

岳某，女，42 岁，潍坊市人。自述少腹重坠，有坚硬的块状物，自腰至膝无处不酸痛，月经已数月不见，日流白带秽物不止，甚腥臭。见其面色萎黄，语言低微，精神不振，病情严重，忽忆《金匮要略》"脏坚癖不止，中有干血，下白物"一节，似与病者现象相似，遂给以矾石丸六枚姑试之。第 2 日访问病者，自云："昨晚一时心急，六枚丸药一次用上，移时腹内感微疼，今晨排出大量臭秽液体及片状、块状等污腐瘀烂物质达一溺盆，腹内虽觉轻松，但污水流出灼热烫人。"余见其过剂使用了，遂嘱其用蛇床子散熏洗，次日炎症已消，再嘱其继用矾石丸 3 次，又继续排出秽物液体。1 周后再访病者，白带已止，坚癖已除，至今健康情况尚好。本案矾石丸制法：浮枯矾 1 两，苦杏仁 3 钱 3 分（生用去皮），上二味共为极细末，炼蜜为丸如枣核大。用法：每用 2 丸，日 1 次，3 日为 1 个疗程。每日纳入阴道深处与子宫接近处。〔陈世五 . 关于金匮"矾石丸"治疗妇科白带病的实验介绍 . 山东医刊，1963，3（12）：27-28〕

【辨证思路】

辨主症：本案主症经闭不利，已数月未见，又有少腹重坠，有坚硬的块状物，为内有瘀血停留的症状表现。又见日流白带秽物不止，甚腥臭，带下量多腥臭，属于湿热下注的表现。面色萎黄，语言低微，精神不振，为脾虚湿盛的面色和神态。因此，本案与《金匮要略》"妇人经水闭不利，脏坚癖不止，中有干血，下白物，矾石丸主之"症状相似。

辨病机：本案主症经闭不利，少腹重坠，有坚硬的块状物，为瘀血内阻，积滞日久形成干血。瘀积生湿，湿郁化热，湿热下注，腐败而成带下，故带下量多而腥臭。脾虚不能运化水湿，湿阻气滞，故面色萎黄，语言低微，精神不振。因此，本案病机为干血内阻，湿热下注，故使用矾石丸燥湿杀虫止带。本方所用矾石为枯矾，又名煅白矾，燥湿消痰、杀虫止带功效强，但使用过量后反助其热，故本案患者出现污水流出，灼热烫人。《神农本草经》记载蛇床子"主妇人阴中肿痛"，故使用蛇床子燥湿杀虫，散消其热痛。

九、蛇床子散

【医案】

龚某，女，36 岁，业农，于 1963 年 6 月 10 日门诊。患者阴痒带多历时年余，并伴有头昏腰酸、月事紊乱、饮食欠佳等症，阴道分泌物涂片镜检发现滴虫，遂以川黄柏、没食子、蛇床子、明矾各 4 钱，6 剂。用法：上药一次量，每次加水 1000mL，煎沸去渣，倒置盆内，坐于其上，先熏后浸洗半小时。嘱每晚洗涤一次，于同年 12 月随访，据诉以上方洗 3 次即痒止带愈，其他症状亦逐渐好转。〔刘冠亭 . 中药洗剂治疗滴虫性白带经验 . 中医杂志 .1965，6（11）：28〕

【辨证思路】

辨主症：本案主症阴痒带下量多，为阴道炎常见症状，且阴道分泌物涂片镜检发现滴虫，为滴虫阴道炎表现。又有头昏腰酸、月事紊乱、饮食欠佳等兼症。因此，本案与《金匮要略》蛇床子散主症相似。

辨病机： 本案主症阴痒带下量多，为湿郁日久生虫毒，浸淫胞宫、阴户所致。湿邪困于中焦，脾的运化功能受阻，故出现头昏、饮食欠佳等症。湿邪内蕴，累及肾的功能，故腰酸，月事紊乱。因此，本案病机为湿邪虫毒蕴结，故使用蛇床子散加减，燥湿杀虫。方中蛇床子散寒燥湿，杀虫止痒；川黄柏燥湿杀虫；明矾、没食子亦能收湿杀虫止痒。现代研究发现，蛇床子对阴道滴虫有较强的杀灭作用。

十、狼牙汤

【医案】

王某，36岁，女，农民，1993年10月12日就诊。外阴瘙痒、变白8年余，间断治疗6年多，其效果不佳。现感外阴干痒，入夜加剧，阴中灼热疼痛，头晕、口干、杂色带下。妇科检查：外阴皮肤粗糙，有大量的抓痕，大阴唇、小阴唇、阴蒂、会阴部变白，阴道分泌物减少。苔少舌红，脉弦细。投以狼牙汤加味10剂，熏洗。狼牙草30g（没有狼牙草可用狼毒15g代替），蛇床子15g，烟叶20g，茯苓10g，白鲜皮10g，炒白术10g，地骨皮10g，水煎外洗，或熏洗外阴30分钟左右（此药方有毒不可入口，长期外洗无毒副作用）。患者半月后复诊，外阴瘙痒干痛明显减轻，其外阴皮色恢复正常，不粗糙，小阴唇两侧白色减少，药已中病，继用上方5剂。1个月后会阴白斑、阴痒消失，外阴皮肤光滑而告愈。〔高庆超.狼牙汤加味外治女阴硬化性苔藓15例.中医外治杂志.1996，5（2）：43〕

【辨证思路】

辨主症： 本案主症外阴瘙痒、变白，具体为大阴唇、小阴唇、阴蒂、会阴部变白，阴中灼热疼痛，外阴皮肤粗糙有大量的抓痕，为外阴硬化性苔藓的典型症状，本病以外阴、肛周皮肤萎缩变薄为主，是最常见的外阴白色病变。本案与《金匮要略》狼牙汤主症相近。

辨病机： 本案主症外阴瘙痒、变白，阴中灼热疼痛，外阴皮肤粗糙，有大量的抓痕，与外阴瘙痒、外阴蚀疮相类似，为脾虚不能化湿，肾虚不荣，湿热邪毒入侵所致。本案病机为下焦湿热蕴结，故以狼牙汤加味，清热解毒，杀虫止痒，健脾燥湿，正中病机。

方中狼牙草，究竟为何物，医家看法不一，有的医家提出"狼牙即野蜀葵，或木蓝"，如《汉药神效方》；有医家认为，古代"狼牙草"是后世的"龙牙草"，即是"仙鹤草"；并指出仙鹤草药理作用除止血外，尚有强心、抗菌和抗寄生虫的作用，其嫩茎叶煎剂局部使用，对阴道滴虫有良好的杀灭作用。目前实难定论，故并存之。

主要参考书目

［1］陆渊雷.金匮要略今释.北京：人民卫生出版社，1955

［2］叶天士.临证指南医案.北京：中国中医药出版社，2008

［3］岳美中.岳美中医案.北京：人民卫生出版社，1978

［4］曹颖甫.经方实验录.上海：上海科学技术出版社，1979

［5］冯世纶.经方传真——胡希恕经方理论与实践.北京：中国中医药出版社，1994

［6］谭日强.金匮要略浅述.北京：人民卫生出版社，1981

［7］李秋贵，李文瑞.伤寒论汤证论治.北京：中国科学技术出版社，2000

［8］陈明，刘燕华，李芳.刘渡舟临证验案精选.北京：学苑出版社，1996

［9］赖良蒲.蒲园医案.南昌：江西人民出版社，1965

［10］湖南省中医研究所整理.湖南中医医案选辑·第一集.长沙：湖南人民出版社，1960

［11］江瓘.名医类案.北京：中国中医药出版社，1996

［12］杨百茀，李培生.实用经方集成.北京：人民卫生出版社，1996

［13］许叔微.伤寒九十论.北京：商务印书馆，1955

［14］邢锡波.伤寒论临床实验录.天津：天津科学技术出版社，1984

［15］刘渡舟.经方临证指南.天津：天津科学技术出版社，1993

［16］中医研究院主编.蒲辅周医案.北京：人民卫生出版社，1972

［17］许叔微.普济本事方.上海：上海科学技术出版社，1959

［18］张锡纯.医学衷中参西录.石家庄：河北人民出版社，1974

［19］冉雪峰.冉雪峰医案.北京：人民卫生出版社，1962

［20］浅田宗伯，陆雁.浅田宗伯方论医案集.北京：人民卫生出版社，2009

［21］俞长荣.伤寒论汇要分析.福州：福建科学技术出版社，1964

［22］赵守真.治验回忆录.北京：人民卫生出版社，1966

［23］喻嘉言.寓意草.北京：中国医药科技出版社，2011

［24］高德.伤寒论方医案选编.长沙：湖南科学技术出版社，1981

［25］王占玺.张仲景药法研究.北京：科学技术文献出版社，1984

［26］谢映庐.谢映庐医案.上海：上海科学技术出版社，1956

［27］何任.金匮要略新解.杭州：浙江科学技术出版社，1981

［28］严世芸，郑平东，何立人.张伯臾医案.上海：上海科学技术出版社，1979

［29］闫云科.临证实验录.北京：中国中医药出版社，2005

［30］中医研究院西苑医院.赵锡武医疗经验.北京：人民卫生出版社，1980

［31］魏之琇.续名医类案.北京：人民卫生出版社，1957

［32］龚志贤.龚志贤临床经验集.北京：人民卫生出版社，1984

［33］权依经.古方新用.兰州：甘肃人民出版社，1981

［34］吴禹鼎.经方临证录.西安：陕西科学技术出版社，1994

［35］王付.经方实践论.北京：中国医药科技出版社，2006

［36］王廷富.金匮要略指难.成都：四川科学技术出版社，1986

［37］马大正.妇科证治经方心裁.北京：人民卫生出版社，2007

学习笔记

学习笔记